正道抗癌　抗癌百问

主　编　李　勇

天津出版传媒集团

天津科学技术出版社

图书在版编目(CIP)数据

正道抗癌　抗癌百问 / 李勇主编. –– 天津 : 天津
科学技术出版社, 2024.12.(2025.6 重印) –– ISBN 978
–7–5742–2500–8

Ⅰ. R73–44

中国国家版本馆 CIP 数据核字第 202453A5U2 号

正道抗癌　抗癌百问

ZHENGDAO KANGAI KANGAI BAIWEN

策划编辑：韩　瑞

责任编辑：张　卓

责任印制：赵宇伦

出　　版：　天津出版传媒集团
　　　　　　天津科学技术出版社

地　　址：天津市西康路 35 号

邮　　编：300051

电　　话：(022) 23332390

网　　址：www.tjkjcbs.com.cn

发　　行：新华书店经销

印　　刷：天津午阳印刷股份有限公司

开本 880×1230　1/32　印张 10.125　字数 253 000

2025 年 6 月第 1 版第 2 次印刷

定价：88.00 元

主编简介

李勇，医学硕士，中西医结合领域知名专家，现为广东省医院肿瘤科副主任医师，科室副主任（主持工作），硕士研究生导师。从事肿瘤临床诊疗与科研工作二十余年，擅长运用中西医结合疗法提升癌症患者生存质量和生存期，在肿瘤防治领域取得多项成果。

拜师国医大师郭子光教授，跟师广东省名老中医刘伟胜教授及著名肿瘤切脉针灸专家俞云教授。

任世界中医联合会整合治疗专委会常委兼副秘书长，癌症姑息治疗研究专业委员会常委，广东省临床医学会肿瘤学专业委员会副主任委员，广州抗癌协会肿瘤康复学会副主任委员，广东省中医药协会肿瘤精准与整合专业委员会常委兼秘书，广东省抗癌协会大肠癌专业青年委员会委员。广东省中医院胃肠 MDT 内科组专家，第二届广东实力中青年医生，第八届南粤好医生。主持参与多项国家及省部级课题，参与多项临床研究，以第一或共一或通讯作者身份发表多篇核心期刊论文和 SCI 文章，其中包括 *JNCCN*、*JTO*、*Oncologist*、*Front Immunol* 等学术期刊。

前　言

　　癌症，到目前为止，人类还没有完全攻克它。世界卫生组织（WHO）统计显示，1/3 的癌症可以预防，1/3 的癌症可以治愈，1/3 的癌症可以通过各种手段减轻痛苦，延长生命。经过科学家、临床医生以及全社会的多年共同努力，肿瘤治疗已经取得了显著的进步。各种新技术、新方法层出不穷，包括靶向药物治疗、免疫治疗、手术理念及技术的提升、放疗技术的更新等。临床医生每天都需要学习，更需要把这些新知识介绍给患者及家属，为患者提供最佳和最合适的治疗方案。

　　何为正道抗癌？抗癌之法有霸道抗癌，有王道抗癌。原江苏省徐州市第一人民医院中医科主任王尧教授有精辟的论述。"霸道"指凭借权势实施高压统治政策，典型的例子如秦始皇的统治。目前治癌手段主要有手术、放疗、化疗等，旨在除恶务尽，突出"斗杀"二字，故称之为霸道治癌。在肿瘤快速进展、威胁生命的时候是需要使用的，但是其弊端显而易见：伤敌一百，自损八十。王道者《辞海》注释："儒者以仁义治天下之主张。"王道治癌即仿王道之义，遵循中医辨证施治原则、辅以西医对症支持。顺其自然、因势利导、安抚鼓励，充分调动其积极自信精神、坚强生活及战胜疾病意志，晓之正可胜邪、勇者胜及长期相持共存向愈的道理：不刻意应用和寻求所谓杀灭方法及抗癌药物，建立医患信任关系，不受世人"斗争"影响，以静应动，以不变应万变，旨在实现患者与癌肿长期共处、带病延年的一种综合药物、食疗、心理、康复、运动、养生等方法之大成。这是目前中医界比较认可的抗癌方法。实际上现代医学尤其整合医学也越来越重视王道抗癌，包括最近的精准治疗、免疫治疗以及肿瘤整合医学相关的心理、营养、运动疗法等，中西医逐渐在治癌理念上进行融合。不可否认，霸道抗癌以及王道抗癌都有其一席之地，两者既相互矛盾，又相辅相成，因此，笔者提出正道抗癌理念。正道，指所有事物的正确运行规律，正确的道路，与所谓"歪门邪道"正相反。语出《管子·立政》："正道捐弃而邪事日长。"这个正道理念同道教的"无为而治"异曲同工，即遵循自然规律做事。因此正道抗癌主张根据每一个肿瘤患者的具体情况，包括肿瘤的情况、患者体质及社会情况，结合最新的研究进展，以及中医学、整合医学，制定个体化的治疗方案。需要霸道就霸道抗癌，需要王道就王道抗癌，此之谓：正道抗癌。

作为一名工作多年的肿瘤科医生，除了深入研究医学专业知识外，也经常遇到患者及家属提出的各种问题。这些问题有些比较普遍，有些则专业性较强。例如，为什么会得肿瘤？肿瘤能治好吗？化疗的副作用大吗？靶向药物是神药吗？肺癌免疫治疗耐药后有什么其他治疗办法吗？等等。为了减少患者及家属的疑虑，促进医患沟通，并将最新的医学知识传播给大家，特编写了这本宣教手册。希望这本书能解答一些疑问，对于新问题，宣教内容也将与时俱进，不断更新。

书中若有不当之处，恳请各位读者不吝赐教。

目 录

一、癌症基础知识

二、癌症的发病率与风险因素

三、癌症的成因与预防

四、癌症治疗

五、癌症的预防与康养

六、癌症疾病详解

七、患者感悟

八、癌症防治的未来展望

一、癌症基础知识

（一）肿瘤的定义、形成

1.什么是细胞异常增殖？

我们的身体是由无数个细胞组成的，这些细胞通常会有序地生长和分裂，就像是一支精心编排的交响乐。但当这个过程失控了，犹如乐队突然乱奏一样，细胞开始无序地、过快地增长，这就形成了我们所说的肿瘤。

那为什么会失控呢？这跟我们的遗传信息有关，就好比每个人都有一本生命的说明书，但有时候这本说明书会出现错误，加上外界环境的影响，比如空气污染、不良生活习惯等，细胞就开始按错误的指令行动了。在这个过程中，一些本该告诉细胞"停！不要再分裂了"的信号失灵，让细胞像不听话的小孩一样，不停地生长和分裂。

有一些头脑聪明的小细胞，它们不仅生长得飞快，还会变得特别狡猾，开始躲避我们身体的"警察"——免疫系统。它们会改变自己的"面孔"，甚至还能发出一些信号，让免疫系统误以为它们并没有什么威胁。

对抗这些"狡猾"的肿瘤细胞，科学家们可没闲着，例如他们找到了一种叫作CDK4/6的特殊"开关"，通过控制这个开关，就能阻止那些失控的细胞继续疯狂分裂。就像是为这场乱奏的交响乐降下速度，让每个细胞都能回到正轨上来。目前，已经开发出了一些特别的药物，比如帕博西尼、瑞博西尼，它们就像是拿着遥控器的指挥家，可以有效地控制那些乱奏的细胞，为治疗乳腺癌等疾病带来了新希望。

科学家们还没停下脚步，他们正继续深入研究，希望找到更多的"遥控器"，面向更多类型的细胞，这样一来，就能有更多的办法去抗击肿瘤，给患者带来更多的希望。

简单地说，癌症就是我们体内细胞生长失控的结果，虽然听起来很可怕，但科学家正用他们的智慧和技术，一点一滴地找到解决的方法。每一次的突破，都意味着我们离战胜疾病又近了一步。在未来，希望有一天，我们能彻底解决这个问题，让癌症不再是人们提及时脸上的阴霾。

2.肿瘤是如何从正常细胞演变而来的？

肿瘤其实就像一个顽皮生长的小球球，开始时它可能只是一个不听话的细胞，但它们能快速成长，而且喜欢搞破坏，逐渐变成了一群捣蛋分子。

这些细胞之所以会这样，多半是因为它们自己的"规矩本子"出了点错——我们称之为基因突变。就好比原本规规矩矩的小朋友，因为学坏了，开始不按大人的话行事。除了突变，有的时候外界的坏东西，像是辐射或者某些化学品，也会教坏它们。

不仅如此，这些肿瘤细胞还特别滑头，它们的胡搅蛮缠让病人的身体很难应付。它们一直变来变去，好像千变万化的魔术师，这就让医生们抓它们抓得特别辛苦。

治疗肿瘤就像是和这些淘气的小球球玩捉迷藏。想要赢过它们，科学家们必须了解这些小球球的规矩本子在哪里出了错。了解得越多，我们就越有可能找到把它们变回好细胞的方法，或者至少不让它们再胡闹。

肿瘤的生长是一个复杂的过程，就像培养一个坏蛋团伙。开始时可能只是个小团伙，但时间一长，它们就变本加厉，攻击周围的好细胞，有时甚至扩散到身体其他地方，这就是所谓的癌症转移。

　　既然肿瘤这么讨厌，为什么治不好呢？这是因为每个人的肿瘤都是独一无二的，就像每个人都有自己的指纹。医生们需要对症下药，这工作既费时又复杂，但是他们从没放弃。他们正在研究肿瘤细胞的每个小动作和习性，好给我们带来更明确更合适的治疗方案。

　　简单地说呢，肿瘤就是一群变坏变强的细胞在身体里制造麻烦。了解这一过程，就是我们打败疾病、保护身体健康的第一步。到目前为止，我们已经找到了一些能够和肿瘤细胞周旋的策略，但这只是开始。科学家们仍在继续探索，他们相信，随着研究的深入，我们一定能找到更好的方式，使得那些顽皮的小球球不再是个问题。

（二）肿瘤的生物学特性

1.肿瘤细胞的生长特点是什么？

　　说到肿瘤，它就像是一个不断长大不休息的小怪兽。它们有一个特别的本领，能够没完没了地自己繁殖自己，而且像吸食营养物质的小怪兽一样，特别馋。更猖狂的是，它们还能躲过我们身体的免疫警察，悄悄大闹病人的身体。

　　这些小怪兽之所以这么难对付，是因为它们内部的小零件总是在变，好比一个机器，里面的零件哪天怎么变谁都猜不到，修起来就超级头疼。即便是好不容易找到治疗的办法，这些小怪兽很快就能学会新的变身技能，让医生们的治疗像和鬼打墙一样，围着圈转。

　　肤浅地看肿瘤细胞，它们和正常的细胞差不多，但实际上它们非常的不一样。肿瘤细胞核里的东西和其周围有一堆的小磨砂颗粒，这种特殊的风骨在显微镜下是可以看得一清二楚的。用电子显微镜能看到这些淘气的小家伙们有很多毛，和正常细胞完全不在一个频道上。而且不管放在什么环境里，它们似乎都有一种控制不住的繁殖欲望。我们身体里的细胞通常没了营养就会萎缩和退化，但是肿瘤细胞不需要多少营养就可以快乐生长，它们甚至可以自产生长魔药。

这些小怪兽很会保命，它们可以在多种环境里存活，像个打不死的小强一样顽强。更狡猾的是，它们还能改变周围环境的软硬度，通过操纵细胞内的信号来适应各种药物攻击，这也搞得科学家们头疼不已。

肿瘤细胞的心思也特别难猜测，在有充足氧气的情况下，它们却还喜欢用缺氧式的方式来生长，能量生产上也是玩奇怪的把戏。因为这些小零件太容易出错，所以肿瘤细胞对毒素什么的特别敏感，容易乱变。

更棘手的是，它们能够变得让免疫系统都抓不住，像是玩捉迷藏一样消失不见，这就让它们在人的身体里活得自在。不仅如此，肿瘤小怪兽还会挑起炎症，在身体里制造出有利于它们生长的环境。

综合来说，肿瘤小怪兽就是这样一群难搞的存在：它们能自给自足、不听管教、躲避死亡、生命力无限强、擅长扩张地盘、四处乱跑、躲猫猫专家，引发身体骚动、吃东西不规矩，还总是易变脸。拥有这么多的特技，让治疗变得十分复杂，但同时也给科学家提供了一系列的治疗靶点。

虽然征服肿瘤小怪兽的旅程崎岖不平，但相信随着科研的前行，我们会找到新的武器，让这些小怪兽变成乖宝宝，或至少不再那么嚣张。

2.肿瘤细胞如何逃避免疫系统的监视?

先说说这些肿瘤细胞。它们有点像流氓，常常能从免疫系统的视线下溜走，就像是越野跑一样。它们怎么做到的呢？主要有以下几个"狡猾"的方式。

装小白兔：肿瘤细胞可以减少自己身上的标记，这样就使得免疫系统看不出来这是个"坏人"，就好比一只狼披上了羊皮，它还能释放出一些信号，让免疫细胞误以为它就是个好同志。

换马甲：即使免疫系统注意到了它们，肿瘤细胞也能变换自己的标记，这就如同它们换了一个马甲，免疫系统就找不到它们了。

制造障碍：肿瘤细胞还会分泌一些物质，构建一道"屏障"，防止免疫细胞接近，就如同挖了一道护城河，让敌军过不来。

制造阴影：肿瘤细胞还可以释放出一些物质，使得免疫系统的警觉性降低，无法有效发挥作用，就像电影里坏人放烟幕弹一样。

虽然肿瘤细胞有这么多的"狡猾"手段，但是我们的科学家们并没有放弃，恰恰相反，他们正在努力去揭示这些"坏蛋"的伪装和阴谋，寻找有效的对策。然而，这个过程就像在打一场仗，需要克服的困难和挑战还有很多。让我们共同期待，科学的力量能早日帮助我们找到治愈肿瘤的方法。

（三）恶性肿瘤和良性肿瘤

1.恶性肿瘤和良性肿瘤的区别

肿瘤就像一个不请自来的"住户"，它们分两种：一种比较"乖"，称为良性肿瘤；另一种则比较"野"，就是我们说的恶性肿瘤。良性肿瘤通常长得慢，它们不会跑到别的地方去，一般也不会对身体造成太大伤害。而恶性肿瘤则完全不同，它们长得快，还喜欢"旅游"，也就是会扩散到身体的其他部分，给身体带来很大的危害。

良性肿瘤的细胞还保留着正常细胞的样子和功能，就像是一个稍微有点调皮的孩子，但大体上还是按规矩来。恶性肿瘤的细胞就不一样了，它们忘了怎么做好细胞，变得很粗犷，失去了常规细胞的形态和功能。良性肿瘤通常是有个"外壳"的，不会随便侵犯其他地方；恶性肿瘤就没这个"外壳"，爱到哪儿去就到哪儿去。摸起来的话，良性肿瘤一般比较软，有明确的界限，而恶性肿瘤就硬多了，边界也不清楚。

日常生活中，良性肿瘤可能因为长在不恰当的位置，搞得附近的器官有点不舒服，但大多数时候不会太严重。恶性肿瘤因为生长迅速并且喜欢"横冲直撞"，可能会导致疼痛、流血、溃疡等问题，还可能因为到处"旅游"而影响其他器官的工作。

治疗上，有些良性肿瘤可以先不急着治疗，观察一下就好，特别是那些不痛不痒、长得慢、位置不影响其他功能的肿瘤。但对恶性肿瘤就得认真对待了，可能需要手术、化疗、放疗、靶向治疗等各种治疗手段才能控制住它，保证生活质量。

要注意的是，有些良性肿瘤是有可能变"野"的，比如被认为可能会发展成癌症的那种，需要定期去检查、关注。而恶性肿瘤的预后通常不太理想，治疗也可能带来一些副作用。

良性肿瘤和恶性肿瘤在它们的行为、我们感受到的症状、治疗方式以及治疗结果上都有很大的区别。这些区别影响着怎么诊断肿瘤、怎么治疗它，以及我们能期待什么样的治疗结果。

2.良性肿瘤会转移吗?

让我们用最简单的话来聊聊肿瘤。可以把它看作身体内不请自来的一个"块状客"，这个"客"有时候性子温和，我们称它为良性肿瘤;有时候它脾气暴躁，就变成了恶性的。良性肿瘤，它一般不会到处乱跑，就好像住在一个特定的小屋里，边界清晰，而且它增长的脚步相对慢一点，就像老实人一样，不急不躁的。身体感觉到它了，但通常它不会带来太大威胁。

虽然大多数良性肿瘤都比较听话，但也不是说它们就一点危险都没有。偶尔，良性肿瘤如果长在人体的某些要害部位，比如人们头顶的天灵盖下面，或者紧贴着喉咙的甲状腺，它们就像一个不合时宜的访客，有可能引发一些麻烦。这种情况，我们就需要特别留心了，可能得去做个手术，把它请出去。

在肿瘤这一大家族里，有些特别的孩子，我们称它们为间变性肿瘤或者交界性肿瘤，它们有点模糊，既不算真正的良性，也没有完全变成恶性。它们的行为有点难以捉摸，所以我们得特别注意。

说说恶性肿瘤。它们有可能四处扩散，就像坏小孩一样，不听话，跑来跑去。对付这样的肿瘤，我们得更加小心，因为它们给身体带来的威胁可大了。而且往往恶性肿瘤在一开始的两三年里最容易扩散，这个时候，我们特别要密切关注它们。

良性肿瘤虽然通常不那么"野"，但在某些情况下也可能四处走动，这时候它就危险了。不过这种情况很少见，我们不必太紧张，但肿瘤这东西，无论良性还是恶性，都得受到足够的重视和及时治疗。

对待肿瘤，不管是不是良性，我们都不能掉以轻心。如果肿瘤忽然长得快，或者有出血、疼痛这些不舒服的反应，一定要及时去医院查查。对于这些不速之客，适时地进行手术也是很关键的步骤。毕竟，健康最重要，对这些不请自来的"客人"，我们既不能大意，也不能惊慌，要冷静应对，适时治疗。

3.恶性肿瘤的生长速度一定比良性肿瘤快吗？

用最平易近人的话来说，肿瘤就像是身体里突然长出来的一个东西。这东西有两种：一种叫恶性肿瘤，它长得快，能在短短几周到几个月就变得很大；另一种叫良性肿瘤，它长得慢，可能要几个月到几年才变大一点。但不是每个坏东西都比好东西长得快。肿瘤长得快不快，不止看它是好是坏，还和肿瘤的种类、在哪个部位长的、人的年龄和身体状况有关。

就像看一个人的长相和身高，良性肿瘤的细胞长得跟我们正常的细胞差不多，不怎么乱长。但恶性肿瘤的细胞就不行了，长得很不规矩，还特别爱分裂，就像一群不听话的孩子，非常淘气。细胞分裂得越多，肿瘤就长得越快。

不过肿瘤长不长，周围的环境也很重要。肿瘤周围的环境能让免疫系统发力，也能让细胞互相推挤。肿瘤细胞就像小霸王一样，把周围的好细胞都赶跑，让自己占领更多地盘，这就让它们能够长得更大。

但有的时候，良性肿瘤也会急促长大，特别是当它们长在身体里特别重要的地方，比如重要器官或者管道旁边。虽然它不会跑到别的地方去，但因为压着或者堵着某些器官，可能会造成大麻烦。

所以，不管肿瘤听起来是好是坏，生长的快慢也好，一发现它，就得赶紧行动，去医院查查看，听听医生的意见，采取对症下药的治疗。这样一来，人们就能更好地保护自己的健康。

（四）可以从生长速度和侵袭性判断肿瘤性质

其实肿瘤就像一个没有被邀请的客人，硬闯到我们身体里，不请自来，还不走了。要知道它到底多不受欢迎，得看它长得有多快，并且它好像走到哪都想留下自己的足迹。

说到肿瘤，医生们常说的有个词叫"增长速率"。这个就像是看我们肿瘤细胞多爱"生育儿女"，生得快不快。还有个叫"侵袭性"，就像看我们这个不受欢迎的客人是不是爱乱串门，喜欢到处乱跑。这些指标呢，医生一看就晓得肿瘤的脾性，就能判断出这东西对患者是个什么样的威胁。

肿瘤的种类多得很，有的还挺懂礼貌，长得慢，也不乱跑，而且它里面的细胞看上去还跟我们正常的细胞差不多。但有的就不是这么一回事了，肿瘤细胞看着跟正常的大相径庭，生长得又快又猛。医生们会用一个指标叫 Ki-67，就像是给肿瘤细胞做个速度测试，看它们是不是"充了电"似的活跃。

说到侵袭性，有的肿瘤就是糟糕透了，看上去特别凶。它们不但在原地乱长，还喜欢到我们身体的其他地方去"观光"。这就跟那种光脚不怕穿鞋的，四处惹是生非一样。幸亏大多数良性肿瘤没这个毛病，它就乖乖待在原地，不会四处闯祸。

医生治病呢，也不是闹着玩的，得看肿瘤的户口本——比如它有多大，长在哪，有没有跑到别的地方去。比如说，治疗肺癌，医生们要看肿瘤长得快不快，再综合其他的情况，像是肿瘤的位置之类的，来制定合适的治疗方案。

那肿瘤为什么这么难缠呢？因为它可真是变化无常。这些肿瘤就像一家子似的，每个成员都各有各的个性。有的肿瘤细胞可能对某些药物很敏感，一打药就乖乖投降，有的可能就是硬茬子，药物打上去也不见得太管用。医生治病就要考虑到这些问题，针对不同的肿瘤，对症下药。

所以呢，肿瘤这东西，虽然挺让人头疼，但医生们经过认真的观察和评估，基本上还是能掌握它的规律。通过各种检查，比如看它长得多快，看它是不是老想四处乱跑，医生就能依据这些情况，制定合适的治疗计划。我们当然也祈祷着，希望科学家们早日闯出新路子，让这些肿瘤没有藏身之地，给患者带去康复的希望。

1.如何通过影像学检查评估肿瘤的生长速度？

通俗来讲，肿瘤就像是身体里长出来的额外"东西"，有些是好的，有些则可能对身体造成伤害。重点来了，为什么有时候这些肿瘤难以治愈呢？其实，原因有很多，包括肿瘤的种类、位置，甚至是它的"成长速度"。

那我们怎么知道肿瘤在身体里面的"动向"呢？这就需要用到一些特别的方法来"偷窥"一下了——比如 CT 扫描、MRI，或是 PET/CT 这些。这些听起来高大上的检测技术，其实就像是给肿瘤拍照，帮助医生们看清楚肿瘤的大小，它有没有变大，变化快不快。

需要每隔一段时间就去拍一次肿瘤的"家庭照"，通过比较这些照片，医生能够清楚地看到肿瘤有没有变大，甚至可以计算出它的"成长速度"。这个速度快不快可以告诉医生很多信息，比如肿瘤是不是特别"活跃"，需要怎样的治疗方法来对付它。

PET/CT 扫描这个东西更高级一些，它通过一种带辐射的追踪物，可以看到肿瘤细胞里面的活动情况。因为通常情况下，坏的肿瘤细胞比好的细胞活跃多了，所以通过这种方式，医生还能了解肿瘤的一些"性格"。

还有一种叫彩超的方法，它主要是用来看肿瘤里面的血流情况的。这听起来可能有点奇怪，但其实挺有道理的——因为肿瘤如果在快速长大，它需要更多的血液来"喂养"自己。所以，血流量的多少也能间接反映出肿瘤的"食量"。

对于不同类型和位置的肿瘤，医生会根据患者的情况，选用最合适的检测方法。"一刀切"的方式在这里行不通，每个人的情况都是独一无二的。

这些影像学检测，不仅能帮助医生"初识"肿瘤，它们还在确诊、分期、制定治疗计划，乃至于后期跟踪治疗效果中发挥着至关重要的作用。通过这样的检测，能让医生更精准地了解肿瘤的情况，对症下药，提高治疗的成功率。

虽然"肿瘤"这个词可能会让人觉得有些害怕，但随着现代医学技术的发展，通过这些高科技的"偷窥"手段，医生可以更好地了解肿瘤，更有的放矢地治疗，为患者提供更加有效的帮助。

2.侵袭性是如何影响肿瘤治疗策略的?

谈起肿瘤，您可能会想到一个身体里长出来的不速之客。不过，要是说清它的庐山真面目，还得先从它的个头和性格说起。它长得快不快？会不会到处乱跑（也就是扩散和转移）？这些都决定了医生会怎么对它下手。

肿瘤的"侵袭性"，正是医生制定治愈大计的关键线索之一。这个词听着好像有点复杂，其实就是看这个肿瘤是不是喜欢总在一个地方待着，还是爱四处游走，溜达到身体的其他地方去。

医生们会把肿瘤分个"等级"，我们常说的"分期"就是这意思。这个等级越高，说明肿瘤越是个不安分的主，它不光在原地长大，还喜欢四处扩散，搞得人特别头疼。

如果肿瘤还算乖，没怎么四处乱跑，医生们可能就会决定开个小刀把它摘除，再用放疗或化疗这些招数打打边阵。可如果肿瘤四处游历了，治疗就得更多考虑如何控制它的游戏规则，尽量让它安分些，那根本治愈它的可能性就小多了。

侵袭性高的肿瘤，有时很不招医生待见，因为它们常对药"有耳无心"。对这种肿瘤，医生们可能不得不想别的法子，比如说试试那些还在实验室里的新治疗方法。举个例子，非小细胞肺癌就有那么点特殊，治它的方法五花八门，可要让它乖乖服帖，还真不是件容易的事。

还有一个重点，就是我们得考虑一下肿瘤生活的环境——"微环境"。想象一下肿瘤是一个小社区，它不仅有肿瘤细胞自家人，还有免疫细胞、基质细胞这些邻居。它们之间相互影响，可能会使得肿瘤更加顽强，还喜欢"外出旅游"。

我们中国的科研队伍，就发现了在肝癌的侵袭区域，肿瘤细胞、肝细胞、巨噬细胞三方面组成了一个特殊的联盟，有点像是给肿瘤搭了个"蚂蚁搬家"的快车道。

所以，治疗一个爱四处游走的肿瘤，并不仅仅是把药往里一倒就能治疗的。医生要综合考虑肿瘤的习性、成长阶段、病人的身体状况，再加上这个微环境的因素，才能量体裁衣，对症下药。科学家们也正在努力深挖肿瘤的游走之谜，寻找新的治疗思路。我们期待有一天能真正拿出更多更好的办法，让这些顽固的肿瘤动弹不得。

（五）肿瘤的转移能力如何影响其恶性程度？

要说肿瘤最令人头疼的事，那就是它们有时候爱"旅游"。这旅游不是人们说的那种，而是指肿瘤细胞从它们长出来的地方跑到身体的其他地方去"安家"。这种跑来跑去的特点，就是肿瘤恶不恶的一个标志。要是肿瘤细胞旅游得愉快，说明这个肿瘤的脾气就比较大，治疗起来相对麻烦。

肿瘤细胞能不能乖乖的，这中间牵扯的事情可多了。它会要穿过身边的组织，钻进血管游游泳，还要在血液里头逞强存活，不知疲倦地到处找地方定居，最后还能在新地方享受生活，痛痛快快地增殖。这些能力取决于肿瘤细胞自己多方面的本领，比如变身为大变活人，或者躲避"死亡"的战术，还得能适应生活在新的邻居中。

让肿瘤细胞得意忘形的，还有它们生活的"小区环境"——微环境。这里有各种各样的细胞，比如警察般的免疫细胞、如修路工的血管，还有如土地的细胞外基质。这个环境非常关键，好比是给了肿瘤细胞一张"全程 VIP"的地图，可能会助它们一臂之力。

当肿瘤细胞在旅途中时，它们还要不断地调整自己的新陈代谢，就像是换上了适应新环境的衣服。肿瘤细胞会变换自己的代谢通道来对抗压力，确保它们能在血液里自由游动而不被"打扰"，然后在新的地方找个安身之所。

每一个肿瘤都有自己独特的旅游风格，这取决于它们的出身、教育水平以及每个病人自己的身体条件。因此，了解肿瘤这些小家伙们为什么这样旅游，对于医生来说就非常重要了。现在治疗肿瘤的方法有很多，比如手术、放疗、化疗，尤其抗血管生成治疗，对于治疗肿瘤转移有独特的疗效。科学界也在努力研究新的治疗策略，希望将来能找到更好的方法，让病人活得更久，生活得更好。

肿瘤细胞的这种游历爱好，不仅关系到肿瘤的顽强程度，还跟肿瘤的邻居们——微环境有着密切的互动。了解肿瘤这种爱"旅行"的习性，对打败癌症，给大家带来希望，意义非常重大。

1.肿瘤转移的途径有哪些？

肿瘤，其实就是一群坏细胞在错误的时间和地方瞎起哄。而且这帮家伙不安分，爱"旅行"，就是从原本长出来的地方四处扩散，去身体的其他地方"扎营"。这就像洪水泛滥一样，身体各处都可能会受到侵袭，而这就是让癌症患者痛苦的主要原因。

说到"旅行"的方式，肿瘤的方式多着呢。比如最简单的，它们就在邻居间传播，就是直接侵略周边的组织，就好似坏蛋强占别人家的土地。其中一个常见的转移方式，就是通过淋巴系统的"高速公路"，最后到达淋巴结。另外，它们还可能钻进血管里，通过血液循环，跑到远处像肺啊、肝啊、骨头甚至脑子里去住下。

肿瘤还有一招，就是"种植"，散落的细胞在比如胸腔啊、腹腔这些空间里，找地皮建新家。像一些特殊类型的肿瘤，比如恶性黑色素瘤，它们还会沿着神经走，就跟电影里的坏人有逃跑路线一样刁钻。

这个迁移的过程特别复杂，就像一场大逃亡。肿瘤细胞在逃亡路上要变换花样，比如乔装打扮混进人流中、躲避警察的追查，途中还要适应各种复杂的外界环境，就好比是变了一个人似的。

而且不同类型的肿瘤喜欢走不同的逃亡路线。比如结肠癌可能先在淋巴里玩一圈，然后再跑到肝脏去。乳腺癌可能更爱往骨头和肺那里跑。这路线图受到肿瘤细胞自己的家谱（遗传特征）和住的环境（微环境，就是周围的细胞啊、血管啊之类的）影响。

寻找肿瘤漂泊的秘密，对于找出治疗新方案，帮助癌症患者活得更久，意义特别大。现在科学家们正热火朝天地研究这个，想搞明白肿瘤这些家伙为什么爱跑，怎么跑的，以及怎样才能把它们拴在家里，不让它们乱跑，希望能给患者带来好消息。总之，我们都盼着能早日打赢这场与肿瘤的战争。

2.转移性肿瘤的治疗难度为何增加？

肿瘤这东西，特别是转移性肿瘤，就像小偷一样狡猾，不但能躲猫猫，而且一跑就是跑到好几个地方，逮都逮不完。

经过一番折腾，转移瘤比原来的肿瘤还厉害，侵略性强，生长繁殖速度快得惊人，还特能抗打击，就算我们有再好的药，它也能硬扛。譬如转移瘤经过一种"变脸术"，名叫上皮-间充质转化（EMT），就能得到更多恶劣的能耐，让它更能到处串门。

这些家伙一般都是团伙作案，等发现的时候，已经不是一个地方的问题了，已经在身体好几个地方安家落户了。您说手术，这事这么复杂，哪能那么简单就割掉呢？转移瘤还特别狡猾，能诱使免疫系统闭眼装瞎，自己的免疫兵都不买账，药效自然就下降了。

治这转移瘤，得全方位考虑，看您的身体状况，肿瘤长在哪儿，您几岁了，整体是否健康。医生要根据这些去打造一个"私人定制"的方案，这事是挺费神的。

在治疗过程中，像打小游戏里的 BOSS 似的，药物耐药性这关够呛，肿瘤细胞学精了，慢慢地就能抗得住最强的药。这时候，医生就得随时盯紧，看看肿瘤怎么反应，必要的时候，还得灵活换招。

还得看我们的患者过得咋样，不能光治病，还得让我们患者活得有尊严有质量。这就意味着，医生在治疗肿瘤的时候，得量体裁衣，不能让药物副作用太厉害，得让病人能治病的同时，身体能扛得过去。

总的来说，治转移瘤这事，摆在医生面前的难题一箩筐：转移瘤跟原来的肿瘤千差万别，老是喜欢走亲戚，转遍全身；再加上治疗方式要花样百出，药物耐药性又老跳出来添乱；还要照顾到我们患者的日子得过得去。医生们肩膀上的担子可不轻，不过我们都相信，科学的力量总有一天能让我们打赢这场战斗。

（六）癌症按组织来源分类

1.什么是上皮组织癌症？

上皮细胞，就像我们家大门口的看门人，它负责把关，保护我们不受感染、不受伤。这上皮细胞肿瘤要是找上门来，它就有好几种面目，比如我们常说的鳞癌，它就像一朵朵不好看的菜花，长在我们的皮上，或是口腔、食道这些地方，脾气很大，往深了长，还容易形成溃疡。

还有一种叫基底细胞肿瘤，多长在老年人脸上，比如眼皮啊、鼻子旁边这种黑黑的小东西，长得慢，不爱跑来跑去，但是照样能糟蹋周围的东西。

另外我们还有移行细胞肿瘤，这东西喜欢长在膀胱或肾盂里，样子像乳头状，血丝一样，说是块肉，还能跑到膀胱里去。

然后还有腺细胞肿瘤，这是从腺上皮来的，分化得好的就搭个小腺房子，分化得差的就乱搭了，连小腺房子都看不出来，还能分泌一堆黏糊糊的东西。

治疗这东西，那方法更是五花八门，比如说我们能割掉、能烤掉、能化掉，还能靶向打击。但得看这肿瘤是哪一种，长到了什么程度，患者自己身子骨咋样，这病可不是一码事，要因人而异。

说到底，上皮细胞肿瘤对人可是大敌，种类繁多，人各有病，它得对症治疗，对策得妥，这里面的学问大着呢。得靠穿白大褂的医生们辛辛苦苦琢磨，找到最合适的办法。别看这病一时半会难解决，但信心和耐心得有，我们还是得相信，科学的力量是能打败一切的。

2.什么是间叶组织恶性肿瘤？

我们今天要聊的这个问题，一听名字可能有点拗口——肉瘤，也就是间叶组织恶性肿瘤。就是一种长在肌肉、骨头、脂肪这些地方的肿瘤，长了这东西可不是闹着玩的。

别看肉瘤长得不太惹眼，发病率相比癌症总的来说低，但它特别偏爱青少年。得了肉瘤，患者可能一开始什么感觉都没有，等意识到的时候，可能就是一块痛痛的肿块了，或者觉得哪不舒服压迫着似的。

话说诊断这个病，得靠先进的影像检查，比如 X 光、CT 或者 MRI 扫描。要确定是不是肉瘤，有时候还得做个活检，就是取点组织去实验室里检查一下。治疗上，多半得手术，保住功能的同时尽可能把病变组织给切掉。除此之外，放疗和化疗也能帮忙，可以降低复发风险，也可以对付那些跑到别的地方去的病灶。

您要是觉得身体哪不对劲，尤其是那些肿块越长越大的，长得比较快的，得赶紧去医院查明白。肉瘤这东西，发病率相对较少，需要依靠医生多方位的攻略，全面的知识，各种方法排兵布阵。别怕，科技现在这么发达，我们要对医生有信心，要对治疗有耐心，好好治病，总是有希望的。

（七）癌症按生物学行为分类

1.什么是分化型和未分化型癌症？

恶性肿瘤，这个名字听着就觉得不太好对付，它根据细胞的"成熟度"有两种类型：一种长得比较规矩，像个乖孩子；另一种则是长得不按套路出牌，像个淘气包。这个"成熟度"，医学上叫细胞分化。

什么叫分化呢？就是肿瘤细胞长大成型的过程。如果这些肿瘤细胞长得挺像它们的"父母"——原来的正常细胞，那它就算是高分化的。但如果长得跟"父母"完全不像，那它就是未分化的，这种类型的肿瘤一般比较厉害，难以对付。

那我们再说清楚点。像那种高分化型的肿瘤，就好比一群学生大多规规矩矩的，上课听讲，病得慢，转移也慢，医生治疗的时候，它们也比较配合，故事的结局大多数是美好的。举个例子，甲状腺里的两种癌症：乳头状癌和滤泡状癌，它们就像是那种"乖孩子"，增长慢，不太凶，患者治疗一下，效果也不错。

再看看那些未分化型的肿瘤，吧啦吧啦的长个，速度之快那是没边了，一不留神就到处跑，这样的肿瘤不光生长快，迁移也快，一般来说，结果比较不乐观。像是甲状腺的未分化癌，尽管它只占甲状腺癌的一小部分，但它的恶性程度是最高的，一般老年人得这个病比较多。

还有一种处于中间状态的低分化肿瘤，不太成熟，跟我们正常的细胞差别大，恶性程度也比较高，治起来难度大，久治不好。

治疗上，大夫们根据肿瘤的分化程度来定，如果是那种还算听话的分化型肿瘤，可能手术、放疗或者使用一些化疗药物，它都能接受。但是对于那些不太听话的未分化型肿瘤，难度就大了，可能就得用更猛的疗法了，比如强烈的化疗、多种药物联合治疗等。

这两种肿瘤最大的不同，就在于它们细胞的分化程度、长得怎么样，还有治疗方面的选择以及最后的治疗结果。通常来说，分化得好，肿瘤相对"温和"一些，治疗后的效果和预后也好些；反过来，分化得不好，就意味着肿瘤比较难缠，治疗难度大，结果通常不太理想。

这个话题虽然有点复杂，但希望我的解释能让大家明白这些"肿瘤"究竟是些什么东西，面对它们的时候，我们应该怎么办。健康知识很重要，了解了这些，我们在遇到问题的时候就不至于手忙脚乱，就能更有信心去面对。

2.分化程度对癌症治疗有何影响？

肿瘤就是一些本来正常的细胞，突然就不听话了，开始胡乱疯长。这些细胞有的变得跟原本的细胞差不多，有的则完全变了样。医生们根据这些细胞变得像不像正常细胞，分成了"高分化"和"低分化"或者说"未分化"。

说白了，那些"高分化"的肿瘤细胞，还算有点规矩，长得慢，也不爱乱跑，对付起来相对容易。这类肿瘤患者，治疗以后好转的希望大，生存时间长。但那些"低分化"或者"未分化"的肿瘤细胞，就别提了，野蛮生长，一点也不按常理出牌，治好它们可不容易，常常是刚治好没多久又复发了，或者病情加重，治疗效果不理想，患者受的苦也多。

在选怎么治的时候，如果是那种"高分化"的肿瘤，医生一般会用手术切除、放射治疗或是一些药物化疗什么的。这些方法对这类肿瘤细胞挺有用，而且可以尽量少伤害身体里其他好细胞。但对那些"狂野"的低分化肿瘤，就得使出浑身解数了，可能得用上猛化疗、靶向治疗或者免疫治疗。

还得提一下，有些低分化的肿瘤细胞，对化疗、射线治疗还挺敏感，说白了就是这些治疗能端掉它们。但问题是，这个过程我们身体里那些好细胞也可能遭殃。所以说，治疗时得斟酌着来，力求灭瘤不伤身。

要知道，这肿瘤分化的程度，不是治疗效果好坏和患者未来情况的唯一标准。肿瘤什么类型的，发现得早晚，患者自身体质如何，治疗及时不及时，什么方法用得好，这些都得考虑。医生在制定计划的时候，得把这一切都考虑进去，才能找到最适合的方案。

所以呢，我们既要明白肿瘤分化程度是治疗参考的一个重点，也要了解其他因素的重要性。病人和大夫们要携手合计，这样才能拿出最棒的治疗方案，让病人朝好的方向走，希望大家都能明白：对于病魔我们要战术上藐视敌人，战略上重视敌人。

（八）分子分型可以帮助医生更好地理解癌症

1.分子分型是如何指导个体化治疗的?

先说一个大名鼎鼎的招数，叫作"肿瘤分子分型"。以前我们治病多数是一锅端，坏细胞好细胞都得遭殃。但现在得益于科技，医生们能找出肿瘤细胞里边的小猫腻，就是某些基因搞的怪，和一些细胞上的特殊标记。找准了目标，医生就能给患者量身制定一套疗程，俗称"个性化治疗"或"精准治疗"。

比如说，得了肺癌的病友，现在有一套特治肺癌的招数，靠着简单的验血或者病理活检基因检测，就能发现有没有驱动基因，就能知道该用什么药更管用。再举个乳腺癌的例子，乳腺癌分子分型分为五型，第一种叫 Luminal A 型，这个预后治疗效果是比较好的，也可以说是最好的一种；还有一个是 Luminal B 型，预后比 Luminal A 型要差一点。那么还有两种，HER2 阳性型、HER2 过度表达型，因为它有靶向治疗效果，也是不错的。最后一个就是叫三阴性乳腺癌，是临床上治疗效果比较差的。这意味着能根据肿瘤的分类有的放矢地施治。这种分类不光乳腺癌能用，像肝癌、胃癌，也能用分子分型这套道理。

个性化治疗的好处是什么呢？其一，提升治病效果；其二，减少那些没必要的副作用，还有减轻经济压力。比如说，医生了解到肿瘤细胞上有什么特别的突变，就能直接配那种专治特别突变的靶向药物，免得以前那老法子，无差别攻击坏细胞和好细胞，治病又伤身。

而且这技术还挺神通广大，医生能靠它预测治疗后肿瘤是否会杀回马枪，还能按照患者的状况来规划康复和后续的观察计划。可以说，分子分型这个抗肿瘤的武器正越来越流行，在我们和病魔斗争的过程中，逐渐成了得力的新式装备。

话说回来，肿瘤分子分型核心就是把癌症治疗搞得更个性化，医生们更细心地识别出肿瘤的分子特性，就能给病友提供更精准、高效的救命策略。科技在进步，新药在更新，未来治疗癌症的路上，这种治疗方法注定是个大角色。

这肿瘤分子分型就像是找准了盲盒里的玩具，让治疗癌症的事不再像摸着石头过河。患者有了更多的希望，医生也有了更多的办法，朝着治愈疾病这个目标，我们大步往前走！

2.分子靶向药物是如何针对特定癌症分子标志的？

人的身体就像一个庞大而繁忙的城市，细胞是城市里辛勤工作的居民。但不幸的是，有一些"坏蛋"（癌细胞）悄悄闯入，开始为所欲为，破坏城市的秩序。幸好，医学界的"超级英雄"——分子靶向药物，是专门设计来对付这些坏家伙的。

可以把分子靶向药物想象成一位身怀绝技的狙击手。他们的任务是在这个繁忙的城市中找到特定的坏蛋，并精确"射击"。这些坏蛋就像是带有识别标签的敌人，而这些标签通常是因为癌细胞的某些分子出现了异常——要么是变得异常活跃，要么是发生了变异。分子靶向药物就像拥有先进探测装置的狙击手，能够识别这些特殊标记，然后有效地阻止癌细胞的恶劣行径。

比如说，乳腺癌里有一种被称为 HER2 的坏标记，它让癌细胞增长得飞快。但科学家们开发出了一种名叫曲妥珠单抗（Herceptin）的精准药弹，可以直接命中 HER2，从而阻断它们的快速生长指令。就好比是切断了坏蛋的食粮供应，让它们无法继续横行。

再来看非小细胞肺癌，它可能因为两个坏标记——EGFR 或 ALK——而恶化。它们也都有对应的"药弹"：吉非替尼专对 EGFR，而克唑替尼则瞄准 ALK。这些药物能够让这两个坏标记失去作用，就像是拔掉了癌细胞的电源插座。

　　还有一些癌症会生产出叫 VEGF 的血液供应标记，以此来保证自己的"营养"供应。贝伐珠单抗就是为了对付这个标记开发的。它会封锁掉 VEGF 的血管生成信号，相当于是切断了癌症的血管，让它们无法继续膨胀。

　　因为分子靶向药物是这么精准地攻击癌细胞，所以对于正常细胞的损害就小了许多。这意味着，与传统的化疗相比，这种疗法的副作用要小得多，也就是说让人更容易接受。但是呢，癌细胞非常狡猾，它们有可能学会怎么躲避这些药物的攻击，也就是产生了所谓的"药物耐受性"。所以，科学家们正忙着找新的办法来对付这个问题。

　　随着我们对癌症的了解越来越深入，未来会有更多更精确的"狙击手"——也就是新的分子靶向药物加入战斗。这样一来，愈发精细的治疗手段将为病患带来新的希望。就好比城市的治安越来越好，"超级英雄"们的战斗力也越来越强，癌症这群坏蛋最终将无处遁形。

二、癌症的发病率与风险因素

（一）癌症的流行病学数据

1.哪些因素影响了癌症的地理分布？

癌症这个家伙是挺挑剔的，它在不同的地方就喜欢搞不同的花样。就好像是一群淘气的鬼怪，他们在中国的各个角落都捣蛋，但在每个地方的捣蛋方法都不同。这要怪谁呢？其实这和每个地方的环境、人们的生活习惯、他们的基因，还有当地的医疗条件和经济水平都有关系。

比如说，肺癌就很"喜欢"中国的大城市。为什么呢？因为人们抽烟的多，空气脏兮兮的，肺癌就抓住机会跑出来祸害人。再来看西藏，那里的肝癌特别多，可能和人们喝青稞酒多，还有肝包虫病多发有关。甘肃和青海那些地方，胃癌找上门的概率高，与他们的饮食习惯不太健康有关。华南沿海地区，尤其是鼻咽癌出现得多，原因可能和病毒感染、饮食习惯不同不无关系。至于前列腺癌，则通常光顾那些经济好、人们活得久、医疗条件好的地方，和人们的西式饮食多也有一定关系。

就连癌症出现的模样，城市和农村都是不一样的。在城市里，乳腺癌、大肠癌等比较流行；而在农村，好多人却是被食管癌、胃癌、肝癌等肠胃问题困扰着。原因可能是城里人和乡下人的生活方式不一样，吃的东西不一样，甚至是呼吸的空气和喝的水也不太一样有关系。

这不，经济发展水平也来参合一脚。在那些经济兴旺的地方，癌症的种类好像更跟西方国家相似，像大肠癌、乳腺癌这种跟生活习惯有关的癌症更多。但在那些不太发达的地方，胃癌、食管癌和肝癌这种消化道上的问题却更普遍。

环境差异、吃喝习惯、遗传因素、医疗服务质量以及钱包厚度等等，这些因素一个跟一个挤在一起，就形成了一张复杂的癌症分布图。癌症在不同地方的出现频率和死亡率就是这些因素共同作用的结果。总之，要想抗癌，就不能光看个体，还得参考整个地区的实际情况，有针对性地预防和干预，这样才能真正打好这场防癌大战。

2.流行病学数据如何指导公共卫生政策？

听说过流行病学吗？这东西可厉害了，它就像是个探案高手，能告诉我们哪儿出了健康的问题，是不是有些病在某个时间、某个地方特别爱发生。

流行病学家不仅找出哪些病毒在闹腾，还能追根溯源，看看是谁闯的祸。这不仅仅是对付感冒发烧那些传染病，诸如心血管疾病、癌症这些非传染病都管。政府部门根据这个来定规矩，打疫苗什么的，帮大家预防病毒。就连那些不好对付的慢性病也是，有了流行病学，政府才能制定防治计划，让大家少跟病魔纠缠，活得更健康。

再说，现代社会什么都讲究科学。流行病学就负责提供科学依据，让政府和医生都知道怎么高效抗击疾病。而且，这些数据还能帮我们弄懂疾病怎么来的，怎么预防，有了这个，才能精准出击，让病毒无处遁形。

现在我们知道了，流行病学不单单是科学界的事，它还深深地影响着每个人、每个家庭的健康。所以，大家要重视这个，听听专家的，听听政府的，我们一起打这场保健康的仗。别小看了这些不显眼的数据，它们可是我们健康的守护神呢！

（二）癌症发病率的地区与种族差异

1.为什么不同种族的癌症发病率不同？

癌症这个妖精，它挑人没什么公平可言。不同的人群，哪怕是住在同一个国家但背景不同的人，得癌症的概率也不一样。那些科学家们告诉我们，这跟基因、生活环境、我们每天的生活习惯，乃至于挣多少钱，能不能及时看病都有关系。

美国那边有个癌症学会，他们数数发现，即便是在海外都出名的"熔炉"里，不同肤色的人，甚至不同的社会水平，得癌症的概率还是存在不小的差别。好比说，非洲裔美国人患某些癌症的概率就比白人高，而亚洲人和太平洋岛居民则相对要低一些。

我们再聊聊环境和生活方式。乳腺癌和前列腺癌这两个坏蛋，在欧洲和北美这些"高富帅"地方出没得频繁。但是，您要是去日本或中国走走，就会发现这两种病不那么常见。不过这事是个有意思的现象，我们假设有个亚洲人搬到了美国，他们家族的患癌率可能渐渐会逼近美国白人的癌症率。这说明我们吃什么、怎么生活，这些其实挺能左右我们身体健康的。除了这些，老人和男性朋友的癌症风险是比较高的。

说到底，癌症患病的背后藏着很多因素：基因、环境、饮食和我们的生活习惯，再加上医疗水平和社会经济，全都有份。懂得更多，我们就能更好地照顾自己和家人。

2.地区环境如何影响癌症风险？

聊聊我们生活的地方是怎样影响我们对抗癌症的大战。我们每天呼吸的空气，喝的水，甚至太阳光照射在皮肤上，都可能跟癌症扯上关系。

中国疾病预防控制中心告诉我们，一些能改变的风险因素导致

45%的癌症死亡。这其中包括一些听着都熟悉的：吸烟、爱不爱运动、吃的东西、喝酒、体重、糖尿病、传染病，还有我们今天的主角——环境因素，像是空气污染啊。在中国，大批肺癌患者离世的悲剧，14.4%都得归咎于PM2.5那些看不见摸不着的小东西。而且，家里的空气也不能太放松，肺癌也有可能从家里各种烟雾中冒出来呢。

水是生命之源，但如果被污染了，就可能变成癌症的催化剂。有的地方的水，污染严重到消化道癌症的发病率能高出5倍。

别以为阳光就光明正大了，太阳下的紫外线可是不分青红皂白，偏爱给我们增加患皮肤癌的风险，包括那些听着就害怕的黑色素瘤、基底细胞癌和鳞状细胞癌。

您看，环境因素在癌症这桩事上的角色可不小。污染可能让土壤里的化学物质都变了性格，让附近的居民癌症风险升高。连气候条件都能加一脚，极寒的地方得乳腺癌、卵巢癌这些的概率还要高一些。

不过，我们国家已经开始采取行动了。比如，尽量减少让癌症上门的感染，提高环境质量，特别加强那些穷地方的癌症防治，还有在科技上下功夫攻坚。目的就是一条：改善现状，让癌症风险低下来。

我们要记住，虽说环境因素听上去挺吓人的，但只要我们多了解、多防范，我们就能有效地减少癌症的威胁。关于环境和癌症，我们每个人其实都能做点什么——哪怕是从小事做起，比如说少用一次性塑料，多养点绿植，出门别忘了涂防晒霜。这样，我们不仅保护了地球妈妈，也保护了自己和家人。

（三）遗传因素在癌症发病率中的作用

1.家族遗传与癌症风险有何关联？

你们有没有听说过，癌症有时候跟家里面的基因也是有关系的？没错，得癌症并不总是我们自己不小心惹的祸，有时候是遗传来的问题。

就跟中国医学科学院肿瘤医院提供的信息一样，有这么一些可怜的肿瘤，是家族历史里传下来的，我们称它们"家族遗传性肿瘤"。虽然在所有的肿瘤患者里它们只占了 5%，但和遗传变异挂钩的肿瘤还能达到 20%。这意味着即便癌症不是因为遗传而来，但如果家族里有人得过癌症，那我们就得多长个心眼了。

有些癌症，比如结直肠癌、乳腺癌、卵巢癌、子宫内膜癌、胃癌，就特别喜欢在家族里转圈圈。我们以结直肠癌为例子，如果家里有人得过这种病，家里的小辈们就得早点去医院检查，防着点。乳腺癌里有那么 2%～5% 是因为 BRCA 这个基因变来变去变出了问题，卵巢癌中这种情况可能比例还更高呢。

不过别紧张，那些因为环境和生活习性引起的肿瘤才是大头，占了 90%～95%，而遗传性的，就那么 5%～10% 而已。

所以呢，对于有家族遗传性癌症风险的朋友们，找个靠谱的遗传顾问，做个遗传检测什么的是挺有必要的。现在基因检测普及，各种检测都能帮您评估自己是不是带着什么引发肿瘤的基因突变。

而且，遗传性肿瘤的检测和风险评估可不是简单的一笔抹过。像家族史、身上表现出来的症状、检测结果，这些因素都得综合考虑进去。各种遗传性的肿瘤，像遗传性肠癌、乳腺癌，都有一大堆的专门的基因和症状。

最后呢，有家族史的朋友们，在处理这类肿瘤时候的手段也不能跟一般的肿瘤一样对待，得来点个性化定制，找专业医生聊聊，看怎么预防，怎么治。

其实癌症就好像一个隐形的敌人，但如果我们提前知道自己家族里可能有这个隐患，那提前准备，提前防范，癌症就没那么可怕了。保持健康的生活方式，定期检查，和家人一起关注健康，这些小事其实都大有裨益。

2.基因突变是如何增加癌症风险的？

下面聊聊突变基因，它们跟癌症到底是什么关系。我们平时说，某某人不幸得了癌症，可能是命运不好。但实际上，这命运跟我们身体里的基因也大有关系。有的时候，是因为家族里面传下来的一些特殊基因变异，有的时候则可能是生活中某些习惯不太对，诸如熬夜、烟酒过度，或者长时间日晒等等，导致我们的基因发生了一些变化。

这些基因如果打开了"癌症开关"，可能就会促使我们身体的细胞开始不按套路出牌，乱糟糟地疯狂增长或是不去修复自己的伤害，时间长了，身体就危险了。

讲个大家可能听过的，乳腺癌和卵巢癌就跟这两个基因有关，即 BRCA1 和 BRCA2。它俩在正常的时候是负责帮助细胞修修补补的，一旦变异，问题就大了，细胞遇到损伤也不会去修理了，这样的情况下就容易让癌细胞进来捣乱。

那么癌症是怎么形成的呢？我们可先别急着只盯着基因不放。因为除了遗传，我们的环境和日常生活方式，如吃得不健康、抽烟喝酒、晒得太阳过多，这些都可能对基因造成影响，增加我们患癌的风险。

家族里有人得癌症吗？那这个信息对您可是挺重要的，它能帮您评估自己得癌症的风险。说实在的，如果您家族里有人有这类基因变异，您身体里有这类基因的概率可是比正常人要高！这个时候，做个专门的基因检查，了解一下自己是否有这种风险，就显得十分必要了。

每个人都是独一无二的，对于癌症的风险评估，更要考虑到每个人独有的基因搭配和各种基因变异的联合效果。就好比是您家的电路，一个开关坏了可能还不至于漏电，但如果整个电路板都不对劲，那问题就大了。

这些基因会通过损害 DNA 修复机制、唤醒癌症细胞，或者乱改细胞的信号传递来增加得癌症的风险。所以对于有家族背景的朋友们来说，赶紧找个靠谱的医生或者遗传顾问，做个基因检查和专业的遗传咨询，评估和控制自己的风险是非常关键的。

说白了，基因检测这事，就好比您想知道家里的古董花瓶是真是假，找个鉴定专家来看看。要是身体有什么毛病，越早发现越好。

（四）环境和生活方式对癌症发生的影响

1.哪些环境因素是已知的致癌因素？

我们生活中的很多东西，都可能和癌症有那么点关系。

首当其冲的就是我们常说的抽烟。抽一口烟其实就是在吸很多可能让人得癌的小东西，像肺癌、喉癌、食道癌等等，跟烟草里头的致癌物质脱不了干系。

说到空气，现在这 PM2.5、PM10 的，经常出现在新闻里，它们也不是闲着的，能把我们的肺和呼吸道弄得不舒坦，搞不好冒出肺癌来。

再说说水。有时享受生活，来个酒足饭饱，但如果水里头那些污染物跟着一块进了肚子，就会直接影响到我们的消化系统，比如说，肝癌、胃癌这些，都有可能跟水污染有关。

晒太阳是个好事，但过头了就不行，紫外线太强可是会让您的皮肤细胞抗议，种种皮肤癌就跟这个有关。

还有些病毒，我们得防着点，比如说乙肝、人乳头瘤病毒，得了这些病，得癌的风险就上来了。另外，您要是太喜欢腌菜，我劝您注意点，腌菜里那些东西可能会让您的胃受伤。

要说癌症这事，老祖宗在1775年的时候就留意到了。那时候，一群烟囱清扫工人，天天往烟囱里钻，结果鳞状细胞癌找上门来了，这可是我们对这方面认识的开端。

研究了这么多年，现在我们知道超过40%的新发癌症，都跟那些我们可以预防控制的因素有关。所以除了我们的不太健康的生活习惯，环境问题也不能忽视，比如前面说的空气污染、紫外线辐射、水质问题、工业中的有毒物质等，这些都可能增加我们得癌症的风险。

防总比治好，要降低得癌的风险，我们得先了解清楚这些不良的环境因素。戒烟、少晒太阳、远离有害物质、干净的饮用水和食物，还有及时接种疫苗防病毒，这些都得注意。

最后再奉劝您一句，如果您觉得自己有哪些风险，那就得定期去医院做个检查，越早发现问题，越能轻松应对。

2.生活习惯如何影响癌症风险？

我们通过调整日常的生活方式，就能在很大程度上减少患癌的风险。

我们的饮食习惯、是否肥胖、运动多不多、抽不抽烟、喝不喝酒、吃的食物烫不烫、睡眠好不好，这些看似日常的小事，其实对是否会得癌症影响可大了。有科学家估计，到了2030年，全世界会有超过2300万新的癌症病例。这可不是小数字。而且，您可能不知道，像肺癌、乳腺癌、肠癌这些常见的癌症，很多都是可以通过改变我们的生活方式来预防的。

您可能听别人说过，癌症跟基因有很大关系。这话没错，但其实只有5%～10%的癌症是因为基因，那剩下的90%～95%呢？都是跟我们的生活习惯有关。这就说明，我们有很大的空间通过改变自己的生活方式来预防癌症。

那具体该怎么办呢？第一步，保持健康的体重。现在的人容易肥胖，可肥胖是提高癌症风险的大敌。所以，控制体重，不让自己太胖，是非常重要的。第二步，多动起来。不要整天坐着，哪怕您不为了减肥，多动动也能帮您降低患癌的风险。第三步，讲究饮食。尽量吃得健康一些，多吃全谷物、豆类、蔬菜和水果，少吃或不吃加工肉类和红肉，限制含糖饮料的摄入。这样不仅能帮您控制体重，还能降低得某些癌症的风险。第四步，保证充足的睡眠。充足的睡眠能保证身体有足够的休息，有助于预防癌症发生。对于哺乳期的妈妈来讲，尽可能母乳喂养宝宝。母乳喂养可以保护妈妈，研究表明，每5个月的母乳喂养可以降低2%的乳腺癌的发病风险。

接下来，说两个可能大家都知道但不一定能做到的事：戒烟和限酒。抽烟和喝酒，特别是抽烟，是导致多种癌症的罪魁祸首。所以，为了健康，这两样还是少碰为好。

别的还有一些日常小事，像久坐不动可能增加肠癌风险，不注意口腔卫生可能增加口腔癌风险，这些也都是要注意的。

通过保持健康的体重、吃得健康、戒烟限酒等方法，我们完全可以有效地降低自己患癌症的风险。这听起来可能有点难，但其实只要我们愿意去做，改变生活习惯并不是那么难的事。

（五）年龄和性别对癌症风险的影响

1.为什么年龄增长会增加癌症风险？

当我们聊到癌症风险，很多人的第一反应是恐惧。但其实，了解癌症的形成过程和它与我们年龄之间的关系，能帮助我们更好地预防和对抗它。将复杂的医学知识简化后，我们可以把这一过程想象成一个漫长的故事。

我们要明白一个重要的概念：随着我们年龄的增长，我们身体里的细胞也在变老，它们的 DNA（就像细胞的身份证）也会受到一些伤害。细胞的 DNA 受损，也会让细胞行为异常，而这就是癌症形成的一个起点。

再来说说我们身体的修理工——细胞修复机制。当我们年轻的时候，这些修理工非常勤快，能快速修复细胞的损伤。但随着年龄的增长，这些修理工就像是进入了退休状态，变得不再那么高效，从而让受损的细胞有机会变成癌细胞。

除此之外，我们身体的防御队伍——免疫系统，也会因为年纪的增大而变得力不从心。比如说，T 细胞，它们是免疫系统中非常重要的一员，随着年龄的增长，它们的数量会减少，这会使我们对癌症的防御力下降。

另外一个值得注意的现象是，随着年龄的增加，我们身体内可能会出现一种长期的炎症状态，这种状态就像是在不断地提醒细胞，"嘿，是时候变成癌细胞了"。而且，当我们年纪越大，我们就有了更长的时间去遇到那些可能引起癌症的因素，比如不健康的生活习惯或者之前生活中接触过的有害物质。

有趣的是，衰老和癌症之间是一个相互影响的关系。一方面，随着年龄增长，细胞的老化可能会导致癌症；而另一方面，某些类型的癌症又会使细胞呈现出一种过早老化的状态。因此，理解这种双向关系，对于我们寻找更有效的预防和治疗方法是非常重要的。

谈到治疗，年龄同样是一个关键因素。老年癌症患者可能比年轻患者更难以承受治疗的副作用，这意味着医生在制定治疗方案时需要考虑更多。同时，老年患者的癌症在类型和细胞特性上也可能与年轻患者有所不同，这为"量身定制"的治疗策略提供了可能。

年龄增长会通过多种途径增加癌症风险，包括 DNA 损伤的累积、免疫系统的衰退、慢性炎症的存在等等。理解这些机制，对于我们制定有效的预防和治疗策略至关重要，能够帮助提高老年人群的生存质量。

所以，虽然听上去可能有些复杂和令人忧虑，但认识到这些过程和因缘，实际上就是我们对抗癌症的第一步。通过改善生活习惯和积极地预防策略，我们可以在一定程度上控制我们的健康命运，即使是在我们逐渐进入老年的时候。

2.性别差异在癌症发病中的影响？

在我们的生活中，有很多事情会因为男女的不同而有所差异，就连癌症这个病魔也不例外。您可能听说过，有些癌症在男性中更常见，比如前列腺癌，而有些则在女性中更为普遍，例如乳腺癌，但这背后的原因是什么呢？其实，这跟我们的男女身体构造、激素特征、生活习惯，甚至是我们所生活的环境都有很大的关系。

男性和女性的身体里流淌着不同的激素，这些激素不仅影响着我们的身体特征、情绪，甚至还可能参与决定某些类型癌症的发生。例如，女性的乳腺癌，跟雌激素水平的高低有很大的关联。男性的前列腺癌，跟雄激素水平的高低有很大的关联。简单来说，就是这些激素会在我们体内起到一些促使癌症发生的作用。

除了激素，我们的生活方式，比如说吸烟、饮酒，也会对癌症的发病率造成影响。比如说，男性往往吸烟、饮酒的比例更高一些，这也就导致了他们患上肺癌、肝癌等疾病的概率相对更高。

不过，让人感到意外的是，性别还会影响癌症患者对治疗的反应。有研究显示，某些癌症中，比如非小细胞肺癌，女性的EGFR基因突变率较高，这意味着她们接受某些特定靶向治疗的效果会更好。同样，性别也会影响到免疫治疗的效果，这跟男女免疫系统的差异有关。

了解到性别差异对癌症发病率、治疗反应等方面的影响，能帮助医学界更好地制定预防措施和治疗方案。也就是说，针对男性和女性的特殊需要，研发出更有效的治疗方法，减少性别差异带来的影响，最终提高治疗效果。

通俗来讲，就像男生和女生穿衣服要选择合适的款式和尺寸一样，治疗癌症也要根据患者的性别来制定最合适的方案。癌症的世界复杂多变，但通过深入研究，医学界正朝着能为每位患者量身定制治疗方案的目标前进。而我们作为普通人，认识到这些差异，积极预防和早期检查，也是至关重要的。

性别在癌症的世界里发挥着不容忽视的作用，从激素水平到生活习惯，再到对治疗的反应，每一个因素都可能因性别而异。在这场与癌症的战斗中，了解这种差异，可能就是我们赢得胜利的关键之一。我们期望随着科学的进步，能够为每个人提供更精准、更有效的治疗方案，让未来的世界少一些因性别差异带来的痛苦。

三、癌症的成因与预防

（一）肿瘤发生的分子机制

1.DNA 损伤如何导致细胞癌变？

我们身体里的每一块"构建材料"都有一个设计蓝图。在我们身体的每一个细胞中，都藏着一个叫作 DNA 的神奇"指挥棒"，它掌管着我们长得什么样和我们身体的正常运作。如果这个指挥棒出了点小差错，那后果可就不是闹着玩的了——这点差错有时就足以让细胞变坏，也就是我们所说的恶变或者癌变。

常言道："工欲善其事，必先利其器"。我们的身体也是这样，它有一整套的工具盒来修理 DNA 上的小毛病，确保指挥棒能好好地指挥。这套工具在医学上称作 DNA 修复系统，可以说是细胞中的"万能维修工"，它有好几种方式来修复不同的损伤。不过话说回来，如果这套工具自己出了故障，那修理 DNA 的工作就无法顺利进行了，细胞就有可能走上坏道，最终可能发展成癌症。

导致 DNA 损伤的坏家伙可不少，阳光下的紫外线、吸烟时烟里的化学物质、病毒感染，还有我们自己身体内部产生的一些分子，统统都可能给 DNA 造成损伤。紫外线会让 DNA 上的两个字母（我们叫它们碱基）粘连在一起，形成碱基二聚体，就好像是在写字时笔滑了一下，字迹连在一起了，如果这种写错的情况不被及时纠正，时间久了可能就会导致病变。烟雾更是坏到家了，它含有的有毒物质可以直接与 DNA 发生反应，破坏它的结构。就连某些病毒，比如 HPV 病毒，也是捣蛋鬼之一，它通过干扰我们的维修工具盒，催生细胞变坏。

更糟的是，有时候细胞的生命周期管理系统也可能出毛病，如果细胞的 DNA 受损了，本应该修理或者自我了断的，但是由于检测点功能出问题，损伤的 DNA 反而被原封不动地复制了一份给分出去的子细胞，这样一来，坏的东西就可能一代传一代，增加细胞变坏的风险。

我们得明白，DNA 的损伤跟修复之间是一个平衡的局面，就像是跷跷板，平时都是互相制衡。通常情况下，细胞都能自己调节，防止走上坏路。但如果碰上什么致癌的因子，或者遗传上有什么状况，这个平衡就容易被打破了，一系列的肿瘤化过程就会悄悄发生。

简而言之，DNA 的这些损伤和修复系统的不协调，是细胞变成癌细胞的关键原因之一。要战胜癌症，就需要理解这套系统的工作原理，找到癌症发生的根本原因，并据此开发出有效的治疗方法。这条路虽然崎岖，但是科学家们正一步步地向前迈进，相信在不远的将来，我们能有更多的办法来治疗和预防癌症，让这个世界充满健康和希望。

2.细胞凋亡失效与癌症发生有何关系？

如果您家里的垃圾没人清理，屋子里会是什么样子？对，细胞里也是这样，它们有个叫作"自主凋亡"的清洁队伍。这不是普通的清理工作，而是一种精密安排的自我毁灭程序，专门负责把那些损坏或者老旧的细胞清理掉，保持我们身体的健康。当细胞因为某些原因损害太重，特别是 DNA 出问题的时候，这个自我毁灭机制就会启动，防止这些受损的细胞胡乱增长，变成坏细胞，也就是我们所说的癌细胞。

但有时候，这个自毁程序会出点小差错。这可能是因为一些负责启动自毁程序的基因出了问题，或者是这些基因的工作水准出了偏差，导致细胞对死亡的指令反应不了，就像是听不见上司的命令一样。比如，有一个名叫 p53 的抑癌基因，它在细胞自毁中扮演着举足轻重的角色。如果 p53 基因出现突变，细胞对受损 DNA 的反应就会减慢，自毁机制难以有效启动，受损的细胞就可能继续存活和繁殖，出问题的概率就增大了。

还有一种情况是，一些抗死亡的蛋白质，像是 Bcl-2 家族的成员过量表达了。这些蛋白质可以阻止细胞死亡的发生。在某些癌症的例子里，Bcl-2 的过量表达让肿瘤细胞更能抵抗死亡，甚至对化疗的治疗产生了抵抗力。

癌症细胞的生长环境，也就是肿瘤的微环境，也对细胞自杀功能的失调有着重要影响。有时，癌症细胞会释放出一些特殊的信号分子，比如肿瘤坏死因子α（TNF-α）和白细胞介素 1β（IL-1β），这些分子能干扰周围正常细胞的死亡进程，让癌症细胞的生命力更强。

重要的是，当细胞自杀程序出问题，不仅让癌症更容易发生，还让已有的癌症变得更糟。失去正常自毁机制的癌细胞能更容易地躲避免疫系统的监控，甚至通过血液和淋巴系统扩散到身体其他部位，形成新的肿瘤。

所以说，细胞自杀功能的失衡是癌症发展的主要原因之一。深入了解哪些因素导致了细胞自杀功能的失败，对开发新的癌症治疗策略至关重要。通过恢复或加强细胞的自毁机制，我们有可能压制肿瘤细胞的生存和扩散，提高治疗癌症的成效。就像是提升我们身体内部清洁队伍的工作效率，让我们的身体环境保持整洁有序，远离癌症的威胁。

（二）预防癌症

80%～90%的癌症与环境因素、生活方式、饮食习惯等有关。因此大部分癌症是可以预防的，通过改变观念、正确的生活防癌，

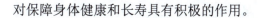

对保障身体健康和长寿具有积极的作用。

※ 环境因素

1.空气污染对癌症风险有何影响?

现在很多人讨论空气质量,都会提到 PM2.5、二氧化氮、苯并芘这些名字,它们并不遥远,其实就是我们日常呼吸中可能会遇到的污染分子。它们就像一些坏小子,长此以往能增加我们得病的风险,特别是肺癌这样的恶性肿瘤。

先来说说 PM2.5。这东西太小了,直径不足 2.5 微米,可是它们小不代表它们的能量小,它在人体里可是"大有作为"。PM2.5 可以深入我们的肺部甚至血液,影响到健康,长时间的话,它可能会让人更容易得肺癌、心脏病还有呼吸道的那些疾病。

再说说二氧化氮,这是汽车尾气里常见的。它搅和呼吸道,让我们的细胞 DNA 可能产生损伤,还有可能让细胞变坏,变成癌细胞。

我们再来谈谈多环芳烃,尤其是苯并芘,它们在各种燃烧过程中产生,比如焚烧垃圾时,或者烤肉串时。平时我们可能摄入这些有害物质,要么是吸进去,要么是经过皮肤接触,甚至是吃进一些受污染的食物。

问题是,不是每个人都会对这些恶劣的污染物有同样的反应。有的人天生就对这些污染物敏感,因为是各自的基因造成的。还有,各种生活习惯和其他环境因素也有可能调整这种影响的大小。比如说,如果是个老烟枪,接触了这些污染气体,他得癌症的概率可能就要更高一些。娃娃和老人也更容易受害,因为他们的呼吸系统可能没那么强壮。

对抗空气污染,我们得采取多种措施。从大规模的角度来说,工业排放物得控制，汽车尾气排放的标准也要提上去，提倡清洁能源的汽车。家庭里呢，人们尽量少在空气质量差的室外运动，室内空气质量不好的时候能用上空气净化器就更好了。

说到底，空气污染这事大家都得重视，既要依靠政府来出台相应的公共卫生政策，也要我们每个人在日常生活中多加注意，比如用公交车代替私家车，这样既能锻炼身体，又能为减少污染尽一份自己的力量。毕竟，健康是最大的财富，只有让我们的空气质量好起来，我们才能有一个更加绿色健康的生活环境。

2.职业暴露如何增加癌症风险？

您可能不知道，其实很多职业都存在一些看不见的健康隐患，比如说，一些特定的化学物质、生物因素还有物理因素，它们潜藏在工作环境中，可能会增加我们患上癌症的风险。

一些特殊的职业环境每天要面对如石棉、砷、镉这样的物质，还有煤焦油、甲醛、异丙醇，别小看它们，这些都是已经确认的致癌物。特别是通过呼吸、吃东西或者直接皮肤接触，这些致癌物质就有可能"悄悄"进入我们的身体。

就拿炭黑粉尘来说，长时间接触这种职业性粉尘，会给身体带来不利影响，增加患肺癌的风险。炭黑的粉尘可能会触发一些与细胞有关的生化活动，让肺癌的风险悄然上升。而且，这样的暴露还可能引起支气管细胞功能的变化，甚至激活那些与癌症发展有关的生物通路。

职场里发生这类职业性肿瘤，和很多因素有关——您接触了什么物质、接触了多久，还有自己是不是特别容易受到这些物质的影响。有些工种，比如石棉处理、制革、造纸等，这些职场的工人可能面临着更高的癌症风险。

为了降低这种风险，有很多预防措施可以采取。让我们举几个例子：出门在外，戴上防护口罩；遵守工作场所的安全卫生规程；

下班回家换衣服淋浴，把工作中的"脏东西"留在工作场所；保持健康的生活方式，比如多吃些富含抗氧化剂的食物，比如胡萝卜、柑橘、坚果类；常规进行健康检查，确保及时了解自己的健康状况。

还有，工业生产上尽可能不要使用那些已知的致癌物，或者尽量减少使用，或者使用无毒或少毒的替代品；如果实在避免不了，就得采取严格的管理措施来降低职工的接触风险。

通过实行科学的职业健康安全管理制度和采取个人防护措施，我们完全有可能降低这种风险，让工作环境更加安全健康。毕竟，生命不能重来，健康才是最重要的。希望每一个工人朋友都能在安全的环境中工作，健康快乐每一天！

※ 生活方式

1.健康饮食如何预防癌症？

聊聊吃什么能帮助我们远离癌症。谁都不想得癌症，那预防总比治疗来得实在。您可能听过这样那样的建议，可真的有效吗？我们谈谈蔬菜和水果。这个得吃够，成年人一天得吃上 300～500g 的菜，200～400g 的水果。而且，最好是直接吃，不是榨汁那种，因为直接吃能吸收更多的纤维。接着说说主食，多吃点粗粮和杂粮，别总惦记着白米白面。多吃点富含纤维的新鲜蔬果，这对身体超级好。说完了蔬菜和水果，我们来聊聊脂肪。很多人喜欢吃肥肉，但这个可要控制了。脂肪摄入量占总能量的 15%～30% 最合适，尤其是那些动物性脂肪，更要少吃。肉类也得控制，特别是红肉，比如牛羊猪肉及其加工品。因为吃多了，结直肠癌的风险就上来了。一天吃的禽畜肉尽量控制在 40～75g。盐和酒精的摄入量也要注意。成人每天盐的摄入量别超过 5g，喝酒也别太猛，女性每天不超过 15g，男性不超过 25g。我们再说说储藏和烹饪。食物存放得当，炒菜尽量少用大油，少煎、少炒、少油炸、少熏烤，不但身体好，还能减少清洗灶台的麻烦。还有一个特别要注意的，就是千万别吃霉变或变质的食物，这些食物里可能含有黄曲霉素，直接就能让胃癌、肝癌找上门。另外，那些加工过的肉制品也得少碰，像火腿、香肠这类，尽管好吃，但其中亚硝酸盐含量多，它也是公认的致癌物，能少吃就少吃。说了这么多，我们总得动动吧。保持健康体型，适量运动，不光能强身健体，还能降低患癌症的风险。最后，吸烟和依赖保健品这种事，能不做就不做。吸烟我们都知道的，癌症风险大得很。至于那些保健品，饭还是得好好吃，营养还得从食物里面获取。

当然，生活中少不了喝饮料，那就尽量选无糖的，比如茶或者咖啡，这可比那些甜到掉牙的含糖饮料强多了。对于快餐我们也限制限制，知道它们好吃方便，但多吃不仅容易胖，还可能增加癌症风险哦。

这些建议说起来简单，做起来需要点毅力。但为了我们自己和家人的健康，一切都是值得的！希望大家能根据这些建议，调整自己的生活方式，共同构建一个健康的生活环境。

2.定期锻炼对降低癌症风险有何帮助？

我们平时都知道运动好，定期运动不仅能让您身体棒棒哒，还能帮您远离癌症的威胁！别小看了运动锻炼，它可是抗癌的大利器。

有没有想过，为什么医生老是催着您动动？不光是让您保持身材，更重要的是，动一动能有效降低我们得癌症的风险。《美国医学会杂志·内科学卷》上的研究告诉我们，常常锻炼的人，患肝癌、肾癌还有乳腺癌这些可怕的癌症，比不运动的人患病概率低很多。不只这些，包括 13 种癌症都能被运动有效防范。

运动不只是预防有用，对于那些正在和癌症抗争的人，运动一样能助一臂之力，帮他们康复、提高治愈率，甚至还能让生活质量得到明显提升。

尤其对女性朋友们来说，常常活动活动能大大降低乳腺癌的风险。这主要是因为运动能帮忙调节我们体内的雌激素水平。雌激素水平太高是引发乳腺癌的一大因素。另外，不仅仅是乳腺癌，结直肠癌、肺癌的风险通过合适的有氧运动也能降低呢。

您可能会问，运动防癌究竟是怎么一回事？原来，经常运动能让我们的免疫系统变得更强大，提升免疫细胞的活力，让它们更有本领识别并且打败癌细胞。还有，运动能通过调节体内的信号通路来抑制癌细胞生长，限制它们获取血液和营养，从而阻碍癌细胞的扩散。

更厉害的是，有科学依据表明，积极锻炼能让癌症风险整整下降7%！并且，在那些通过锻炼能降低风险的13种癌症中，有10种其实和您是否减重没多大关系，这意味着即使体重没什么变化，运动还是一样能帮您降低癌症风险。

特别值得一提的是，对于吸烟者或已经戒烟的小伙伴们，通过适度运动降低肺癌的风险是非常显著的，这说明了锻炼对于特定人群的重要性和益处。

定期运动不但能让人变得更健康、更活力四射，还是一种简单有效预防癌症的方式。它通过增强免疫、优化身体代谢、调整激素平衡以及直接对抗癌细胞等多重途径，达到防癌的效果。所以不管是为了预防癌症，还是作为癌症治疗的一部分，把运动加入到日常生活中，绝对是明智之举！

不妨从今天开始，给自己安排一套科学的运动计划，无论是跑步、游泳，还是简单的散步，都是值得尝试和坚持的。毕竟，健康才是最大的财富。

※ 饮食习惯

1.哪些食物是癌症的潜在预防因子?

我们老百姓都知道,预防癌症不能靠吃一粒药、打一针疫苗就能一劳永逸。这东西,需要我们从多方面下手,特别是日常吃什么、身体怎样运动都得注意。就跟打篮球一样,不仅要有准头,还得会传球、抢篮板,全面发展才行。

讲到吃,其实有不少天然食物就和防癌有点缘分。就拿抱子甘蓝、胡萝卜、菜花、橘子这几样来说,它们可不简单,里头含的维生素 C 啊、膳食纤维啊、各种奇特小分子可能都是帮您打击癌症的小伙伴呢。就比如抱子甘蓝里头的好东西能帮您把坏细胞欺负好细胞的手段给挡下来,胡萝卜里的β-胡萝卜素和木质素能让癌细胞长不大,菜花这小家伙富含的维生素 C 和叶酸,樱桃中的花色苷,都是防癌高手。

我们喜欢喝的咖啡、茶,吃的豆子、草莓、全谷物也不是吃着玩的,它们背后可有使不完的劲呢。因为这些食物中含有的营养素,像是 B 族维生素啊、纤维素都能给癌细胞一记重拳。

但是,别听说这几种食物防癌就天天围着它们转,吃什么都不是吃一样两样的事,得多样化、平衡,确保您的餐盘上五颜六色,那样才能最大可能地发挥防癌功效。美国癌症研究所都说啦,没有哪样单一食物能让癌症说走就走的,得靠整体力量。

同时,说到有哪些食物得少摄入,那么酒精、加工肉、红肉就得提上日程了。这几样,研究显示吃多了容易增加得癌症的机会。

虽然我们的饮食习惯很关键,可有效预防癌症也不能只靠改改吃的。健康的生活方式,比如说适量运动啦、保持好的心情啦、定期体检去医院转转啦，这些都是打赢防癌胜仗的重要武器。

话又说回来，预防癌症跟煮个好菜是一个道理，不只要选对食材，火候、调味、配菜全都得恰到好处。我们的身体也是这样，吃的、动的、睡的，全方位调整，方能让这座抗癌的城堡坚不可摧！所以让我们从今天起，好好吃饭、好好休息、好好运动，远离癌症，活出健康每一天吧！

2.饮食习惯如何影响癌症风险？

我们老百姓讲究"病从口入"，这句话在防癌这事上也不例外。您可能不信，但科学研究真的发现，我们平时吃什么，和癌症悄悄搭上线的概率有那么一丢丢关系哦。

让我们聊聊那些让癌症风险"嗖嗖往上涨"的食物。比如说，那些腌得咸咸的东西，像腌菜、咸鱼之类的，它们可不简单，特别是能让口腔、咽喉这些地方的癌症风险增大。原因嘛，可能跟一种叫亚硝胺的东西有关，有的时候还跟某种病毒扯上关系。全球范围内，跟吃的不健康关系大的病，死亡数字一直在涨，特别是心脏病、糖尿病和我们今天的主角——癌症。

再说说那些发霉的食物，别小看它们，里头可能藏着一个大boss——黄曲霉素，连世界卫生组织都说这东西一级致癌！还有哦，爱吃大烤肉、香喷喷的炸鸡的朋友们要注意了，这些高温下煎炸烧烤出来的肉，会产生一些致癌的物质，比如苯并芘，可能让您吃着吃着就吃出问题。

当然，不是所有的食物都是坏蛋。我们的身体就像一个复杂的工程项目，需要各种各样的"建材"，比如蔬菜和水果这些"好货"，它们能帮您降低癌症的风险。说到吃肉，尽量选择"清淡"的，比如鱼肉和鸡肉，少吃红肉和加工肉品。还有，把那些快餐、油炸食品、糖多的饮料啊给我丢一边去。喝酒也要适量！

健康的体重也很重要，别看现在"胖乎乎"挺可爱的，体重过重可是会增加很多病的风险哦。另外，我们还得多动动，别整天窝在家里，这样不但可以帮您保持体形，还能让您的心情好起来，远离癌症。

想要远离癌症，就得从嘴巴抓起，好吃的东西多着呢，不妨多吃些蔬菜水果，少吃点垃圾食品，还有，别忘了动起来，保持健康的体重。这样不仅能让您活得更健康，还能让这个世界因为您的健康而更美好。

※ 生活习惯

1.吸烟是如何导致多种癌症的？

吸烟，可不是个小问题，这可是全球最大的公共卫生难题之一，和很多种癌症都有千丝万缕的联系。烟草燃烧时，会产生上千种化学物质，它们就像是一瓶毒药，里头有很多的致癌物质，比如像我们常听到的多环芳香烃、甲醛、苯，还有很多元素，如砷、镉等等。

如果您一直觉得香烟是朋友，那您可就大错特错了。长期吸烟，就好比每天都让这些有害物质在我们身体里横行霸道。然而，这些小东西可不是来逗您玩的，它们会日积月累，越来越多，让您身体里的细胞变得不正常，慢慢地，您甚至可能会生出癌症来。

尤其值得一提的是，要说香烟最"中意"的地方，那可就是肺部了。肺癌，这个让大家闻风丧胆的疾病，烟草就是它的头号帮凶。不仅如此，吸烟也是口腔癌、咽喉癌、食道癌、胰腺癌、膀胱癌、肾腺癌、宫颈癌等多种癌症的罪魁祸首。

那么，烟草到底是怎么把我们健康的细胞变成癌细胞的呢？烟草中的危害成分先是破坏细胞的DNA，让细胞失去了自控，任由其无节制地生长。另外，吸烟的同时，免疫系统会变得乏力，导致身体对异常细胞的防范和清除能力下降，因此更容易得癌症。况且，吸烟不仅对自己不好，还会通过二手烟加重周围人的癌症风险。

抽烟危害如此之大，对个人也好，对公众也罢，都是个大威胁。为了我们和家人朋友的健康，戒烟和避免接触二手烟绝对是当务之急。

2.癌症患者可以饮酒吗？

我们都知道，酒精最后都要在肝脏里分解，这本就是个不小的活。如果您正在接受治疗，这会让原本就够累的肝脏更加劳累。要知道，一些抗癌药物也需要肝脏来处理，如果肝脏忙着分解酒精，那药物的分解速度就会慢下来，药效就可能大打折扣。酒精呢，它会刺激我们的口腔黏膜。治疗中可能会有口腔溃疡这种不舒服的情况出现，饮酒会让这种症状更难受，更难好转。所以，医生们通常会建议癌症患者，尽量选择那些健康、不会妨碍治疗的饮品。蔬菜汁、酸奶、淡茶，这些选项都是不错的。特别是对于一些特殊的患者群体，比如有腹水的朋友们，更需要在医生的指导下，小心地控制每天的饮水量。

现在全球的研究也告诉我们，酒精和癌症之间可是存在很深的联系。在最新的研究报告里，我们看到，近年全球大概有 74 万的癌症病例和饮酒有关。食道癌、肝癌、乳腺癌居多。更不用说舌癌、喉癌等，这些都和酒精密不可分。哪怕是每天两杯的"适量饮酒"，风险也是存在的。

那么酒精是怎么加剧患癌风险的？嗯，酒精会在体内产生一些不好的化学物质，损坏我们的 DNA，还可能干扰到激素的平衡。这些都是让人提心吊胆的风险因素。

于是乎，对于癌症战士们来说，如果我们想降低病情复发，减少新发癌症的风险，那就真得尽量避免喝酒。保持健康的生活模式，均衡饮食，适度运动，才是硬道理。同时，随时听从医生的建议，他们会帮您选择最适合您的治疗方案，助您早日恢复健康，提高您的生活品质。

※ 职业暴露

1.哪些职业暴露会增加癌症风险?

可能您还不知道,工作环境中接触某些物质,实际上可能会大大增加我们患上癌症的风险。有个很厉害的研究,叫作全球疾病负担研究,按照 2016 年的数据,全球有近 35 万癌症死亡案例是因为接触了 14 种致癌物。这些致癌物导致的癌症种类包括喉癌、鼻咽癌、乳腺癌、肺癌和卵巢癌。听起来是不是有点让人害怕呢?

这里有几个"坏家伙"要特别注意,比如石棉、重金属、二氧化硅、辐射和多环芳烃。这些东西和职业性肺癌的发病率有很高的关联。石棉不仅能引起肺癌,还能导致间皮瘤;苯会导致膀胱癌;石油沥青还可能引发皮肤癌。听上去,肺癌似乎是这些职业性癌症里最常见的一种。

从 1990 年到 2017 年,接触这些致癌物的总量趋势是上升的,尤其是柴油机尾气和三氯乙烯这两种物质。到了 2017 年,和职业致癌因素相关的癌症死亡人数高达 31.9 万。其中,石棉、二氧化硅和柴油机排放气体是三个主要的"大坏蛋"。

二氧化硅很常见,比如从事采矿、采石、制陶、铸造、建筑和制造业的朋友,可能都会接触到它。而二氧化硅引起的癌症负担,仅次于石棉。

还有一些工作因为环境的原因,比如航空乘务人员、消防人员和建筑工人,在高空受到更多的电离辐射,增加了他们患上肿瘤的可能性。塑料、某些建筑材料和其他物质燃烧时释放的毒素可能被消防队员吸入。由于潜在的石棉暴露,建筑工人患肺癌和间皮瘤的风险更大,患黑色素瘤的风险也更高。他们这些职业面对的癌症风

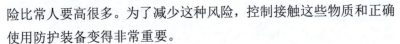

险比常人要高很多。为了减少这种风险，控制接触这些物质和正确使用防护装备变得非常重要。

我们要知道，职业性的风险已经成为全球癌症负担的主要来源之一。这对于那些高危行业的工作者来说，尤其明显。通过采取有效的防护措施，如控制暴露和提供职业安全教育，可以大大减少因工作环境导致的癌症风险。

所以，朋友们，了解和保护自己免受职业致癌物的影响，是每位工作者必须要重视的问题。不仅要为自己的健康负责，也要为家人的未来考虑。希望我们共同努力，为创造一个健康、安全的工作环境而奋斗！

2.如何在工作中保护自己以降低癌症风险？

生活中，说到"癌症"，似乎总是让人心里一沉。但其实，在我们的日常职场中，有很多办法可以帮我们远离这个"大魔头"。

首当其冲的就是戒烟，这是老生常谈了，烟里头的有害物质，能导致肺癌、喉癌、口腔癌等多种癌症。您或许听过"吸烟有害健康"的警告，但那不仅仅是对烟民自己，还包括那些无辜的二手烟吸入者。所以，为了自己和身边人的健康，远离烟草，真是越早越好。其次就是保持健康的体重。超重或者肥胖，跟肝癌、前列腺癌、乳腺癌这些可怕的疾病都有关系。要保持标准的体重指数（BMI），我们可以选择合理的饮食，加上规律的运动，这样不仅身材棒，还能帮我们远离疾病呢。

说到运动，这真是个好东西。适量的体育活动不仅能减少某些癌症的出现，还能够提高那些不幸患癌的患者的生存概率。每周 150 分钟的中等强度有氧运动，就能给我们的身体带来神奇的保护效果。饮食上，要坚持均衡。谷类、蔬菜、水果、豆类，应该成为我们餐桌上的常客。同时，要注意，红肉和加工肉类吃多了不好，少吃点为妙。喝酒要适量，这也是常识。酒精摄入过多，就容易和口腔癌、食道癌、肝癌发生关系，所以，能不喝就不喝，偶尔小酌自然没事，但千万别过头了。日晒紫外线，对皮肤也是大敌。特别是在阳光强烈的时候，记得涂抹防晒霜，戴帽子、墨镜，这样就能把皮肤癌的风险降到最低。

工作中，如果我们需要接触一些化学物质，如苯、砷、石棉等，一定要小心，跟着操作规程走，穿戴好个人防护装备，这才是对自己负责的表现。再说说氡这个无色无味的天然气体，它隐藏在一些地区的土壤和水里，可是肺癌的元凶之一。如果在氡浓度高的地方工作或居住，一定要注意测试和采取措施保护自己。那些跟特定感染有关的癌症，比如宫颈癌和人乳头瘤病毒（HPV）的关系，肝癌和乙型肝炎病毒（HBV）的关系，接种疫苗就显得尤为重要了，这可是预防的捷径。定期进行癌症筛查，尤其是对于那些有高风险的人群来说，能够帮助他们及早发现问题，提高治愈的可能。

另外，需要雇主重视，按法规为接触职业病危害因素的员工安排职业健康检查，这样能全方位地守护员工的健康。还有，用点时间学习和了解一下有关癌症防治的知识，提高自己和同事的健康意识和防护能力，这样的投资绝对物超所值。

做好这些，我们就能在工作的职场上，有效地将癌症的威胁降到最低。要知道，虽然没有绝对的安全，但是预防总比治疗来得实在。记住，根据自己的工作环境和健康状况，选择适合自己的防护措施，让我们一起努力，甩掉癌症的阴影，迎接健康的未来。

最后总结一下，癌症的预防措施如下：

①培养良好的生活习惯，如戒烟、限酒、生活规律、避免熬夜等。

②保持良好的饮食习惯，三餐规律，避免摄入过辣、过咸、过腥的饮食。

③适当进行体育运动，肥胖与多种肿瘤的发生、发展有关，适

当控制体重，可预防肿瘤的发生，有益于慢性疾病和心血管系统疾病的恢复。

④定期进行体检，部分早期肿瘤的症状较为隐匿，通过定期体检，可提高肿瘤的检出率。

四、癌症治疗

（一）癌症能治好吗？

1.癌症治愈的可能性有多大？

如果患上癌症，能不能治好呢？这个问题挺复杂的。说起来，得的是什么癌症更加重要。比如，一开始就发现是乳腺癌、前列腺癌或者甲状腺癌，那这几种癌症治好的概率相对大点。而且，癌症发现的时间早晚也特别关键，早发现通常治起来效果好，治好的机会也更大。

随着科学进步，治疗癌症的方法多了起来，从手术刀、放射线到强力药物、靶向疗法、激活身体免疫力的治疗，都是医生的好帮手。尤其是某些对化疗特别有反应的癌症，哪怕病到了晚期，通过化疗还是有可能治好的，这些包括了白血病、淋巴瘤、生殖细胞肿瘤等。

不过，如果病到晚期，癌症完全治好的希望就没那么大了。但好消息是，现在医学技术不断进步，新药物不断出现，治疗方法也在改进，让很多晚期癌症患者的存活时间明显变长了。有的患者能靠免疫疗法、靶向药物或者放疗化疗，存活时间能达到八九年，甚至是十几年。我们的目标是要把肿瘤变成慢性病，让患者带瘤生存，像高血压、糖尿病一样。

医生们对于"癌症治好"这个说法可是挺严格的。治好的意思是治疗后，身体里一点儿癌细胞都查不出来，癌症的迹象全消失了，而且不会再反复。很多时候，如果患者治疗好了，又过了 5 年或更久没有复发，一些医生会觉得应该是治好了。但就算这样，癌症过很多年复发的可能性还是有的。

别忘了，一个人怎么生活，和癌症治疗的效果也有很大的关系。健康点的生活习惯，比如吃得清淡、多运动、不抽烟不喝酒，配合医生的治疗、定期随访检查，这些都有助于预防癌症再犯，让人活得长久一些。

心理的影响，有些患者是被吓死的！据调查显示，90%以上的肿瘤患者均与精神、情绪有直接或间接的关系。精神创伤、不良情绪，可能成为患癌症的先兆。另外，事实证明，现代生活中，工作和学习上的长期紧张、工作和家庭中的人际关系的不协调、生活中的重大不幸是致癌的三个重要因素。精神因素与人体免疫功能密切相关。

精神因素对癌的发生、发展、扩散，起着非常重要的作用。的确，不良情绪是癌细胞的活化剂。正如一位哲人说的：一切对人不利的影响中，最能使人短命夭亡的就要算是不好的情绪和恶劣的心境，如发愁、颓废、恐惧、贪求、怯懦。就拿乳腺癌来说，2000多年前，古罗马的盖伦医生就知道患乳腺癌的妇女常患有忧郁症。

心理因素不仅会导致人们罹患癌症，在肿瘤治疗的各个时期也会产生重要的影响，可以说良好的心态是疾病痊愈的首要条件，面对癌症这种恶性程度较高的疾病来说，也是同样。

说到底，癌症能不能治好，跟癌症的种类、分期、用什么方法治疗、癌细胞本身的性质，还有治好后日常怎么生活等等因素都有关。医学越来越进步，让不少朋友们看到了治好癌症的希望。但每个人的情况不一样，到底能不能治好，还得由专业的医生给出建议，因为他们知道得多，看得也准。人体是非常复杂的，虽然大部分时候医生判断比较准确，但是并不能保证每一次都对。所以我们要有积极乐观的态度，正确的治疗方法，说不定奇迹就会出现。

2.哪些因素会影响癌症的治疗效果?

在我们的日常生活中, "癌症"这两个字无疑是令人惧怕的。当我们或我们的家人被诊断出癌症时, 我们最关心的就是: 能治好吗? 治疗效果怎么样? 其实, 治疗癌症并不是一件一蹴而就的事情, 它像解开锁链那样, 会涉及很多个环节。

首先, 影响肿瘤治疗效果的最重要的因素是分期, 也就是发现越早, 治疗效果越好。如果能从预防筛查开始, 那么大部分肿瘤都是可以治愈的。

其次和肿瘤细胞本身有关, 有些肿瘤长得快, 有些长得慢, 有些容易转移, 有些不容易转移。这就像是土壤的种子, 种子越好植物就长得越好。如果种子本身已经没有活性或者变异, 那么植物也就长不好了。例如有的癌症, 比如甲状腺癌, 只要及时治疗, 治愈的希望是非常大的。但另一些癌症, 比如肺癌, 治疗就复杂许多, 治愈的难度也更大。

癌症的治疗效果, 跟肿瘤自己的"家庭环境"——肿瘤微环境(TME)息息相关, 也就是肿瘤种子生长的土壤。简单来说, 肿瘤就像是个"坏邻居", 它周围的环境会影响它的行为, 包括它的成长速度和是否会"搬家"——也就是转移。比如, 在一些癌症中, 肿瘤周围的"警卫"——我们的免疫细胞会变得疲惫不堪, 就像是一直在加班的工人, 这会让肿瘤更容易"为所欲为"。不同类型的癌症, 它们的"家庭环境"也是不一样的, 这就意味着治疗它们的方法也需要因地制宜。

还有, 肿瘤生长的"地基"——肿瘤相关成纤维细胞(CAFs), 它们就像是肿瘤的"建筑师", 在肿瘤的"建设"中起到了非常重要的作用, 并且很难被常规治疗消灭。这就意味着, 在目前的治疗中, 我们还需要找到更多有效的策略来对付这些"建筑师"。

另外, 我们的饮食习惯也对癌症治疗效果有着不可忽视的影响。

就好比种植物，植物的生长离不开土壤中的营养，而我们的饮食习惯决定了肿瘤能获取哪些"营养"。有的时候，正确的饮食调整，就像是精准地投下一枚"饥荒炸弹"，直接让肿瘤"饿"得无力反抗，这无疑会大大增强治疗效果。

还有心理因素的影响，积极乐观的心理有助于肿瘤患者的康复，而消极悲观的心理会导致病情恶化，甚至急转直下。

癌症的治疗是一个复杂的过程，它涉及生物学、环境和生活方式等多个方面的因素。明白了这些，我们就能更好地理解为什么同样是癌症，每个人的治疗方案和治疗效果会如此不同。随着科学的进步，我们有理由相信，未来的癌症治疗将会更加个性化和精准，从而带给患者更多的希望和更好的生活质量。在此之前，保持良好的生活习惯，积极的生活态度，对我们每个人来说都是非常重要的。

3.什么是癌症的五年生存率，它代表什么？

如果有一个指针，能告诉我们癌症治疗后人们能活多久，那该多好。虽然没有魔法指针，但医学上有一个叫作"五年生存率"的概念，它其实挺靠谱的。这个名词听起来有点严肃，我来简单说说，它究竟是什么意思。

五年生存率，说的是被诊断出癌症的人，在治疗后至少还能活五年的比例。它像是一个大致的"报告单"，帮助医生和患者了解治疗效果和未来的生存预期。但别误会，这个比例并不是说患者只能活五年。事实上，很多人能活得更久，这个数字只是一个参考。

医学上为何用五年作为衡量标准呢？因为癌症复发和转移，最常见的就是在治疗后的前五年里。如果一个人能够过了这个"门槛"，复发或转移的风险就会大大降低。这个时候，我们就可以暂时松一口气，认为是达到了临床治愈的标准。但这并不意味着从此就万事大吉，患者仍需保持良好的生活习惯，定期检查，防止癌症"死灰复燃"。

在过去的几年里，我国在癌症防治方面取得了不小的进步。数据显示，我国癌症的五年生存率从 2015 年的 40.5%上升到了 2022 年的 43.7%。这个数字虽然还处于上升趋势，但和一些发达国家相比，还有一段距离。这说明，虽然我们取得了成绩，但也要继续加油。

影响五年生存率的因素有很多，包括癌症的种类、发现的时期、接受的治疗质量，以及患者自身的健康状况等。比如，乳腺癌、甲状腺癌等，它们的五年生存率普遍都比较高，大于 60%。但是像肝癌、胰腺癌这些，就相对比较低了。

为了提升癌症患者的五年生存率，国家也是用心良苦。比如，扩大癌症的筛查范围，提升医疗服务的质量，还有提高大家的防癌意识。随着医疗技术的不断发展和大家健康意识的逐渐增强，相信未来的五年生存率会更高。

五年生存率是一个帮助我们了解癌症治疗成果的重要工具。它提醒我们，虽然治愈癌症是一个漫长的过程，但只要早发现、早治疗，科学的进步，加上合理的生活方式，我们就有机会战胜它，享受更多的美好时光。

4.癌症治疗成功后如何预防复发?

其实这里头的门道挺多的，主要得注意这几个方面：

静养是个大工程，治疗完后的那段时间可不能马虎。得好好休息，在医生的指导下，按时检查，假如这病魔有什么动静，我们得赶紧发现，第一时间应对。吃得对：这时候得特别注意吃的。得多吃那些能和癌细胞对抗的食物，比如鲜嫩的蔬菜水果，还有像猪血、大蒜、香菇、木耳这些。别忘了豆制品和红薯。当然，还得有那些富含蛋白质的食物，比如鸡鱼肉、牛奶、豆类什么的。勤快点：合适的运动可是非常有用，能让血液循环好，把体内的垃圾扫地出门，增强防癌的本领。散步、打太极、瑜伽，根据自己能接受的程度来。

思想得正面：心情好，病情跟着好。情绪保持积极向上，不仅让人心旷神怡，还能让癌细胞"打不起精神"。可以参加一些抗癌团体，和大家一起分享经验，传递正能量。远离忧愁：额外的压力可不行，我们要远离生气、失眠、剧烈活动这些，它们会累积毒素，对复原不好。治疗得规矩：手术、化疗、放疗，还有现在流行的靶向治疗，都是为了把癌细胞赶尽杀绝，所以得认真听医生的，按部就班，不能瞎搞。中医"添砖加瓦"：中医可以调整气血，增强我们的身体抵抗力，每个人的情况不同，医生会给您最合适的建议。定期检查很关键：治疗完不能"撒手不管"，得定期做血检、CT 什么的，随时观察有没有不妙的征兆。生活方式要健康：平时生活要饮食均衡、适量运动、不抽烟、少喝酒（尽量戒酒）、作息规律，这些都能让癌症远离我们。慢性病也别忽视：别让高血压、糖尿病这些病症影响癌症的治疗效果，得认真治它们。远离坏环境：尽量避免接触那些明知是致癌的东西，把自己保护好。

总之，这些方法虽然不一定能保证癌症不再来，但它们能大大降低风险，让我们的生活质量得到提升。要记住，每个人的情况都是特别的，具体怎么做，还得听医生的，不能自己瞎琢磨。这样，才能把癌症这个不速之客，拒之门外。

（二）癌症的治疗方法

1.常见的癌症治疗方法有哪些？

谈起癌症治疗，我们有一大堆办法，就像是拥有一个医学武器库一样。

手术，这是老祖宗留下的方法，找到肿瘤，直接切除。这招对那些还没四处乱跑（扩散）的肿瘤特别管用，能直接治好。同时，手术还能帮助医生更明确癌症的情况，比如是什么类型，严重不严重，甚至有时候能预防癌症。

接下来是化疗，这是给全身用的。就像是扔进去一个炸弹，炸死那些坏蛋（癌细胞）。这招也可以在手术前帮忙缩小肿瘤，或者手术后预防它再出现。

然后是放疗，放疗属于局部治疗，用的是一种特殊的光线或者粒子，专门照射癌细胞，让它们挂掉。如果手术太难或者患者体力不支，放疗就能上场。

靶向治疗，这个就有点像高科技，是针对癌细胞特定的遗传物质或者蛋白等设计的。它就像是精确导弹，只攻击那些坏蛋，尽量少伤害到好的细胞。

免疫治疗，这是通过提高我们自己身体的防御系统，或者找到肿瘤细胞免疫逃逸的靶点，让防御系统更能打败癌细胞。有一种叫作免疫检查点抑制剂的药物，它能让我们的防御系统重新活跃起来。

内分泌治疗，对于那些由激素驱动生长的癌症，比如前列腺癌和乳腺癌，这种治疗可以切断它们的生长信号，让癌细胞没有"食物"而挂掉。

骨髓移植，这包括了骨髓移植和外周血干细胞移植，目的是用健康的细胞替换掉癌细胞。

冷冻疗法，也属于局部治疗，听着有点酷，就是用冷冻的方法，冻死肿瘤里的所有细胞，包括癌细胞和正常细胞。

射频消融，用的是一种特殊的能量束，让癌细胞变热直到死亡，和放疗用的光束不同，也属于局部治疗。

治疗癌症的疫苗，这个是用来"教育"我们的防御系统，告诉它们应该怎么攻击癌细胞。

医生们会根据患者的具体情况，比如癌症的类型、它有多严重、患者的年龄和身体情况等等，制定一个专门的治疗计划。每种方法都有它的长处和短处，很多时候需要几种方法一起用才能获得最好的效果。治疗癌症就像是对抗坏蛋，我们得用上所有可以用的武器，才能赢得胜利。

2.癌症治疗时为什么要考虑个体差异?

这是因为我们每个人的情况都不一样,包括我们的身体、基础健康程度、癌症的类型和阶段,甚至还有生活方式。就拿化疗来说吧,有些人可能对特定的化疗药物特别敏感,而有些人不能承受严重的副作用。相比较年轻人,老年人可能需要接受更为"温和"的治疗,因为他们的身体可能恢复得没有那么快。

新的研究成果告诉我们,肿瘤的遗传及基因变异会影响我们对药物的反应,也会影响癌症的发展。举个例子,一些基因突变可能让人对特定的治疗更敏感。因此,个体化的基因检测就能帮助医生为患者定制最有效的治疗方案。

年龄也是需要考虑的因素。年轻人的身体一般恢复得更快,所以可能会选择更为激进的治疗方法。相比之下,老年患者则可能需要温和一些的治疗,以免副作用和风险过大。

性别也会影响治疗的选择。再比如说乳腺癌,男性和女性的治疗方式可能就会不同,因为这种癌症在不同性别间的生物性质有所差异。

同样重要的还有您的基础健康状况。如果有其他慢性疾病,那么一些治疗可能会带来无法承受的副作用,因此,医生可能会需要调整治疗方案,以匹配患者的整体健康状况。

癌症的类型和阶段也尤为关键。有些癌症对特定的治疗可能更敏感,需要更加积极的或者更加强烈的治疗手段,而晚期癌症患者则可能更需要选择舒缓症状、提高生活质量的姑息治疗。

患者的生活方式和偏好也同样重要。也许有些患者愿意选择恢复更快的治疗,即使这可能并不是最终治愈的最佳选择,而有些患者则愿意接受相对较长时间的治疗,以期获得更好的治疗效果。

癌症治疗在于个体差异,每个治疗方案都要"量身定制",以达到最佳的治疗效果，并最大限度地减少副作用和风险。每一个人，每一个独特的例子，我们都应寻找最适合的治疗。

3.不同类型的癌症应该选择哪种治疗方法？

手术就好比有个坏掉的零件，直接把它拆了换掉，就能让机器重新正常运转起来。在癌症治疗中，尤其是那些别的地方还没有受牵连的早期癌症，手术能直接把这个坏东西给切除掉。这不光指把肿瘤本身给切掉，有时候医生还得连带周围的组织甚至整个器官都给拿掉。

再来看化疗，化疗其实就是通过药物的方式，通过全身给药或局部给药，有点像机关枪扫射，把癌细胞挨个消灭的同时也会损伤部分好的细胞。这些药物得有足够的威力，不仅让癌细胞不能乱跑，还要让它们停止繁殖，最好是能直接把它们干掉。有时候，医生可能还会把几种药物一起用，目的是为了让效果更好。

谈到放疗，就有点像狙击作战，通过精准的高能量射线轰击癌细胞，让它们失去分裂的能力。这种方法也挺受欢迎，不管是单独作为主打，还是手术后的补充，目的就是降低癌症回头再来骚扰的风险。

而免疫疗法听起来就有点高级，有点像特工，这个疗法其实是在培养我们身体内部的卫兵，让卫兵把伪装的肿瘤细胞识别出来，并攻击它们。对比起其他的治疗方法，免疫疗法的副作用可能会小一些，因为这些卫兵是我们自己的兵力，对自家人通常都是比较温和的。

靶向疗法就更精准了，它就像是给癌细胞设计的专用药，准确打击癌细胞的弱点。治疗就像是用导弹瞄准一样，精准打击肿瘤细胞，尽量减少对其他好的细胞的损伤。

有的癌症对激素特别敏感，就好比激素是它们的养料。激素治疗就是要掐断这养料，让癌细胞饿得动弹不得。举个例子，乳腺癌和前列腺癌就常用这个方法。

到了中医疗法，可能有些朋友就感到亲切了。中医讲究的是调和阴阳，强身健体。一些患者会选择中医治疗，以此来增强身体的抵抗力，配合现代医学的方法，来跟癌症斗争。

每种治疗方法都各有千秋，医生在选择方法的时候，得综合考虑各种因素，像治疗的效率和效果，患者自己能不能扛得住，再到生活质量等等。他们会根据患者的具体情况定制一个最合适的方案。

需要强调的是，患者是治疗的中心，得跟医生好好沟通，了解所有可以选择的方法，参与到决策中来，找到最适合自己的治疗方案。因为这场战斗，是自己的战斗，患者、医生、家人，都是战斗的伙伴。

（三）手术治疗方法

1.癌症手术有哪些种类？分别适用于什么情况？

首先，就是病得还不算太重的时候，能做的叫作根治性手术。医生就像技术高超的工匠，细心地把坏掉的那一块病变连同周围组织一点点地切掉，目的就是一劳永逸，把病根给拔了。

如果癌症长得太大，或者位置特别棘手，一次性把它全部切掉可能会对身体造成太大的损伤，那就得考虑减瘤术。就是先把肿瘤弄小点，让身体压力没那么大，然后再用放疗或者化疗这种软硬兼备的办法，继续打击没切掉的癌细胞。

对于那些癌症比较严重，已经到了晚期的患者，就要考虑做姑息性手术。这个名字听上去有点像是安慰人的，实际做的事是减轻患者的痛苦，比如肚子里有梗阻，或者疼得厉害，得先解决这些问题。

再有的手术叫作支持性手术，就像是游戏里的辅助角色一样，帮着主力更好地进行治疗。比如给患者装个静脉管，方便后面的化疗药物能顺顺当当地输进去。

治好了癌症，有的患者可能觉得看上去不太好，或者器官需要修复，这时候就需要恢复性手术或重建手术。比如乳腺癌动完手术后，可能需要修复一下胸形。

有的人是天生就容易得癌症，这种情况，就得做预防性手术了。虽然说不是百分百能防住癌症，但至少能降低风险，早做准备总归好。

我们再说说现代点的，比如腹腔镜手术，这个就是运用现代高科技医疗技术完成的手术，通过小小的孔就能完成手术，我们也就减少了疼痛和出血。

机器人手术这个听起来就很科幻，是真有这么回事。机器人做手术，精准度高，恢复也快，就是花的钱可能多点。

熟悉超市冷冻食品的朋友应该能懂冷冻手术。用特别低温的东西冻住，然后再杀掉癌细胞，特别适合某些特定的癌症。

激光手术听上去挺炫，就是用高能激光把癌细胞给轰炸了，对身体其他部位的损伤小。

最后说说射频消融，这个是用高频电流产生热量，把癌细胞烤熟，一般用在肝脏或者肺部的癌症。

这些手术每一种都有它适合的情况。医生会根据患者的具体情况，挑选一个最合适的。有时候，可能还得搭配化疗、放疗、免疫疗法这些，看哪个组合拳打得漂亮。

总之，癌症这事虽然棘手，但现在的手术可谓是花样繁多，我们不怕，听医生的，选对办法，咬紧牙关，过关斩将，就有希望过上健康的好日子！

2.手术治疗癌症有哪些潜在的风险和并发症？

听说要动手术治疗癌症，肯定很多朋友会有些担心。没错，任何手术都有风险，但是了解这些风险，我们就更有准备去应对它们。

那手术风险是怎么来的呢？一是看我们的身体情况，比如年龄大一些，或许身体本来就有别的毛病；二就是癌症给我们带来太重的负担，让身体变弱，或者营养跟不上。

手术过程中，可能会遇到一些麻烦事，比如手术稍不小心，就可能造成出血、感染，或者不小心伤到其他正常的身体组织，有时候还有可能出现肺部问题，心脏、血管、肾脏功能出毛病，甚至静脉里可能会形成血栓。

动完手术，可能还会有一些后遗症。有的患者会感到很痛，或者经常恶心、呕吐，肠道可能被堵塞，胃动力不足，切口可能会裂开，容易感染，血栓也可能继续形成。这些后果可能会严重影响我们接下来的生活质量，甚至对患者能否熬过癌症这一关有重要影响。

创伤大的手术，可能还会导致患者暂时或者永久地失去某项功能。比如胃癌手术可能会让患者不再能正常吃东西，同时也会增加患者的风险，对接下来能否过关有着显著影响。

但别过于担心，医生们会在术前详细评估患者的状况，并决定是否进行手术，以及怎么进行手术，尽可能地减少手术风险。这其中包括对病情的评审，也包括对身体状况的查看。这样的评估可能会影响手术前的准备工作，比如是否需要提前储备血液，是否需要补充营养，是否需要戒烟或者控制体重等。

还有重要的一点，就是对医生和医院的选择，直接影响到手术的治疗效果。经验丰富的医疗团队和医院能为手术提供更有保障的医疗环境，但愿每一个癌症患者都能遇到最好的医生和医疗团队。癌症手术虽有风险，但相比它带给我们的希望，这些风险都是值得我们去面对和接受的。

3.手术前需要做哪些准备工作？

动手术，就像我们要出门远行一样，准备工作做得好不好，直接影响着旅途的平稳与否。手术前的一系列准备，其实就是为了让手术能够顺利进行，还能让恢复期顺利一些。

国家卫健委给我们制定了一份行动方案，就像是一份详细的旅行清单，告诉各大医院该怎么样去做好手术前的各种评估和准备。这其中包括了得给患者认真"审查"一番，看看健康状况如何，有没有什么慢性病，比如心脏、肝脏、肾脏的功能怎样，打不打抗凝血的药，心理状态怎么样，还要看看营养状况如何。这些都做好了，再来制定手术的具体方案，包括了决定是不是真的需要手术，手术的方式是什么，预期的效果，可能的风险，以及如果遇到问题怎么应对。

生理准备这块，就跟我们打包行李似的，要做好各种准备。比如，得先"空肚子"，这样可以防止手术或打麻药时，万一呕吐了，食物不会被吸入肺里，引起窒息或者肺炎。有糖尿病或者高血压的患者，可能要调整一下平时用的药，以免手术时血糖或血压控制不好。如果是老烟民，这时候得坚决戒烟，做一些适应手术体位的锻炼。

心理准备也不能少，医务人员会跟患者和家属详细讲清楚手术为什么必要，能达到什么样的效果，可能会遇到哪些风险和并发症，术后恢复期是怎么一个流程。这样，患者和家属心里有数，就会更加信任医生，配合得更好。

手术前有些特定的准备也是挺重要的，比如说清楚手术部位，确保不吃不喝这个要求得到执行，使用的药物得准备妥当，还要预先采取措施减轻手术带来的压力。此外，用到的所有设备、设施、耗材都得检查清楚，保证这些工具是安全可靠的。

手术前的准备就是一项全面的工作，得考虑到患者的方方面面，确保手术能够顺利进行，患者也能安全度过。就像是我们准备出远门一样，准备得越仔细，旅途就越顺心。

4.手术后的恢复期要注意哪些事项?

手术后的恢复期就像一个马拉松,需要耐心和毅力,还得有正确的方法和步骤。

首先,要多休息但也要动起来。您可能会觉得奇怪,手术刚做完不是应该好好躺着休息吗?其实是的,您需要多休息,但同时也别忘了适当活动一下,比如散散步。当然,动作可别太大,不然可能就会对恢复不利了。

然后,得关照着手术的伤口。伤口就像个婴儿,需要我们时刻注意,确保其干净、舒适,不能让它受感染。

在吃的方面,一定要注意合理饮食。现在的您需要的是高质量的营养,而不是过多的食量。千万别吃花椒、辣椒那些刺激的食物,最好是采取"七分饱"的原则,以免给肠胃增加负担。

当然,按时按量服药也很关键。医生开的药,都是您现在恢复所需,所以千万不能减少药量或者自己决定停药。

接下来是定期回医院复查。这是为了及时跟踪您的身体状况,跟医生沟通您恢复的情况。

这个时候,您可能会感到紧张或者焦虑,那就需要做好心理调适了。多跟家人、朋友聊聊天,或者找专业的心理咨询师谈谈,都能帮助您走出心理上的困扰。

平时在家,您也可以按照医生的建议,做做康复训练。比如让肌肉恢复元气,让关节恢复活动性,这些都可以加快您恢复的进程。

待在家的时间,注意预防感染、血栓等并发症。这个时候您的身体还在恢复中,如有任何不适的情况,要及时就医。

而在日常生活中,也要根据自己的身体状况,做好生活调整。比如每天的作息时间,可能都需要调整一下。

术后的您,需要的是充足的营养,所以也可能需要额外的营养支持。

最重要的一点，在整个恢复过程中，一定要严格遵循医生的指导。只有医生最清楚您的情况，他们给的建议是最有帮助的。遇到任何问题，都可以及时向医生询问。

对于眼部手术的朋友，术后要多注意保护眼部，按时用眼药水。

手术后可能会有一些疼痛，这是正常的。如果很痛的话，一定要让医生知道，他们会帮您做好疼痛管理。

最后一点，确保您有足够的睡眠，这对于恢复来说超级重要。如果实在睡不着，也可以在医生的建议下，适当使用一些助眠的药物。

手术后的恢复，就像跑马拉松一样，一步步来，不要着急。只要多注意这些事情，相信您会更快地恢复到原来的健康状况。

（四）放射治疗

1.放射治疗是如何进行的?

放射治疗，这个名字听起来可能有点高科技，但其实它就是我们和癌症斗争的一种很厉害的武器。就像是一个精准的狙击手，目的就是把那些癌细胞给击倒。

放射治疗有两种打法。一种是从体外发射射线，像外星人的光束一样，直接对准癌症的大本营；另一种是把一个小小的放射源，就像个小种子似的，悄悄放到体内，靠近癌细胞，进行秘密攻击。

那怎么制定攻击计划呢？这个时候医生就需要先做个 CT 定位，就像侦察敌人在哪儿藏着，确定好了位置和大小，医生才能制定好这个战斗计划。

说到治疗过程，这个时候您就需要躺在一个特别厉害的"战斗床"上，一动也不动的状态，用的是一台叫直线加速器的机器。针对皮肤上的癌症，可能又用到另一件大炮，叫浅部治疗机。

战斗要打多久呢？一般来说，可能得持续 6 周，周一到周五治疗，周六日休息。每次战斗，可能就是 5～15 分钟，快的话，5 分钟就够了。

现在的科技越来越牛，就像给狙击手配了更精准的瞄准镜，这里面有好几种高大上的技术，比如 3D 适形放射治疗、调强放射治疗、图像引导放射治疗，还有容积弧形调强放射治疗等，这些都是为了打得更准，更少伤害正常细胞。

值得一提的是，这个过程是不疼的，不用担心会像打针那样疼。

还有一个好消息，您在治疗过程中，不会变成"放射人"，也就是说，您不会有危险的放射性，回家也不会影响到家人。

通常，这类治疗是在医院的放疗科进行的。这个科室很高大上，有一群专家：放疗医生、物理师、技师、工程师和护士等，每个人都是这场斗争中的重要成员。

到了医院，治疗的流程一般是这样的：先注册，然后做检查、诊断、定位，再由专家团队勾画出靶区，制定治疗计划，验证计划，然后开始治疗，最后出院和跟踪随访。

不过，由于每个人的癌细胞都有点不一样，对付它们的效果也各有不同。这个就看癌细胞对射线的敏感程度，跟它们的生长周期和种类有关。

所以说，放射治疗就是在和癌症的战斗中，扮演了一个相当关键的角色。有了这些高科技的武器，我们就能更有信心对抗多种癌症了。这其中的高科技和专家团队配合，就是为了让治疗变得更有效，让癌症病人有更大的胜算！

2.放射治疗有哪些可能的副作用？

放射治疗，听名字挺高大上的，实际上它就是我们和癌症斗争中的一种强有力的方法。但就跟人生一样，没有十全十美的事，放射治疗在帮我们攻击癌细胞的同时，有时也会不小心"误伤"到我们身体里的一些好兵好将，这就造成了我们通常说的副作用。这些副作用可能有：

皮肤的小情绪：放射治疗过的地方，皮肤可能会有点小情绪，它可能会变红，感到干燥、痒痒的，甚至有时候还会脱皮。

感觉累累的：很多接受放射治疗的人，会觉得特别容易累，就像是突然之间被抽走了力气，这也是放射治疗的一个常见副作用。

血液和免疫力的小波动：有时候放射治疗会让我们的骨髓造血功能打个小折扣，这样白细胞、红细胞或是血小板的数量可能就会减少一些。

肚子不舒服：肚子或盆腔区域接受了治疗，可能会让人感觉恶心、想吐，或者有腹泻、吃不下饭这些情况。

头发的小失落：特别是头部或颈部接受治疗的时候，有可能会掉头发，但这通常只会影响局部区域。

对小宝宝的影响：放射治疗有可能会影响到卵巢或睾丸的工作，这样可能会让生育能力下降。

一些晚期礼物：有些副作用可能不是立刻出现，而是在治疗结束后的几个月甚至几年后才悄悄到来，比如性功能的改变、难以怀孕或是一些器官慢慢地受到伤害。

局部组织的小伤害：放射治疗可能会让治疗区域的组织变得紧实或萎缩，这样就可能影响器官的功能。

有一点点的风险：虽然不常见，但放射治疗可能会提高在治疗区域发生第二次癌症的风险。

副作用的类型和严重程度，和很多因素有关系，比如治疗的部位、用的放疗方式和剂量，还有患者自己的健康情况等等。当然，医生和物理师的技术和经验也是很重要的。

接受治疗的过程中，一定要和医疗团队保持紧密的沟通，有什么不舒服或副作用立刻告诉他们，这样才能及时得到处理和调整。

另外，对于可能会遇到的副作用要有所了解，这对于患者来说，也是一种准备，有助于更好地面对和处理治疗过程中的各种情况。

3.哪些癌症类型适合放射治疗？

放射治疗其实就像是个神枪手，它擅长精准击打肿瘤，帮助我们击退癌症的侵袭。不同的癌症类型，放射治疗的效果也是有所不同的，下面简单介绍一下适合做放射治疗的几种癌症。

鼻咽癌：就像用水枪瞄准靶心，放射治疗是名列前茅的对付鼻咽癌的方法，特别是初期的小靶子，放疗的效果绝对可以和手术一较高下。

前列腺癌：早期的前列腺癌，如果遇上了放疗这个神枪手，通常都能得到有效的治疗。

乳腺癌：对乳腺癌来说，手术后的放疗就像是紧随其后的保镖，有它在，癌症复发的风险就能降低。

宫颈癌：无论是早期的小兵还是晚期的大将，遇上放疗，宫颈癌通常都能得到有效的治疗。

肺癌：一些早期非小细胞肺癌，如果能通过手术切除，5 年内活着的可能性有 50%～70%。而对于不能坚持手术的患者来说，现代放疗技术治疗的效果也非常不错，5 年内活下来的可能性超过 60%。

食管癌：颈部和胸部上段的食管癌，用放疗去解决，效果会跟手术差不多，且对身体伤害较小，治疗后活着的舒适度比较高，所以放疗会是首选。

头颈部肿瘤：包括舌头癌、喉部癌等类型，放疗可以作为主打手段，尤其对早期的肿瘤。

恶性淋巴瘤：放疗对这类淋巴瘤治疗效果通常特别好，大部分的治疗都会需要放疗参与。

直肠癌：如果直肠癌侵犯到了外膜或者发现有淋巴结转移，手术后放疗就能减低复发的概率，同步进行放化疗则能提高生存率。

骨头转移的癌：放疗可以帮助缓解骨头转移带来的疼痛，让生活质量得到提升。

脑部转移瘤：通过放疗，不仅可以明显改善症状，还能让生存期得以延长。

癌症的急症：一些急症如上腔静脉压迫综合征和脊髓压迫等，通过急症放疗可以迅速舒缓症状。

我们选择放射治疗的时候，会考虑很多因素，包括癌症类型、肿瘤大小、患者年龄、是否得过癌症等等。医生会根据这些因素，为患者制定最适合的治疗方案。而随着未来技术的不断发展，比如调强放疗、断层放疗和质子重离子放疗等手段的出现，放疗能治疗的范围会更加广泛，患者的治疗效果和生活质量也能得到更大提高。

（五）介入治疗

1.血管介入治疗是如何进行的？

血管介入治疗就像是一位精准的细胞"电工"，他们通过医疗影像设备清晰地看到我们体内的"电线"——血管的路线图，通过一个很小的切口或者针眼，把治疗工具放入血管里，修复或者疏通我们的"电路"。下面就是这位"电工"工作的基本步骤。

准备工作：首先需要了解患者的"电路状况"。这就需要做一些详细的检查，比如血液检查、心电图、影像学检查等等，确保准确评估血管的情况，制定出合适的治疗方案。局部麻醉：在需要治疗的区域进行局部麻醉，让患者减少疼痛感，就像给电工施工区域切断电源一样。穿刺：就像是找到施工入口，医生通过皮肤上的一个小切口，将导管插入血管，常用的穿刺点就是股动脉或者股静脉。导丝进入：把导丝通过导管送到目标"电路"位置。造影：使用造影剂显示血管内部结构，就像是打开了血管的"电路图"，可以准确看到病变的位置和范围。球囊扩张：将球囊导管送到狭窄或闭塞的血管处，就像是使用气垫抬起电线，使之恢复通顺。支架植入：在有需要的情况下，为了保持"电线"畅通，可能需要加装支架。动脉灌注：找到肿瘤供血血管，灌注化疗药物，增加"电力供应"，提高局部药物治疗浓度以杀伤肿瘤。血管栓塞：如果是出血或者肿瘤的供血动脉，医生可能会进行栓塞治疗，就像是切断病变区域的电源。术后观察：完成治疗后，患者需要在医院休养一段时间，医生会密切观察生命体征和穿刺部位的情况。术后护理：患者出院后也需要按照医生的建议进行治疗，比如抗凝治疗、抗血小板治疗等，并定期进行复查，察看治疗的效果如何。

血管介入治疗不仅手术创伤小、恢复快，而且并发症少，对于许多血管疾病，如冠心病、外周血管疾病、脑卒中、肿瘤等都非常有效。当然，像所有手术一样，血管介入治疗也有一些风险，可能会出现出血、感染、血管损伤、栓塞等问题，所以这是需要医生根据患者的具体情况，做出精确判断的。

所以，血管介入治疗的成功，需要精确的术前评估、稳妥的操作技巧和周全的术后管理。未来，随着医疗技术的进步，血管介入治疗会有更多的应用场景，为广大患者提供更多的治疗选择，让我们期待着未来医疗技术带来的惊喜吧！

2.局部消融治疗是如何进行的？

如果我们的身体是一片庄稼地，而肿瘤就是地里突然冒出的狗尾巴草。这时候，局部消融治疗就可以像一个熟练的园丁，他不用翻整个地就能准确无误地把狗尾巴草连根拔起。这么神奇的方法是怎么做到的呢？主要是有以下几种"神器"。

"高温神器"射频消融（RFA）：想象一下把肿瘤"烤"掉。医生用特殊的设备像 CT 或超声来定位肿瘤，然后用射频电极"一指神功"，直接点到肿瘤上，产生的高温能让肿瘤烧焦变硬，最终

"消失"。

"微波炉"微波消融（MWA）：这个和射频消融差不多，但是就像微波炉一样加热更快，而且加热区域更大，适合大点的"杂草"。

"冰天雪地"冷冻消融（Cryoablation）：喜欢冰可乐的朋友应该能理解这个，就是用特别低的温度把肿瘤"冻僵"，然后解冻，如此反复，肿瘤因为无法承受这种严寒而"死翘翘"。

"超音波"高强度聚焦超声（HIFU）：像我们看过的科幻电影，超声波武器能在特定的点产生高温，就是这个原理，移植到治疗肿瘤上，肿瘤就被烧坏了。

"电击手套"不可逆电穿孔消融技术（IRE）：给肿瘤细胞来个"电击"，电的一刹那让细胞膜瞬间穿孔，等于是给肿瘤细胞的"屏障"来了个瞬间"突破"，让它们没法存活。

"化学小药丸"化学消融：就好比把肿瘤细胞泡在了一种特别的化学溶液里，它们就会失水坏死，细胞"干瘪"了，肿瘤自然就解决了。

这几种方法都各有所长，可为不同的肿瘤挑选合适的治疗方案。至于手术呢，这些治疗方法是不需要大开大合的，小小的创伤，恢复得也快，而且还可以反复进行治疗。特别适合那些不能手术或者手术比较困难的患者。

不过，并不是所有的肿瘤都适合所有的方法，这就要根据肿瘤的"脾气"和患者的具体情况来决定。所以，在消融治疗前，患者要做全面检查，了解身体状况，和医生好好沟通。治疗过程中，医生会实时监控，确保"狗尾巴草"被准确地除掉。术后还要重新检查一番，确认治疗效果。

随着科技的进步，医生的工具也越来越先进，局部消融治疗在和肿瘤斗争的战场上越来越有地位了，让患者们有了更多的希望和

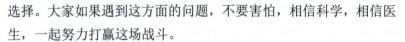

选择。大家如果遇到这方面的问题，不要害怕，相信科学，相信医生，一起努力打赢这场战斗。

3.放射性粒子植入术是如何进行的?

如果有一种方法可以把"打击肿瘤"的武器直接送到肿瘤那里，而且对周围的健康组织几乎没有伤害，那会是多么的神奇啊！好消息是，这种方法真的存在，它就是我们今天要介绍的"放射性粒子植入术"。

简单来说，就是把一个微小的且能发射"治疗射线"的碘 125 粒子，通过高科技的引导技术比如 CT、超声、MRI 等，准确无误地放到肿瘤所在的地方。这种碘 125 粒子能发出的γ射线，说白了就是一种特别的能量，可以直接把肿瘤细胞的 DNA 弄坏，让这些坏蛋细胞不能再"生孩子"（也就是不能繁殖了），达到治疗目的。而且因为这个射线的射程很短，就像是只能照到一步远的地方，所以对周围的好细胞几乎没什么大伤害。

那么，这种"精准打击"的手段适用于哪些肿瘤患者呢？其实挺广泛的，比如身上不同地方的固定肿瘤，特别是那些手术不太方便做，或者手术会损伤重要器官的肿瘤；还有就是一些患者不想做传统的开刀手术，或者是想预防肿瘤扩散的；还有一些手术做不了或者效果不好的转移性肿瘤患者，这个方法都可以帮到他们。

用这种方法治疗，有什么特点呢？它不需要开大刀，伤口就跟被针扎了一下差不多，恢复也快，不影响患者的正常生活，特别适合中老年的患者。而且，因为伤害小，患者的生活质量也比较高，可以说是治疗肿瘤的同时还能活得有尊严。

可能有人担心，这放射性粒子发出的射线对家人会不会有影响？实际上，不用担心，因为射线的射程很短，对周围人的影响远远小于国家的安全标准。不过，治疗后的患者最好在 2 个月内尽量避免跟孕妇和 3 岁以下的小朋友近距离接触。还有一个好消息，放射性粒子的外壳是钛合金的，不怕磁场，所以患者之后做 CT、MRI 这些检查是没问题的。

放射粒子植入术不仅可以单独使用，还可以和其他治疗方法搭配起来，比如手术、放化疗效果不好的时候，也可以尝试这种方法。

总之，随着医学的进步，放射性粒子植入术作为一种新兴的放射治疗手段，为肿瘤患者带来了新的希望。它既高效又安全，能够让患者在战胜病魔的同时，尽可能地减少痛苦和不便，过一个相对舒服的治疗生活。

（六）化疗

1.什么是化疗？

如果我们身体里的坏细胞像是一群不速之客，而我们有一个神奇的工具箱，能够帮助我们对抗这些不速之客，那会是怎样的呢？这个工具箱里的工具，就是我们今天要聊的"化疗"。

化疗，全名叫化学治疗，其实就是使用特殊的药物来帮助我们打败身体里的坏细胞（肿瘤细胞）。这个方法从 20 世纪 40 年代就开始使用了，到现在已经发展得非常成熟了。尽管现在有很多新兴的治疗方法，比如靶向治疗，但化疗仍然是战胜肿瘤的一个重要手段。

化疗药物能做的，就是去干扰坏细胞制造自己的"构造材料"（DNA 或 RNA），让它们无法正常生长甚至死亡。但有一点小麻烦，那就是这些药物不太分青红皂白，不仅会打击坏细胞，也会误伤一些好的细胞，特别是那些生长得很快的细胞，比如我们的胃肠道黏膜、毛囊细胞和白细胞。这就是化疗中一些常见副作用的来源，例如恶心呕吐、脱发、白细胞减少。

化疗的用途挺广的，它可以帮助那些对化疗比较敏感的癌症患者，比如白血病、多发性骨髓瘤、恶性淋巴癌等。此外，化疗还可以用在手术或放疗之后的辅助治疗，比如用于非小细胞肺癌、乳腺癌等患者。对于一些手术不能切除或是晚期的肿瘤患者，化疗能够帮助控制肿瘤的生长，延长生命。

化疗的药物通常是通过静脉注射给药的，但也有的药物可以口服、肌肉注射或皮下注射。医生会根据患者的具体情况，包括癌症的类型、病情、药物类型和患者的反应等，制定一套最适合患者的化疗方案。

虽然化疗可能会带来一些副作用，但好消息是，很多副作用在治疗结束后会慢慢消失。而且，我们有很多方法来管理这些副作用，让患者的治疗过程更加轻松。医学界也在不断地研究，希望能找到新的化疗药物，减轻副作用，让患者更容易接受治疗。

需要注意的是，化疗的效果并不是每个人都一样，很多因素会影响到最终的治疗结果，比如癌症的类型和阶段、患者的年龄和健康状况以及患者对药物的反应等。因此，医生会根据每个患者的具体情况，制定一个个性化的化疗方案。

化疗是我们抗击癌症的一种非常重要的手段。虽然有一些挑战，如副作用，但随着科技的发展和医生们的用心，化疗正在变得越来越人性化，越来越能够帮助患者有效地对抗癌症，让生活回归正轨。

2.为什么要化疗？

我们的身体就像一个家园，而不受欢迎的癌细胞就像破坏家园的小偷。如何抓到这些小偷呢？这时，医生们就会拿出一个特殊的工具箱——化疗。

化疗好比是医生手中的法宝，一系列的神奇药水就是里面的工具。这些工具有一项特殊的技能——它们能够找到正忙着"复制自己"的癌细胞（就是不断分裂的坏家伙们），然后进行"搅局"，这样癌细胞就被迫停止分裂，甚至消失不见。这就是化疗药物的使命：有效地给癌症以致命一击。对于白血病、多发性骨髓瘤、恶性淋巴癌这类血液系统的肿瘤，化疗有的时候还能做到彻底治愈。想想，那是多么大的一个希望啊！

化疗也是手术或放射线"战斗"之后的好帮手，它帮助治疗更上一层楼，让癌症不敢轻易再犯。在一些情况下，化疗就像是提前打响的一场预防战，它会在手术之前就开始，帮助缩小肿块，打击可能隐藏的癌细胞，为后面的手术提供了"清理战场"的帮助。

对于晚期的癌症患者，虽然说把癌症赶尽杀绝的希望不大，但化疗依旧扮演着英雄的角色，它可以帮助患者抗击癌症的蔓延，赢取时间，让生活继续以更好的状态进行。

当然，这法宝并不是每个人都能用的。如果患者的血液指标不达标，或者肝肾功能不那么给力，可能就不能进行化疗。还有对化疗药物过敏的朋友，也是不能使用这个方法的。而且化疗有时也会带来一些副作用，例如让人感到恶心、造成脱发，甚至影响到我们的免疫系统。但好消息是，医生们会基于患者的实际情况，挑选合适的药物，调整剂量和治疗时间，力求让副作用降到最低。他们还会采取各种措施来减轻患者的不适，确保化疗的过程尽可能舒服。

毋庸置疑，化疗在打击癌症的战斗中占据了一席之地，它在控制病情、加长寿命方面的功劳是很大的。化疗不仅是对抗癌细胞的强力工具，还能提升患者的生活质量。

化疗就像一个守护我们健康的勇士，尽管它有时会带来副作用，但它在保卫我们的身体康复中发挥着不可替代的作用。每一位癌症患者都是特殊的，有效的战斗方案需要医生和患者通力合作，量身定制。医生和患者之间的良好沟通能确保治疗方案的有效性，同时尽量让生活的质量不受影响。这样，每一位患者都能以最大的希望，面对治疗，迎向未来。

3.第一个化疗药是如何被发现的？

化疗药物的故事要追溯到 100 多年前。那时，一个叫保罗·埃利希的德国科学家，首次提出了用药物治疗疾病的想法，他还专门为这个想法起了个名字——"化疗"。当年，他就拿出了一个挺厉害的成果，用一种含砷的药物治好了患梅毒的兔子。虽然他对于用化疗治疗癌症并不是很有信心，但他的研究使后人们研发出了治疗癌症的药物。

化疗真正进入现代医学，是在第二次世界大战时期。那时，路易斯·古德曼和阿尔弗雷德·吉尔曼的两位科学家发现了一种名叫"氮芥"的化学物质，它是芥子气的亲戚，而且居然能让淋巴瘤的细胞停止生长。这个发现标志着化疗首次在治疗癌症上取得了成功。

几年后的 1949 年，美国的食品药品监督管理局批准了第一个化疗药物——氮芥上市，用于治疗非霍奇金淋巴瘤。其实，氮芥的研发也得益于第二次世界大战时期关于化学武器的研究，因为他们发现芥子气可以抑制骨髓和淋巴组织的生长。

此后，化疗药物的研发一路风生水起。在 20 世纪 50 年代，科学家们发现了例如氟尿嘧啶（5-Fu）、6 羟基嘌呤（6MP）、甲氨蝶呤（MTX）、环磷酰胺（CTX）、放线菌素 D（Act D）等更多的化疗药物，这些新的药物让我们在和癌症的战斗中有了更多的武器。

说到化疗的历史，也可以看成是三次革命。第一次革命，就在 20 世纪 40 年代，人们发现了氮芥这类可以杀死癌细胞的药物。第二次革命，在 20 世纪七八十年代兴起了靶向治疗，这种治疗直接找到癌细胞的"软肋"，精准打击。第三次革命，就在我们这个 21 世纪初，那就是免疫治疗的崛起，它让癌症治疗进入了一个全新的领域。

化疗药物的发现和应用，使得我们有了与癌症抗争的重要武器。确实，化疗过程中，药物在攻击癌细胞的同时，也会对身体的正常细胞造成一些损害。不过，随着医学技术的进步，这些副作用正在被逐步降低和控制。化疗，至今仍然是许多癌症疾病治疗的重要组成部分。医生们在用化疗药物的同时，也会根据病人的个体差异，做出最优的治疗方案，让病人更好地恢复健康，过上高质量的生活。

4.化疗是如何发展的？

大概是在 100 年前，德国化学家保罗·埃利希首先提到了"化疗"这个词，意思就是用药物治疗疾病。而且他还用含砷的药治好了患有梅毒的兔子。他干的这些事虽然当时没能直接帮助我们治疗癌症，但却给后人留下了非常深的印象，为以后的癌症药物研发奠定了基础。

不知道大家是否还记得，我们曾经在历史课本上读过，20 世纪 40 年代，世界大战给人类带来了巨大的灾难，但在这场战争中，战火硝烟的背后，人类医学却取得了一项重要的突破，那就是科学家们发现了氮芥这么一种药物，它是一种化疗药物，能用来治疗淋巴瘤和何杰金氏病。

然后是 20 世纪 50 年代，科学家们发现了更多的化疗药物，比如大家可能有点耳熟的氟尿嘧啶（5-Fu）、6 羟基嘌呤（6MP）、环磷酰胺（CTX）等等。有了这些药物，医生们在对抗癌症这个顽敌时手上的武器就更多了。

20 世纪 60 年代时期，化疗药物的研发工作进行得更是如火如荼。许多至今我们仍在使用的化疗药物，如长春花碱（VLB）、阿霉素（ADM）、顺铂（DDP）等都在这个时期被发现。而且，这时人们也找到了通过联合化疗治愈儿童急性淋巴细胞性白血病、霍奇金病的方法，不得不说，这真是个很大的突破。

所以，说起来，化疗药物虽然对癌症有着显著的治疗效果，但它们毕竟还是药物，对身体总会有些影响。在攻击癌细胞的同时，也可能会伤到一些正常的细胞，这就是我们经常说的"副作用"。

但是，请大家记住，这并不意味着化疗就一定会给身体带来大量的伤害。随着医学科技的进步，已经能够减轻甚至避免这些副作用，也有越来越多的方法让化疗更加"人性化"。

所以，我们每个人都不应该害怕癌症，也不应该害怕化疗。因为这不仅仅是一个治疗方式，也是一种希望，希望我们能战胜病魔，重新拥抱美好的生活。

5.化疗对患者生存的影响有哪些?

化疗就像一个专门打击病魔的"专业兵器"，它用的是化学药物，主要作用就是打击癌细胞，帮助我们控制病情，尽可能地让生命延长。化疗在我们与癌症的战斗中能起到何种作用呢?

化疗的效果有时候真的可以说是"棒棒的"。有一些癌症，比如淋巴瘤、血液病，甚至一些生殖系统的肿瘤，化疗能有非常显著的治疗效果，直接把癌细胞杀掉或者抑制它们的生长。

化疗能让患者的生活期延长。虽然治不了根，但不少晚期或者已经转移的癌症患者，化疗能帮助其缓解症状，控制病情进一步发展。如果是晚期的肠癌患者，经过标准化疗后，平均生活期可以延长两三年。

化疗也可以当个好帮手。手术和放疗，有时候需要化疗做个辅助，这样就可以增加治疗成功的可能，减少病情复发的机会。

我们也要知道，化疗还可能会引发一些副作用，比如消化道不适，骨髓抑制，甚至脱发。因为在杀伤癌细胞的同时，有时候也可能会伤到正常的细胞。这些副作用，可能会对我们的生活质量产生一些影响。化疗是个长久战，长期或者反复使用某些化疗药物，可能导致肿瘤细胞产生一种"耐药性"，也就是抗药性。若出现这种状况，化疗效果可能就会打折扣。

还有一点值得注意，化疗可能会影响到我们的免疫系统。免疫系统就像我们的保镖，化疗可能让保镖的能力降低，影响我们的身体对待肿瘤的反应。这点，对我们的治疗结果有着重大的影响，甚至可能影响到生活期。

事实上，对于化疗，不同的人可能会有着不同的反应。对有些人来说，化疗效果可能会特别好，而对另一些人，效果可能就有限。

化疗进行的过程中，我们的饮食和营养也特别重要。保证充足的营养摄入，能让我们更好地减少副作用，提高治疗效果。我们要注意食物的多样化，尽量让饮食富含蛋白质和维生素，这样能提高身体的抵抗力，更好地接受治疗。

而且，请大家记住，化疗并不一定是每一个癌症患者的最佳选择。如果是早期的癌症，可能就不需要化疗，或者一些身体状况较差的患者可能不适合化疗，这都要谨慎斟酌。

在化疗的过程中，癌细胞可能出现进展，可能药效下降，甚至可能无法耐受化疗的副作用。但是，请记住，我们每个人都要有正确的认知，合理的预期，积极配合医生的治疗计划，一定能战胜癌症，迎接新生活。

6.化疗可以治愈肿瘤吗？

化疗有可能真的治愈某些癌症。听起来可能有些难以置信，但确实是事实。比如睾丸癌、霍奇金淋巴瘤和一些儿童的淋巴白血病。如果他们能接受化疗，相当一部分患者可以活过 20 年以上，真正做到治愈。

虽然对于很多晚期癌症患者来说，化疗可能不能把病治好，但它可以帮助我们缓和病痛，控制癌症的生长和扩散，同时延长我们的生存期，提升生活质量。

化疗也可以是手术和放疗的好帮手。通过化疗，可以消灭一些可能注意不到，或者手术和放疗等主要疗法没能完全消灭的癌细胞，降低癌症复发的可能，提高治愈的概率。在乳腺癌和大肠癌的治疗中，有时候会选择化疗作为辅助。

化疗的一个优势是可以做到个体化治疗。对每个患者，医生都有可能选择不同的化疗药物，制定最适合他们的治疗方案，同时也会尽量减轻化疗带来的副作用，让生活质量更好。

化疗的另一个好处是能够提高患者的长期生存率。在医学治疗评估中有一个名词叫五年生存率，它是评估治疗效果的一个重要标准。如果能早发现并及时治疗，像结直肠癌这样的肿瘤，五年生存率会非常的高。

可能大家都听说过，化疗可能会带来一些副作用，比如恶心、呕吐，甚至可能出现脱发。不过不用太担心，有很多副作用是我们可以通过医疗技术控制和预防的。

随着科技的进步，现在新的化疗药物也在不断出现。那些新的药物可能会有更好的疗效，副作用更小，给癌症患者提供了更多的选择。

我们得明白，虽然化疗有可能让我们的体内再也检测不到癌症，但复发的风险仍旧存在。所以，接受化疗的患者们，定期复查和疾病的长期管理是非常重要的。

化疗虽然可能会有副作用，但不可否认，它的确能在很多情况下，帮助我们治疗癌症，延长生存期，提高生活质量。患者通过积极配合医生，同时自身也有良好的生活习惯，充分理解和正确应对化疗，一定能战胜癌症，迎接新的人生。

7.是不是化疗导致患者病情加重?

化疗，它是通过一种叫作化学药物的东西，来帮助我们攻击并杀死癌细胞的手段。但是因为这些药物不太聪明，不能区分好坏细胞，所以在打击癌细胞的同时，可能也会误伤一些我们身体里的正常细胞，这就可能会带来一些不太好的之后效应——就是我们常说的副作用。虽然这些副作用有时会让人不舒服，但它们并不会导致病情变得更糟。

　　化疗的副作用很多，比如胃肠道反应，包括恶心、呕吐、腹泻和便秘，但千万不用担心，我们可以通过一些药物或治疗来应对这些反应。

　　骨髓抑制是另一个可能出现的副作用。化疗有可能使我们的白细胞、血小板和红细胞减少，这会提高我们感染病菌和出血的风险，让我们觉得自己像是得了贫血。接下来是脱发，化疗有可能会让我们的头发掉光，但您务必记住，这是暂时的，只要我们的疗程结束，头发就会再长出来。在一些特定的化疗药物中，可能会有让我们感觉到"麻麻"的副作用，我们叫它神经毒性。可能手足会麻木，也可能手脚触感会有点奇怪。

　　心脏毒性也是我们需要注意的一个副作用。有些药物可能对我们的心脏构成长期的伤害。

　　化疗还可能影响我们的肝脏和肾脏功能，我们需要定期做检查，确保它们都在正常工作。

　　接下来这个副作用大家可能感触颇深，那就是疲劳。在化疗期间，我们常常会感到疲倦，这可能是药物、手术或是癌症本身对我们身体的影响所致。

　　化疗还可能影响我们的情绪，有的人可能会感到有些抑郁，所以在这期间，我们需要互相支持，有时候甚至需要用一些药物来帮助我们调整情绪。

　　请记住，这些化疗的副作用因人而异，每个人的情况都不一样。大多数副作用一旦化疗结束后都会渐渐消失，医生和医护人员会紧密观察化疗过程中出现的任何异常，以及提供相应的治疗和照料措施来缓解这些症状。在化疗期间，最重要的是要与医生保持密切联系，事先了解可能的副作用和如何应对，不断沟通，共同努力，以争取最大的效果，降低副作用的影响，助您闯过这个艰难的阶段。

8.化疗药物的分类有哪些？

我们的身体是一个巨大的城市，癌细胞就像是这个城市里突然出现的一些不良分子，他们扰乱了这个城市的秩序。化疗，就好比是我们派出的特别行动队，他们的任务是找到这些不良分子并把它们消灭掉。这个特别行动队的成员各有各的擅长，我们可以根据不良分子的类型和藏身之处来决定派出哪些成员。

按照作用机理分类。细胞毒类药物：这类药物通过影响内分泌系统调节肿瘤生长，如他莫昔芬、亮丙瑞林等。抗代谢类药物：此类药物对核酸代谢物与酶结合反应有相互竞争作用，影响与阻断了核酸的合成，如氟尿嘧啶、甲氨蝶呤、阿糖胞苷、巯基嘌呤、替加氟（呋喃氟尿嘧啶）等。抗生素类：有抗肿瘤作用的，如放线菌素D（更生霉素）、丝裂霉素、博莱霉素、阿毒素、平阳霉素、柔红霉素、光辉霉素等。激素类：能改变内环境进而影响肿瘤生长，有的能增强机体对肿瘤侵害的抵抗力。常用的有他莫昔芬（三苯氧胺）、乙烯雌酚、黄体酮、丙酸睾丸酮、甲状腺素、泼尼松及地塞米松等。植物类抗癌药：植物类抗癌药都是植物碱和天然产品，它们可以抑制有丝分裂或酶的作用，从而防止细胞再生必需的蛋白质合成。植物类抗癌药常与其他抗癌药合用于对多种癌瘤的治疗。植物类抗癌药主要有长春碱、长春新碱、三尖杉酯碱、足叶乙甙和威蒙。杂类：另外一些化疗药物具有不同的作用机制，不属于上面几类，其中包括门冬酰胺酶和维甲酸。

按照对细胞增殖周期的影响分类。周期非特异性药物：即对增殖或非增殖细胞都有作用的药物，如氮芥类、环磷酰胺、抗生素类等。周期特异性药物：作用于细胞增殖整个或大部分周期时相者，如氟尿嘧啶等抗代谢类药物。周期时相特异药物：药物选择性作用于某一个时相，如阿糖胞苷、羟基脲抑制S期，长春新碱对M相的抑制作用。

按照化学结构分类。能与 DNA 分子发生烷基化反应的药物：如环磷酰胺、氮芥类等。抗代谢药：如 5-氟脲嘧啶、甲氨蝶呤、阿糖胞苷和环胞苷。抗肿瘤抗生素：如博来霉素、更生霉素、阿霉素等。植物类抗癌药：如长春碱、长春新碱、三尖杉酯碱、足叶乙甙和威猛。杂类：包括临床上常用的达卡巴嗪、顺铂、卡铂、奥沙利铂、奈达铂等药物。

按照作用机制分类。广谱化疗药物：对多种肿瘤有效，如环磷酰胺、顺铂等。窄谱化疗药物：仅对某一特定肿瘤有效，如拓扑替康、依托泊苷等。

以上就是化疗药物的一些主要分类方式，每种分类方式都能够帮助医生更好地理解药物的作用机制，从而选择最合适的治疗方案。同时，患者在使用化疗药物的过程中也需要密切关注可能出现的毒副反应，并及时与医生沟通，调整治疗方案。这些药物看起来很多，但是各个瘤种用到的药物只有几种，医师会根据具体肿瘤以及患者情况作出最优化的选择。

最近非常火的抗体偶联药物（ADC）则是一种特别的神奇的子弹，它们既有识别能力，又能直接把消灭不良分子的武器带到目标身上，进行精准打击。

此外，我们的行动队里还有一些其他类药物，他们各有特长，有的能调教不良分子变好，有的则发明了颠覆性的攻击策略。

在这些行动队员的帮助下，还有一些辅助药物，它们负责在战斗中提供支持，确保正常细胞受到的伤害最小，让行动队员可以更好地完成任务。

不同的化疗药物就像是不同的行动队员，它们有的在细胞的不同生长阶段发挥作用，像是在不良分子"年少轻狂"的时候，或是"壮年"生长的阶段进行打击。

在实际的治疗中，医生会像指挥官一样，根据每个患者的具体情况和肿瘤的类型，精心组织这个特别行动队。他们会选择最合适的成员或成员组合出战，目的就是要尽可能地消灭不良分子，同时保护这个城市里的守法居民——我们的正常细胞。这里头还有很多技术和策略上的考量，比如药物的疗效、可能带来的副作用、患者的承受能力，以及肿瘤自身的性质等。

化疗就像是一场精心策划和执行的反恐行动，目的是保护和恢复这个城市的和平与秩序。

9.化疗的治疗模式有哪些？

化疗就是用药物来攻击和杀死癌细胞的方法。这些药物可以通过口服、注射或静脉注入的方式进入人体，以达到治疗的目的。化疗的方式和用途挺多的，主要可以归纳为以下几种。

先打个预防针的化疗（新辅助化疗）：这种化疗通常是在要做大手术或是放射治疗之前做的。它的目的主要是先把肿瘤缩小，这样手术或放射治疗时就更容易成功，也能减少手术过程中癌细胞扩散的风险。手术后再补一刀的化疗（辅助化疗）：这是在做完手术或放射治疗后，为了杀死可能残留的癌细胞，减少癌症复发的概率。唱首吸引曲的化疗（诱导化疗）：这个是在正式治疗前，用来先让肿瘤缩小一些，让随后的治疗更加有效。巩固成果的化疗（巩固化疗）：治疗初见成效后，为了巩固疗效，会进行更进一步的化疗。长期维稳的化疗（维持化疗）：这是在初步治疗之后，用一些剂量相对较低的药物，长期进行治疗，以延缓疾病的进展。减轻痛苦的化疗：对于晚期癌症患者，主要目的是缓解症状、提高生活质量，而不是治愈疾病。多管齐下的化疗：这种方式是同时或者连续使用不同的化疗药物，目的是想通过不同药物的配合，达到更好的治疗效果。加大火力的化疗：用的是比较高剂量的化疗药，有时候会配合做骨髓移植或是干细胞移植，主要用来治疗一些比较难的癌症。不走寻常路的化疗：这是一种新的思路，比如在某些肺癌治疗中，尝试用免疫治疗加上抗血管生成药物治疗。

10.化疗的过程是怎么样的?

化疗对于癌症的治疗来说,是一个重要的步骤。这个过程可能会让人有些困惑和害怕,所以,我在这里尽量把它说得简单一点,让大家都能理解。

患者评估和准备:准备进行化疗前,医生会详细了解您的健康情况,会问一些关于您的病史,做体检,还可能需要一些血液测试等,以便了解您身体的情况,制定出最适合您的化疗方案。

制定化疗方案:根据您具体的癌症类型和病情的严重程度,医生会有针对性地制定化疗方案。这个方案会明确使用哪种药物、使用多少、多久用一次。安置导管:如果化疗药物需要通过静脉注射,医生可能会在您的手背或臂部的静脉里安置一个小管子,以方便输液。治疗执行:在化疗当日,您需要到医院或诊所接受治疗。医护人员会检查您的身体情况和血液测试结果,确认您是否可以接受化疗。药物输注:按照治疗方案给您的身体输送化疗药物,可能需要几个小时,具体时间要看药物的类型和用量。监测和支持:护士会在整个化疗过程中,关注您的身体反应,给您提供必要的支持和照顾,帮您控制像恶心、呕吐、乏累等不适的症状。完成治疗周期:化疗通常分为多个周期,每个周期就是连续几天的治疗,然后休息一段时间。2～3个周期结束后,医生会看看治疗的效果和您的病情,看后续还需不需要继续。治疗结束和康复:所有的化疗周期完成后,医生会查看整个治疗的效果,然后根据您的情况,决定是否还需进一步的检查或治疗,或者开始康复阶段。

尽管化疗存在一些副作用,但很多都能够通过防止和疗法来控制。医学的发展让化疗药物不断更新,提供更多治疗选择,给癌症患者带来更好的治疗效果。化疗药物主要是通过阻碍肿瘤细胞的DNA或RNA的合成,以抑制它们的增长,虽然对一些正常细胞也有一些影响，但通常这些细胞更容易恢复。化疗的频率和时长不同，会因人而异，要看具体的癌症状况、用什么药物和药物对身体的反应。无论是口服药、打针，还是皮下注射，都会根据具体情况应用。

治疗期间的营养也很重要，要好好吃饭，保持饮食均衡。如果因为副作用造成进食困扰，不要强迫自己，等感觉好点，有食欲了再吃。

整个化疗的过程，需要医生和护士的密切配合。同时，医患之间的沟通也非常重要，这样才能确保治疗的顺利进行，让患者的生活质量得到改善。总体上来说，治疗过程虽然辛苦，但请相信，我们都在努力，希望让您早日康复！

11.化疗的副作用有哪些?

化疗虽然是打败癌症的一个强有力的手段，但它就像一把双刃剑，除了攻击癌细胞，也可能给身体带来一些不太舒服的反应，我们俗称的副作用。

肚子不舒服：有时候吃了化疗药，肚子里会不太好受，想吐或者真的吐，就像是得了胃肠炎一样。这种感觉可能持续一段时间。身体没那么强壮：化疗药让我们的骨髓"偷懒"，血液里面的细胞就越来越少。红细胞少了觉得特别累，因为它们负责运送氧气；白细胞减少了，抵抗感冒之类的小毛病就没那么给力；血小板数目下滑，不小心磕碰了容易出血。掉头发：有些朋友在化疗期间，头发会掉。但别担心，疗程结束后，头发会慢慢长出来。心脏要多注意：治疗中的一些药，可能对心脏有影响。心跳可能不那么规律了，甚至会有心跳无力的问题。呼吸可能受影响：化疗有时候会让肺部功能不如从前。手脚感觉怪怪的：您可能会感到手脚刺刺的，或者觉得有点麻木，不太听使唤。肝脏和肾脏压力增大：化疗药物需要肝脏和肾脏帮助分解和排出，这对它们来说是个挑战。怀孕可能要等等：如果正打算要宝宝，化疗期间可能要多考虑一下。化疗药物可能会影响生育，有时还会导致胎儿畸形。情绪可能起起伏伏：面对癌症和化疗，情绪上的波动也是常有的事，有时候会觉得难过或者害怕。其他小问题：嘴巴里可能会长出小溃疡，食欲可能不如从前，感觉容易累，体重可能会有变化。

我们要记住，每个人的体质不一样，化疗药物和使用的方案也千差万别，所以副作用的情况也各不相同。医生会在化疗前后好好看着这些副作用，会有办法帮您减轻它们带来的困扰。接受化疗前，您得和医生好好聊聊，了解会有哪些副作用，怎么应对，这样才能更好地准备，让自己在治疗过程中更加从容。

12.如何处理化疗副反应？

化疗攻打癌细胞的同时，也可能会给身体带来一些小麻烦，医生们可是有办法帮您应对这些化疗的副作用，我们来聊聊都有哪些实用的对策。肚子不舒坦：化疗有时候让人恶心想吐，但别担心，医生会给您开些止吐药，帮您缓解这些不适。如果遇到拉肚子，就得暂时停下可能会导致腹泻的那些药，同时医生可能会建议您服些止泻药。身体造血能力下降：白细胞和血小板如果跟着减少了，医生会根据实际情况，要么给您加点生长因子，要么调整化疗的药量。头发问题：掉头发只是暂时的，化疗结束后头发还能重新长出来，这点您放心。心脏需关照：有那么几种化疗药可能对心脏不太友好。这时，要多留心心脏的反应，必要时调整药量。保护肾脏：某些药物可能会让肾脏吃力，医生会让您喝更多的水，有时还得借助利尿剂减轻压力。过敏得防着些：偶尔也可能对某些药物过敏，这时候预先用药和一些预防过敏的措施就很有必要了。注意打针技巧：别小看注射技术，不然可能会让您的静脉炎症或者药物渗漏，好在及时处理这些问题并不难。神经系统得护理：有些药物有可能会让您感觉手脚麻木，那就需要停药，或者补充些维生素，还得配合一些滋养神经的药物。口腔要爱护：嘴里如果长了溃疡，那就得好好进行口腔护理和用些治疗药物。皮肤问题：化疗有时会让皮肤出现变色、硬结或瘀血，您得避免让它感染，还要记得保持皮肤湿润。

一旦感觉不适，就要立刻告诉您的医生或者护士，他们能帮您适时调整治疗方法。这个时候，患者和医疗团队要好好配合，按照医生的建议来，这样才能让这段化疗之旅更顺利些。要记得，与其担心副作用，不如多关注和遵循医生的指导，这样身体恢复得会更快些。

13.化疗期间出现食欲不振怎么办?

化疗期间可能会遇到食欲不好的问题，但别担心，其实我们有很多方法可以搪塞一下这个小插曲，让您在打病魔的同时也能保持良好的食欲。照顾好自己的胃口：吃饭时味同嚼蜡？那就试试分多次少量吃饭的方法，更可以适当选择一些高热量、高蛋白的食物，比如牛奶、豆腐、鱼。食物要好消化、少渣滓，生冷、油腻、辣的食物最好能避免。丰富您的餐桌：换换菜式，尝试不同的烹饪方式，让食物在颜色、味道、香味上都变得更诱人，也能帮您挑起食欲。平时喜欢的食物尽量能多吃点，这样胃口可能会更好一点。适当动一动：鼓励您能适当做点有氧运动，比如散步、慢跑，既能帮您增加食欲，也有可能减少恶心呕吐的症状。给自己一些安慰：有充足的睡眠、保持愉快的心态，正确认识疾病，拿出信心来面对，这样也有助于提升食欲。此外，音乐疗法和肌肉放松这些都能帮您舒缓化疗期间的不舒服感觉。需要医生的帮忙：如果食欲压得低低的，恶心、呕吐也非常严重，医生可能会给您开些抑酸药物，比如奥美拉唑。有时候，为了见效快点，医生也可能会开给您促进食欲的药。中医也来帮忙：中医手段也可以并用，比如针灸，还有些调养肠胃的中药，能帮您改善食欲问题。注意营养：化疗的期间切记要保持营养的摄入，保持体重和体力，记得吃的食物一定要易消化、清淡又要高蛋白。试试药膳：或许您可以试试一些开胃又健脾的药膳，比如山楂肉丁、黄芪山药羹等，可能会有助于提高您的食欲。避开不舒服的刺激：化疗期间别让那些可能让您恶心的异味接触您，室内空气保持新鲜，同时避开那些可能会让您的胃黏膜不舒服的食物。请教营养师：化疗期间，如果能有专业营养师的建议，那就会更有保障，他们会根据您的个人情况帮您制定出适合您的饮食计划，保障您的营养均衡。

总体来说，我们还是能通过很多途径来调理化疗期间的食欲问题，以此改善您的营养状况和生活质量。重要的是，您需要和医生护士保持紧密的沟通和合作，这能帮您根据实际情况，调整饮食和生活习惯，从而达到最好的治疗效果。

14.化疗期间如何饮食？

在化疗期间，饮食调整对于您的身体状况影响颇大。其实，有许多好的饮食习惯可以帮助您调整身体，让您更好地应对化疗。下面就是一些好的建议：多吃一些高蛋白、高热量的食物，比如瘦肉、蛋、鱼、牛奶、豆腐等等。新鲜菜果是您的好朋友，尽可能吃一些新鲜的蔬菜和水果，例如菜花、白菜、胡萝卜、洋葱、苦菜、芹菜、苦瓜、大蒜、番茄这些蔬菜，不一定不好吃，尝试一下您就知道了。另外，桂圆、柑橘、大枣、无花果这些水果也是很好的。粗粮和海产品也是不错的选择：您可以试试吃玉米、全麦面粉、荞麦片、燕麦片、小米这些粗粮，以及海参、鲨鱼肉、沙丁鱼、鱼油、鲍鱼这些海产品，也许会给您带来意外的惊喜。避免一些可能让您不舒服的食物：有些重口味的食物可能让您的胃口更差，比如生葱、大蒜等等，最好能避开。清淡并且容易消化的食物：化疗期间会出现罕见的恶心呕吐，此时您可以多吃一些粥、面条、米粉这类半流质的食物。保持食物的清洁：化疗期间，因为您的免疫系统可能会受到影响，更要注意食物的清洁卫生，避免吃到不干净的食物。少食多餐：如果您觉得胃口不好，那么就尝试一下每天吃5～6顿，每餐少吃一些，食物则选择高热量和高蛋白质的。喝点流质食物：如果您觉得有些食物难以咽下去，那么您可以尝试喝一喝鲜榨果汁、牛奶或者是做成汤的食物，这样的液体食物也能提供您身体所需要的能量。化疗前制定一下饮食：进行化疗前一天，您可以尝试吃一些低脂肪、富含维生素和矿物质的食物，比如稀饭、面条、鱼、鸡肉、鸡蛋、蔬菜等。化疗期间注意饮食调整：化疗期间，您主要应该多喝水，食物尽量选择半流质的，清淡、易消化的。化疗结束后调整饮食：化疗结束后，您需要把握机会加强营养，吃一些高蛋白、高热量、富含维生素的食物，帮助您的身体恢复元气。您需要避免的食物：酸渍、霉变、烧烤、烟熏食品以及含色素、香精的食物，不饮酒，尤其禁饮烈性酒，不吃油腻和生冷食物，限制腌制食物和食盐的摄入量。

在化疗期间，您的饮食习惯需要根据自己的具体情况进行调整。当然，如果有医生或者营养师的建议，就更好了。他们会帮您保持营养平衡，减少化疗带来的不适。在这个过程中，您最需要的就是好好照顾自己，让自己的身体能在化疗之后更好地恢复过来。

15.化疗期间能吃肉吗？

化疗期间，饮食问题是个大话题。您肯定会想："化疗期间我能吃肉吗？"答案是可以的，但是怎么吃就变得尤为重要了。肉类搭配合适，不仅能帮您抵抗化疗的副作用，还能加速您的康复。但是需要注意，尽量不要吃虾蟹等发物，否则可能会刺激肿瘤生长。

下面就一起来聊聊化疗期间吃肉的那些事。挑一些高蛋白的食物：化疗期间，适量吃点高蛋白的食物对您来说可是大有好处，比如牛肉、鱼、瘦肉、鸡肉、奶制品、红枣等，这些食物能帮您抵御因化疗造成的白细胞减少、免疫力下降的情况。油腻、高脂肪的食物就先别碰了：化疗期间，油腻和高脂肪的食物可能让您的胃肠感觉更不适，尽量避免为好。新鲜蔬果，您的好伴侣：新鲜蔬菜、水果中的维生素和纤维素有助于您抗便秘、提升免疫力，对康复大有益处。但如果生吃对您肠胃不好，记得稍作加热处理。吃饭不用急，慢慢来：化疗期间可能食欲不振，恶心呕吐的情况比较常见，此时少食多餐，吃些软质、清淡、容易消化的食物会更舒服一些。特定药物的饮食忌口：有的化疗药物对身体的影响较特别，这时候您需要避开某些食物，以免加重副作用。化疗前的营养储备：化疗前多存点营养是极好的。多吃些滋阴补阳、健脾养肾的食物，比如大枣、山药、芝麻、乌鸡、猪肝之类，这都能帮您强身健体。均衡摄取，全面补充营养：化疗对您来说是个硬仗，除了增加蛋白质和硒元素的摄入，平衡饮食，全方位补充各种营养也很重要。饮食得随机应变：化疗过程中可能会出现各种身体反应，您的饮食计划也得随之调整来应对。

这些饮食建议的背后，其实是想告诉您一个道理：化疗期间的饮食需要根据您自己的身体状况来调整，切记在医生或营养师的指导下进行。俗话说得好，病从口入，但是我们今天要说的是，康复也能从口入！正确的饮食习惯，不仅能助您减轻化疗带来的不适，更能加速您的恢复进程。

16.化疗期间中医如何调理？

化疗可不是个轻松的过程，可我们中医有独门秘籍，能让这个过程舒坦一些。我们的老祖宗留下的智慧呢，是根据您自己的情况来给予治疗，辨证论治，不是人人一个药方那种。

中医化疗好搭档：中医和化疗可是好朋友，搭配使用能减轻化疗的副作用，还可以增加疗效，比如有的中药能让白细胞增加，骨髓增生活跃，有的中药可以减轻食欲不振的消化道反应。中医会根据您的情况，给您配上对症的中药，比如要是胃口不好，就调调脾胃；要是觉得没劲乏力（癌因性疲乏），就补补气血；要是觉得身体冷，就暖暖阳气。吃得要讲究：我们中医讲究饮食，特别是化疗期间，更得注意。建议您多吃高蛋白、富含纤维的食物，少吃糖。保持好心态：中医还说了，情绪这东西，影响可大了。您得保持心情舒畅，别让自己焦虑或压力太大。针灸推拿，放松身心：化疗时身体不舒服的情况多，多用用针灸和推拿，可以缓解恶心、呕吐、疼痛啊这些副作用。改改生活习惯：中医提倡患者适量动动，化疗期间根据自己体力和身体状态合理运动，可以慢跑、散步，或者练练八段锦和气功之类的。保证充足的睡眠，这样身体才能更好地恢复，才有能量去战胜肿瘤。细心为上：化疗期间吃中药得小心，有时候会和化疗药物有冲突。中医会根据疾病的不同阶段给予不同的中医治疗策略。例如手术患者需要注重手术后身体功能恢复和预防复发；化疗期间以扶正为主，同时减轻化疗毒副反应；放疗期间注意减轻放疗毒副反应。

整体而言，中医看病，得看您自己的情况，也就是因人而异，同病异治，也可能异病同治，辨证施治，达到最好的效果。除此以外，可以配合针灸按摩理疗等，健脾和胃，健脾补肾，配合中药，减轻化疗副反应。

最后，化疗期间想用中医调理身体，一定要找专门的中医大夫指导，最好是又懂中医又懂西医的医生。别忘了，每个人情况都不同，西医治疗方案层出不穷，每个新药特点不同，所以治疗方案最好在了解新药的毒副反应基础上辨证给药、量身定做，这样才能达到最好的效果。希望这些小建议能让您在化疗的道路上走得顺些，早日恢复健康！

（七）靶向药物

1.什么是靶向药物治疗？

我们今天就说说靶向药物，这可是打癌症的一个利器。得癌症的朋友们，都知道化疗呢，虽然能杀癌细胞，但是对身体其他地方也伤害挺大。而靶向药物能更精准地去攻打我们的癌细胞，对身体伤害小一些。

靶向药物就跟我们打靶似的，它找准了癌细胞的"靶心"，只对那个地方开火。癌细胞和正常细胞千差万别，在基因层面上，它们有特殊的地方，这也是靶向药物锁定的依据。比如说，它看准了癌细胞上的一个变异基因，就像钥匙配锁似的，扣住它，这样能停止它的胡闹，要么就让它自己了断。

靶向药物可以分为大分子和小分子两类。一类是用抗体去找癌细胞的麻烦，把它们干掉；另一类就是用小分子药物去细胞里面搅和，不让癌细胞干活，效果也是杀癌。

但这靶向药物也不是神药，它也有局限。有时候，癌细胞就跟小偷似的，懂得变来变去，学灵活了，能躲过药物的攻击。有些地方，如 Ras 基因，就是我们难缠的敌人，现在我们刚刚找到部分直接对付它的药。

用靶向药物，得根据自家的病情来，一切都得听医生的。服药期间食物的选择都得留心，别让食物跟药物起冲突了，比如说西柚就不能乱吃。

虽然说靶向药物比化疗好受点，不过它也有副作用，比如肚子不舒服、肝不好、血压高、累、口腔溃疡、甲沟炎、掉头发、皮肤出问题等等。有时候，副作用表现得越明显，说明治疗效果越好。

得确保肿瘤上有靶向药物要找的"靶心"，才能用这药。有的时候这药还可以跟其他的化疗药或靶向药搭配，效果就更好。

靶向药物在治疗癌症上是有希望的，但还是得看个人情况。在医生指导下使用，是最安全的做法。

2.靶向药物治疗相比传统化疗有哪些优势？

不像传统的化疗，靶向药物既给力又相对温柔，下面我们逐条看看它的好处。

精准打击。就像老百姓家的电视遥控器一样，只对特定的电视起作用，靶向药物能认准癌细胞的那些"开关"（就是它们的基因突变或者是蛋白过多的地方），直接对它们开炮，尽量不伤普通细胞。

副作用小。相比较于传统化疗让人头痛的副作用，靶向药物因为只"锁定"了癌细胞，对正常细胞的损害少多了，这意味着患者日常能过得更舒坦一些。

方便吃药。以前化疗得在医院输液，靶向药物大多是口服的，方便得多，患者在家里就能按时吃药。

效果好。由于精准打击，很多时候靶向药物的效果比化疗显著，有的癌症患者能明显感觉到病情好转。

个性化治疗、靶向治疗还能根据患者的基因检测，搭配适合他们的个性化治疗方案，这就像是给每个患者量身定做一套衣服。跟化疗相比，用靶向药物治疗，癌细胞耐药的情况可能会晚点出现，尽管耐药是避免不了的。

记得搭档。靶向药与化疗药搭档，能提升战斗力，有时候一加一大于二呢。

明确适用人群。靶向药物不是谁都能用的，它需要根据检测结果来确定患者是否适合，这样就更有的放矢。

长期作战。患者可以像对待慢性病一样，长期服用靶向药物，控制疾病。

副作用好治疗。虽然靶向药物副作用小，但也可能会有一些，比如皮肤疹、拉肚子、口腔溃疡这些，好在医生有办法能提前防范或治疗这些状况。

看看靶向药物这么多优点，它在治疗癌症上的确是重要进展，但是靶向治疗不是万能的，也有它的限制，比如不是每个癌症患者都适合用它，而且时间长了，癌细胞也可能会对它产生抗性。所以，重要的是在医生的指导下，结合患者自己的实际情况来使用。

总之，靶向药物就像是针对癌细胞的智能炸弹，它在让患者减少痛苦的同时，还保持了治疗的效果。但是，我们还是要记得，治疗方案得听医生的，毕竟专业的人做专业的事是有道理的。

3.靶向药物适用于哪些癌症患者?

我们今天说说靶向药，这是一种像是有"跟踪导弹"技能的药物，主要任务是找到并锁定那些搞鬼的癌细胞。不过，这种药不是随便就能用的，得看您身体里的癌细胞是否有那个"特殊标记"，也就是人们说的特定基因突变或者蛋白过多。现在我们就来说说，哪些癌症和哪些人可能会被这个特工药物盯上。

非小细胞肺癌：在我们国家，大概每三个非小细胞肺癌患者就有一个是因为 EGFR 基因出了错。意味着只有遇到这种基因突变的患者才能用上这个药物。乳腺癌：大约五分之一的乳腺癌患者因为 HER2 基因"超负荷"运行，这时候就轮到药物曲妥珠单抗出场了。结直肠癌：如果结直肠癌患者的 K-ras 基因没出错，西妥昔单抗这药可能帮上大忙。慢性粒细胞白血病：幸好大多数患者有 BCR-ABL 融合基因，药物格列卫对付这个很在行。胃癌和肝细胞癌：有些靶向药物，比如贝伐珠单抗、雷莫芦单抗、仑伐替尼，通过抗血管治疗"饿死"肿瘤。所以，想用靶向药物，先得做个基因检测，看看您是否有幸被选中。不过，人们得记住，并不是所有的癌症都能用靶向药物，也并非所有人都适合。另外一点是耐药性，癌症细胞有时候会"变聪明"，靶向药物的疗效可能就不太明显了。到时候，医生就得调整战略，换种方法。副反应问题：尽管靶向药物的副作用相对来说小一些，但仍不能掉以轻心，可能会引起皮疹、腹泻或心脏问题。所以，使用这种药必须严格遵照医嘱，定期检查，看看身体对药物的反应如何。

总之，如果您或您的亲友是某些特定的癌瘤患者，靶向药物可能是个不错的选择。但切记，所有的治疗决策都得在医生的指导下进行，毕竟，对付癌症，我们需要的是团队合作，不是单打独斗。

（八）免疫治疗

1.免疫治疗是如何帮助患者抵抗癌症的？

我们体内有个抗病的超级勇士，那就是免疫系统。现在科学家们发明了一个新招，叫作免疫治疗，意思就是让我们身体的这群勇士去找出癌细胞，给它们好好"修理"一番。

免疫治疗。自从发现肿瘤以后，科学家研究了100多年，直到最近才出现了非常火的免疫检查点抑制剂。科学家和医生这才恍然大悟，主要不是因为肿瘤患者的自身免疫功能低下，而是因为肿瘤特别会伪装自己，把自己伪装成了正常细胞，免疫细胞尤其是T细胞找不到它，从而导致治疗失败。随着免疫检查点的发现，免疫治疗的作用越来越大。接受免疫治疗之前，还得评估一番，看看肿瘤的性质、我们的免疫系统状况，对副作用的风险也得有所了解。

2.免疫治疗的常见类型有哪些？

免疫治疗，把这个名词翻译成老百姓的话，就是"让我们身体里的兵兵将将们来个内部搞定战"，搞定的目标就是那些捣乱的癌细胞。现在，我们就一起数一数我们抗癌大军有哪些厉害的战士吧！

免疫检查点抑制剂：免疫细胞能重新振作起来，发现并给癌细胞致命一击。PD-1/PD-L1这个听上去很专业的名字，其实就是这个战术的厉害关键。肿瘤疫苗：我们小时候打的那种预防针，您肯定记得。这肿瘤疫苗也是这么个意思，它有防守和进攻两种。防守的就是预防性疫苗。进攻的则是治疗性疫苗，得了癌症后用的。细胞免疫治疗：这个花招就是对我们体内的勇士进行"特种兵训练"，培养出更多、更勇猛的战士，然后派它们回体内上战场战斗。CAR-T细胞疗法：这可是免疫治疗里的黑科技，相当于给我们的T细胞战士安了个导航系统，让它们能准确找到敌人，一击必杀。工程化T

细胞受体（TCR）治疗：它就是给 T 细胞换个"眼睛"，让它们能看见平常看不见的敌军标志，这样一来，癌细胞藏在哪儿都逃不了。肿瘤浸润淋巴细胞（TIL）治疗：有点像是从肿瘤组织里找卧底。发现身怀绝技的淋巴细胞后，给它们加加油，让它们返回战场大显神威。单克隆抗体：这是实验室里能"量身打造"的兵器。瞄准癌细胞的特别部位，哪怕是癌细胞上的一个小蛋白，也能被这武器精准识别。非特异性免疫治疗：俗话说，多个朋友多条路。这个方法就是走群众路线，催化我们体内的细胞集体出击癌细胞。综合免疫治疗策略：上面那些厉害的招数，现在还能混合起来用，想想都觉得那些癌细胞得多恐慌啊！

说了这么多，肯定有小伙伴好奇："治好的概率大不大啊？"免疫治疗确实是个大发现，不少癌症患者都因为它重获新生。由于有了免疫治疗，肿瘤界第一次提出了治愈晚期肺癌的可能性。不过，这个世界上没有百分之百的事，免疫治疗也不例外。它的适用范围、什么人适合、用了会有什么副作用，还得因人而异。科学家们也还在努力研究，我们期待将来它能更强大、更聪明、更懂您！

所以，朋友们，记得不管有多神奇的治疗方法出现，一定要跟我们的专业医生好好商量，别私自决定，治疗安全第一！

3.免疫治疗的成功率和风险是什么？

我们今天来好好聊聊一个新出炉的打败癌症的好帮手——免疫治疗。这个方法有的时候能奏效，有的时候也会带来风险，我们得搞清楚，这样才能知道怎么跟癌症好好斗一斗。

让我们先说说成功率，这个治疗方法到底有多厉害：

免疫治疗不是对所有晚期肿瘤都那么给力，有的时候只有10%～30%的可能性成功。不过别着急，有些肿瘤碰到免疫治疗简直就是克星，比如说微卫星不稳定性的恶性肿瘤，成功率可以高达40%或者更多，我们得拍手叫好。

对于常见的肺癌、胃癌、肝癌等，应用免疫检查点抑制剂取得了很好的疗效，甚至部分可以治愈。

对那种特别棘手的三阴性乳腺癌（TNBC）上，有一个试验，叫 KEYNOTE 522，说用帕博利珠单抗（一种特殊的免疫治疗药物）再加上化疗，治好的概率就会大大提高，让癌细胞没地方躲。

接着我们来说说风险，这个治疗方法不是万无一失的：

免疫治疗虽好，但也不是没危险的。比如副作用致命的概率，在 0.3%～1.3%中间徘徊着，每 300～1000 个人里面可能就有一个不太幸运的兄弟会因为副作用走极端。

免疫治疗可能会让您闹腾出各种问题，比如肝炎、肺炎、心肌炎，还有肠炎等等，得提前盯紧，一旦发现不对劲，要马上处理。特别是治疗初期的两三个月内，这时最危险，副作用容易致命。

值得一提的是，免疫治疗带来的副作用可能不像化疗那么快显现，但是一旦出现，可能就会特别严重，这让医生和患者时刻提心吊胆。

免疫治疗为什么能治癌，但又可能有风险呢？其实它的工作方式就是激活或增强我们自己的免疫系统，让它去攻击癌细胞。可是，在攻击癌细胞的同时，免疫系统有时候会误伤误打，把好细胞也给打了，副作用就这样出现了。而且，用了免疫治疗，效果方面每个人表现的还不一样，有的人治好了，有的人可能就不那么顺利。

所以选择免疫治疗之前，医生要好好评估，看看这个患者适不适合。治疗的过程中也得紧密跟踪，随时留意患者的反应和副作用。这么一来，能保证治疗安全有效。

老话说得好，知己知彼百战不殆。了解了免疫治疗的好处与风险，我们就能更自信地跟癌症较量，但切记，千万别私自决定，一定要找靠谱的医生坐镇，以免贻误治疗！

（九）内分泌治疗

1.内分泌治疗是如何对抗癌症的？

我们今天来聊一种专打激素受体阳性癌症的法宝——内分泌治疗。这个大名鼎鼎的法宝在乳腺癌和前列腺癌的战斗中立下赫赫战功。

怎么打败癌症呢？内分泌治疗就像一个专业的摧毁者，抑制肿瘤的生长，具体过程就是它降低体内激素水平，或把激素拦下来，防止和受体结合。药物种类：内分泌治疗的方法主要是减少激素产生或者阻断激素与受体的结合。治疗乳腺癌：乳腺癌如果是激素受体阳性的（我们简称其为 HR+），那就轮到内分泌治疗上场了。治疗方法多种多样，比如选择性雌激素受体调节剂（SERMs）、芳香酶抑制剂（AIs）、促性腺激素释放激素类似物（GnRHa）等等。治疗阶段：内分泌治疗包括了乳腺癌治疗全程，包括初期的新辅助治疗，到后期的辅助与复发挽救，它都能上阵。个性化治疗：内分泌治疗就好比一件定制的衣服，得根据患者的个体情况（比如是否绝经、激素受体表达水平如何、以前的治疗反应怎样）来做调整。新辅助内分泌治疗：如果患者需要术前新辅助治疗，但又不太适合化疗，没关系，我们可以使用内分泌治疗，比如那种第三代芳香化酶抑制剂类的药。治疗抵抗：就像有些人对某些药物过敏，有些患者也可能对内分泌治疗产生抵抗，那这种情况就得考虑用其他的药物了，如 mTOR 抑制剂依维莫司或 CDK4/6 抑制剂。副作用管理：内分泌治疗可能会引起一些不适，比如脸红、潮热、关节痛、骨折风险增加等等，这时候就需要在医生的指导下进行处理。长期治疗：内分泌治疗可能需要经常进行，以持续抑制那些依赖激素的肿瘤继续长大。检测和评估：在进行内分泌治疗的时候，医生会坚守阵地，定期检查患者的肿瘤标志物水平和激素水平，看看治疗效果怎么样。

内分泌治疗对于那些激素受体阳性的癌症患者来说，就像一剂灵丹妙药，温和有效。当然，要看是否适用，就得需要精确的医学评估和长期的管理。好消息是，随着科研进步，我们现在能提供更多的种类，给患者提供更多的治疗选择。

2.哪些癌症可以通过内分泌治疗？

我们聊一聊这样一个专门对待激素依赖性肿瘤的方法——内分泌治疗。这个方法就像一个专业的狙击手，主要打击的目标是那些激素受体阳性的癌症，具体包括乳腺癌、前列腺癌、甲状腺癌和子宫内膜癌。

乳腺癌，这是女性们的一大杀手，有半数以上的乳腺癌是激素受体阳性的。对于这部分患者，内分泌治疗就像一顶保护伞，能帮助她们减少再次生病的风险。从初期的新辅助治疗，到后期的如手术后的辅助及复发挽救，内分泌治疗都能派上用场。

前列腺癌，这是男生的一大难题，它的生长就跟雄激素水平息息相关。内分泌治疗就像个专业的教练，降低雄激素水平，或者阻挡激素与受体的结合，从而达到限制前列腺癌细胞生长的目的。

而对于甲状腺癌，医生会使用一种妙招，那就是施用适量的甲状腺激素，这样就能抑制促甲状腺激素水平，进而对甲状腺癌细胞产生抑制作用。

还有子宫内膜癌，这种癌症的生长也可能受到体内雌激素和孕激素水平的影响，也被认为是激素依赖性肿瘤。

要注意的是，内分泌治疗并不适合所有的肿瘤类型。在此之前，医生会先检查一下肿瘤的激素受体状况，然后再对不同的患者进行相应的内分泌治疗。还有，病人的具体情况，比如是否绝经、激素受体表达水平如何、之前的治疗反应如何，这些都是医生们要考虑的因素，以此对病人的治疗做个性化调整。

现在有很多种内分泌治疗的药物，像那些减少激素产生的药，或者那些阻断激素与受体结合的药。这些药大部分都是口服的，吃起来非常方便。

内分泌治疗就像一个特工，专门针对特定类型的癌症进行打击，通过调理我们体内的激素水平，从而抑制肿瘤细胞的生长。当然，治疗方法必须根据患者的激素受体状况，以及医生的专业建议来进行。

3.内分泌治疗的长期效果如何？

内分泌治疗，就像一个灵活多变的战术策略，其长期效果因患者的不同状况而有所不同。但有一点可以肯定，对于那些激素受体阳性的乳腺癌患者，这个策略无疑是他们减少发病风险，甚至延长生命的一把瑞士军刀。对于绝经后的患者，他们的首选武器通常是芳香化酶抑制剂，也就是我们常说的 AI；至于绝经前的患者，他们可能会选择结合使用卵巢功能抑制和 AI 的套餐方案。长期的内分泌治疗必须考虑到药物的耐受性和副作用管理，比如维护好骨密度，防止骨折。

虽然内分泌治疗的效果明显，像一把锐利的刀剑，但也会遇到扛不住的敌人。这时候，医生和研究者们就会转变策略，探寻新的武器和战术，比如依维莫司这种 mTOR 抑制剂，还有 CDK4/6 抑制剂等。

内分泌治疗就像一场持久战，战斗的长期效果也受患者对治疗的耐受度影响。特别是老年患者，因为毒性反应可能给他们带来更大的影响。此外，治疗持续的时间长短，就像决定一场战斗胜败的关键，有研究表明，对于某些患者群体，拉长治疗的时间，可能会带来更多的实际效果。

当然，我们在进行这场战斗时，不能只看一个局部，长期效果的评估要全方位，包括患者的整体健康状况、生活质量、疾病复发风险，以及治疗带来的副作用，都应考虑进来。所以，这场战斗一定要在医生的指导下进行，这样才能确保治疗方案的安全性和有效性。

（十）中医治疗

1.中医治疗癌症的原理是什么？

在我们的老百姓心里，中医治疗就像是世代相传的家珍秘方，不仅神奇而且贴近生活。说到中医怎么对付癌症这个顽敌，原理其实和我们日常生活中保健的理念差不多——就是要调整好我们身体的内部环境，让自身的免疫力壮起来，不给癌症那厮可乘之机。

中医看病，讲究的是"整体观"，就是不能只盯着那个肿瘤不放，还要顾及整个人，整个身体的气血、内脏功能等等，都要调理得和谐平衡。得病了就是说明这个平衡被打破了，所以中医的治病，就是要从根本上把这个平衡调整好。

中医解释癌症可有它的道理——它认为肿瘤像是道路上的交通拥堵物，可能是因为气滞血瘀、湿热等问题长时间积累，最后形成痰瘀癌毒。举个例子，脖子和喉咙长肿块，可能是因为心事太多，情绪郁闷；妇女的乳房、子宫、卵巢出问题，可能和肝气不舒畅有关；肚子里的毛病，往往和饮食不合理导致的湿气或者寒气有关。

治疗癌症，中医重视的是"扶正祛邪"。所谓"扶正"，就是要补血生气、调脾胃、培肾精，就是要强身健体；"祛邪"，就是要清理身体的垃圾毒素，就跟家里大扫除似的。中医还提到，调整阴阳，把身体的正气保养好，是治疗的重要环节。

中医治癌，还有它的特别之处，能帮病人缩小肿瘤体积，还可以提升我们的免疫力，减少现代治疗方法带来的那些副作用。特别是到了病情晚期，中医说的是"善后"，帮忙缓解疼痛，减轻患者的身体负担。

别小看心情，中医治癌还注意到心理健康。中医讲究"恬淡虚无"，思想淡泊，心态平和，不仅能预防死病，也有助于治疗病痛。

现在随着科研的进步，中医用上了现代的分子生物学、基因组学等手段，更科学更精准地研究治疗癌症的方法。这就像老祖宗的智慧与现代科技的完美结合，发挥出了 1+1 大于 2 的效力。

中医对抗癌症有它的独到之处，那就是让人体自己调整恢复平衡，根据不同问题选择不同的对策，同时还强调精神状态对治病的极大影响。这门古老的医学，也在紧跟时代的步伐，不断地使用现代科技为我们的健康保驾护航。

2.中医如何通过辨证施治来治疗癌症？

说到中医治疗癌症，可能很多人第一反应是：这东西靠谱吗？今天我们就跟大家好好聊聊中医是如何对抗癌症这个现代社会的头号难题的。

中医治癌，有个很重要的原则叫作"辨证施治"。说白了，就是你我他，每个人的体质不一样，患上癌症的情况也不尽相同。中医就是要根据每个人具体的情况来定制方案。就像我们穿衣服，得合身才好看。中医治病也是，得个性化才能更有效。具体过程是通过望、闻、问、切四诊收集资料，然后对这些资料进行分析，辨清疾病的病因、病位、病性、病情及病机，辨出病症以及病名和证名，从而完成了辨证过程。辨证之后，根据辨证确立治疗的方针和原则，选择治疗的方法，包括中药、针灸、按摩、食疗等多种方法，或者单纯选用药物方剂加减来治疗疾病。

中医治疗癌症，最大的特点就是从整体上打交道。中医觉得，肿瘤不是凭空出现的，身体里可能已经乱七八糟了，肿瘤只是冰山一角。所以，治疗的时候，不是单单冲着肿瘤去，而是要全方位调整，让整个人的身体状态都好起来。

再来看看中医的"扶正祛邪"原则。简单说，就是一方面要补足体内的"气血"，让身体强壮起来，不给癌症可乘之机；另一方面，也要用中药去清理、消除体内的"毒素"，轻装上阵。就像玩游戏，得有足够的血量，同时也要去打怪。

中医还特别看重人的心理状态。心情好，身体自然也就跟着轻松。所以，在治疗癌症的过程中，中医会强调让患者保持乐观积极的态度，这也是帮助战胜疾病的一个重要方面。

如今，中医和西医结合治疗癌症的例子越来越多。西医在诊断和精准治疗方面有明显的优势，而中医则擅长从整体上调理人的身体，两者结合，可以说是双管齐下，让治疗效果更佳。

中医治疗癌症的其中一个显著特点，就是能让患者有质量的"带瘤生存"。这听起来可能有点悲观，但实际上是一种非常人性化的治疗理念，意在让患者在控制病情的同时，保持生活质量，这对于晚期癌症患者尤为重要。

近年来，随着科技进步，中医也不是停留在以前那种只靠传统经验的阶段。现在很多中医学者都在用分子生物学、基因组学这些现代科学方法去研究中医药治疗癌症的新机理，让中医更加科学、系统。

总之，中医治疗癌症，不仅仅是看病，更是一个全方位的调养过程，涉及生活习惯、心理状态等多个方面。同时，中医治疗也在不断地进步、与时俱进，和现代医学结合起来，共同为患者服务。这一路走来，虽然不是铺满鲜花的道路，但中医以其独到的理念，让许多癌症患者看到了希望，感受到了温暖。

3.中医治疗癌症有哪些常用药物和方剂？

先说扶正培本。中医里面有些药，比如灵芝、冬虫夏草、黄芪，就相当于给人体加点高级营养，提振精神，特别是对放化疗很有助益，让人感觉舒服多了。理气疏导类药物：诸如柴胡、茯苓，就是帮助我们的气血流动得更顺畅，像是交通警察，让车辆（气血）不堵。活血化瘀类药物：活血化瘀听起来有点狠，其实，这些药物就是帮助改善血液循环，把血管堵塞的问题解决掉，就跟管道疏通剂一样。化痰祛湿类药物：湿气和痰这东西在中医里可是大忌，这些药物就是帮助把它们给清理出去，就像是家里用的除湿机那样。清热解毒类药物：这一类药物就跟消炎药似的，有助于控制肿瘤周围的炎症，减轻症状，帮助患者慢慢好起来。软坚散结类药物：这个名字听起来挺猛的，其实就是针对那些身体里硬邦邦的肿块，帮助它们软化，让身体觉得轻松点。以毒攻毒类药物：这些药物里面的成分可有点狠，但能跟癌细胞打对台，给它来个出其不意。代表性药物：有些中药成分，像亚砷酸注射液这些，用处挺大，能给癌细胞来个正面刚。消癥破积法：是一些特殊虫子药，听起来让人毛骨悚然，不过对付某些肿瘤真是有效。经典方剂：就是中医里面的老配方了，这些年来一直在用，效果也不错。但还是要记得这些药物治疗需在医生指导下使用，别私自乱来。中医治肿瘤，目的就是让患者活得舒心，疼痛减少，活得久些。中西医搭配，才是王道。中医里面讲究的是平衡，调和，不是只打怪兽，还得让人整体过得去，得治身体，也得养心。

别小看这些草药，把它们搭配得当，就能成为我们对付癌症的得力助手。毕竟病来如山倒，病去如抽丝，我们得慢慢来，讲究方法。

4.中医如何看待癌症患者的饮食调理？

说到吃，我们老百姓自古就讲究个"药食同源"。中医治癌，除了那些草药煎汤，饮食调理这块也很讲究。下面我们简单说说，中医是怎么给癌症病友们支招调理饮食的。

先把肠胃搞强健。中医里讲脾胃是我们人体供应营养的工厂（脾胃后天之本），一旦出了问题，全身上下都得跟着遭罪。癌症治疗时不免要影响到这个"工厂"，所以中医就会想方设法保护它，

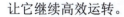

让它继续高效运转。

吃什么，看病来。中医给病人调饮食，可不是随随便便，需要看病情和个人情况。一人一方，讲究均衡营养，远离那些可能添乱的食物。

根据病情选菜谱。得的什么病，吃什么菜。比如说，火大、身体干燥的人，就得多吃点凉性滋养的食品；体内寒气重的，就得配点热气食品。

聪明吃，别吃那些"闹腾食物"。有些食物容易跟药物起冲突，或者让病情加重，中医叫它们"发物"。但也不能为了避免发物，什么都不吃，我们还得搭配得当，不能让身体吃亏。按照中医观点，尽量避免食用虾蟹这些易过敏的"发物"。

顺着季节来。我们中国人讲究天人合一，中医也提倡随着春夏秋冬的转换调整饮食。春夏清淡点，秋冬可以补充点能量。

补充正气最根本。所谓"扶正"，就是增加我们的抵抗力，好让身体更有力气跟病魔拼搏。

量身定做饮食方案。我们每个人情况各异，中医在给病人制定食谱时，得考虑到年龄、性别、生活方式以及病情变化。

看病看全身。饮食调理不仅仅看癌症，中医还得考虑到我们身上还有没有别的慢性病，比如糖尿病得少吃糖。

听专家的。饮食这事，特别是对于癌症病友来说，得咨询下懂行的中医大夫，毕竟我们要的是科学合理，安全第一。

总结一下，中医在饮食方面给癌症病友们出的点子，其实就是要让大家吃得开心、吃得健康，辅助治疗，提高生活水平。记得一定得在医生建议下来搭配饮食，不能自己乱来

5.癌症患者的饮食调理禁忌

从中医角度说，忌口是依据癌症的症候特点和病人的体质而有所不同的，例如热性的和阴虚的体质，不宜吃煎炸、辛辣、燥热、

刺激的食物，如大蒜、辣椒等。寒性阳虚的体质不宜食生冷寒凉的食物，如绿豆、蜜瓜、马蹄等。同样，癌症病人还需要忌食发物，尤其是虾蟹等易过敏食物。

诱发疾病恶化的食物，比如肥甘厚腻、不洁、霉腐、烟熏的食品及烟酒等，还有某些湿热的水果，例如榴梿、杧果等。针对性的忌口可以减轻病情，但切忌过分，以免造成营养不良。癌症患者常常陷入误区，听说某种东西抗癌就长期大量的吃，这是错误的做法。

不能听信吃某某抗肿瘤的说法，癌症患者更应该注意保持饮食的均衡，毕竟每种食物的营养构成不同，摄入食品的品种越广泛，营养就越丰富。

还有的癌症患者忌口过分厉害，什么都不敢吃，导致身体抵抗力下降，反而没有精力体力抗击病魔。就食物的种类而言，健康人能吃的肿瘤病人都能吃。

6.癌症患者治疗期间的饮食调理

（1）术后的饮食调理

术后应以收口生肌，气血双补，增进食欲为原则。食物可选用鸡蛋、牛奶、鲜瘦肉、鲜水果蔬菜（如胡萝卜、西红柿、菠菜、洋葱等），可饮用北芪瘦肉汤、西洋参瘦肉汤、当归生姜羊肉汤等。头部手术后宜补肾养脑，安神健智，食物可选用牛奶、鸡蛋、西红柿、芦笋、胡萝卜、桑葚子等，可饮用桂圆乌鸡汤、枸杞猪脑汤、鱼头豆腐汤等；颈部手术后宜选用有软坚散结、活血化瘀作用的食物，如海参、海蜇、海带、甲鱼、鲍鱼等；胸部手术后宜选用宽胸利膈、补益气血作用的食物，如猪肺鱼腥草汤、西洋参瘦肉汤、芦笋鸡丝粥、白木耳莲子汤；腹部手术后可选用调理脾胃、柔肝养血的食物，如生姜、大枣、佛手、猪肝、香菇、大蒜等。

（2）化疗期间的饮食调理

化疗期间的饮食调理主要针对帮助增进食欲，减少呕吐，帮助造血功能的恢复，改善肝肾功能等。增进食欲，减少呕吐：属脾胃虚寒者可选食生姜、大枣、芥菜、胡椒、香菜、茭白、洋葱、菜心、乳鸽、羊肉等；属脾虚热者可选食冬瓜、白瓜、白扁豆、赤小豆、绿豆、枸杞菜、芹菜、苋菜、莲子等。恢复造血功能可选食牛奶、鸡蛋、猪肝、乌鸡、胎盘、红枣、黑木耳、核桃、黑芝麻、海参、发菜、鲨鱼等。改善肝肾功能可选用清肝、柔肝的食物，如枸杞菜、牛奶、胡萝卜、莲子、薏苡仁、淮山药、山楂、苦瓜、冬瓜、香蕉、西瓜、石榴等。

（3）放疗期间的饮食调理

由于放疗可能会引起一些组织器官损伤，如口腔、食管、肺部的放射性的炎症，出现口干、舌燥、食纳减小、大便干结等症状，在饮食调理上宜以养阴，生津，益气，辅以清热解毒的有关食物，以清淡，易消化，有营养的半流质饮食为主，如冬瓜、生菜、菜心、莲藕、苦瓜及新鲜肉类，不宜食用油炸，烧烤和煎炒，少用或不用辛辣刺激调味品。

7.针灸在癌症治疗中有什么作用?

一直以来，针灸在帮助癌症患者上扮演着越来越大的角色。那么针灸如何治疗癌症呢？主要是调整脏腑经络腧穴，对调整整个机体的气血精液情况，采用不同的手法，以达到扶正祛邪的效果。

首当其冲的是那让人痛不欲生的癌痛。癌症患者受痛苦的时候，针灸就能出马，找着那些特别的穴位，一针下去，多少能让人好受点。针灸真的能帮忙，不管是脖子疼、背疼，还是肚子和胸口的疼，都能得到好转。

然后呢，我们再说说化疗放疗。那些东西虽好，副作用却也不小，恶心吐个不停，那日子没法过了。针灸稍稍出手，就能让神经系统来个及时调整，那些不舒服的症状就能减轻不少，患者的日子也跟着好过些。

别忘了，针灸还能给我们的免疫力来个大提升。癌症和治疗，拼命消耗着人体的防守大军，免疫力下降了。针灸就是这里的强援，调整身体的防御系统，让机体更能抵抗病痛。

除了疼痛等问题，那些因为癌症带来的疲劳、心情郁闷，针灸也能来帮忙。综合治疗，能帮患者恢复些力气，让生活质量明显上升。

当然了，这针灸可得找专业的医生来操刀，安全第一，效果才有保障。记住了，针灸光说它"治癌"，那还不行。必须和现代医学结合，有一个全方位的计划，应用现代医学评估验证，这才叫作有的放矢。

针灸在帮助癌症患者康复上，是越来越好。随着科研的深入和更多的人开始使用，很多研究已经得出了很好的结果，将来它在癌症治疗上的地位会越来越高。

8.推拿和按摩对癌症患者有哪些益处?

推拿和按摩是老祖宗传下来的手法，可以说是妙手回春。但是，这两招对于我们癌症患者来说，既有好处也得小心着点。

我们先说说好处，按摩能让癌症患者的身体舒缓不少。有时候身上那些不听话的肌肉，就跟绷紧的弹簧似的，按摩师一揉一捏，血瘀跟着好转，整个人也轻松了，睡眠自然也就跟着好。特别是那些长时间卧床的病友们，按摩能帮着预防肌肉走样，身体也不那么容易固定在一个姿势中。

但是得强调的是：按摩虽好，但不能不管三七二十一就来。对于身体里头长着肿瘤的患者们，或者是骨头里可能转移的病友们，按摩就得特别小心。要是按摩师不慎，一不小心可能就会催生癌细胞四处走，这可是大忌。再比如说，如果有血栓，那按摩就更得三思而后行了，千万不能引起更严重的问题。

您还得知道，按摩它只能缓解那么一点点癌疼，真正的疼痛管理，还得靠医生给的药物。按摩的时候，按摩师也得量体裁衣，不然稍有不慎就可能让人满身瘀青，肌肉更疼。

有的病友做完手术，恢复得不错，没什么复发转移的迹象，这时候按摩和针灸倒是能做做辅助治疗。但重点来了，无论是推拿还是按摩，都得在医生的正确评估下，保证安全和疗效。

说了这么多，尽管推拿按摩能缓解部分癌症患者不适，但是专业医生的指导和评估那是必须的。这样，才能确保患者既安全又舒心。别让好意变成坏结果，科学使用，才能利大于弊。

9.中医如何帮助癌症患者缓解化疗和放疗的副作用？

我们老百姓都知道得病了要看医生，但有时候治病的药物和治疗方法也会让人受不少罪，特别是癌症患者做化疗和放疗的时候。这时候中医就像是给治疗多了个帮手，能让这些难受减轻些。

中医认为，治病的高级境界就是药食同源。中医认为吃对了东西，就能给身体加油，同时还能治病。所以，中医会给患者开一些特制的中药，或者是调理的食疗方案，帮着抵御放疗、化疗带来的不适，比如恶心呕吐、身体乏力。

中医看病，还得看具体的人，辨体治疗，辨证治病。患者各有各的情况，所以得根据每个人的体质和症状来"对症下药"。中草药或者是按摩、针灸之类，都得因人而异，这样才能管用。

吃的就讲究药膳食疗，其实就是将药材加在日常饮食中。比方说，某些中草药煮汤或是做粥，不仅能提起胃口，还能增加力气。

针灸能缓解癌症引发的痛楚，还能帮助患者减轻治疗中的胃口不好、总觉得累等问题，让患者过得舒心些。

心情放松对病人也很重要，中医这边也有方法，比如学点太极拳、练练八段锦，或者是听听轻音乐，心情舒坦了，身体自然也能跟着好。

中医还有个治病方法叫导引术，就跟我们常说的做做舒身操差不多。通过呼吸和动作结合，来调理身体的状态，特别是对抗总是觉得没劲头的感觉大有裨益。

整个人要调理好，中医提倡的是平衡养生，阴阳平衡。无论是感情、饮食还是起居，所有的一切都要搭配得当，这样才能提高身体抵抗病变的能力，降低复发和转移的风险。

再来谈谈中西医结合吧，这就像是我们中餐里头撒点西餐的调料，两边互相取长补短，能让患者受到的痛苦少一些，提升我们的生活质量。

讲究那么多，无非就是想让患者们在经历化疗放疗时少受罪，过得舒心。不过，别忘了，这些中医方法都得在懂行的中医指导下进行，这样才能保证既安全又有效。

10.癌症患者在接受中医治疗时应注意哪些事项?

患了癌症，确实让人恐慌。不过，除了西医的手术、化疗、放疗，中医也有独到的疗法能帮忙。但是，想要中医来帮助治疗，也得注意几个要点。

找医生得找专业的。中医看病得看个人具体情况，所以专业中医的精准治疗就显得很重要了。

中医治疗，不是一朝一夕就能见效的，需要长期坚持。这个过程中，您得有耐心，按部就班地来。而且，定期去医院看看病情有没有变化，治疗方案需不需要调整。

说到吃药，药量和禁忌得听医生的。中药虽然相对安全，但是乱来也是会有副作用的。所以，什么时候吃药、吃多少得跟医生沟通清楚。

中医治疗用的药，有的可能会有点小毒性，比如附子、麻黄之类的。这时候更得小心了，严格按照医嘱来，别自己乱来。

一边治疗，一边得保持良好的生活习惯。合理吃饭、适量运动、保持心情愉快，这些看似简单，但实际上对治疗效果和生活质量提高都挺有帮助的。

中医治疗，是个贯穿治疗全过程的事。不管是刚检查出来，还是治疗到后期，中医都有它的作用。如何调整身体、减少复发，中医都能帮上忙。

中医治疗癌症讲究的是调和身体，用的是益气扶正祛邪的方法。西医治疗方法类似于霸道，中医治疗追求王道，有时候也会配合霸道治疗，因此应该正道抗癌，王道霸道相结合，这样才能把癌症治好。

生活质量也挺重要。动静结合，适当锻炼，保持心情愉快，定时作息，这样能帮患者感觉更好一些。

中医治疗癌症，关键得找对医生，了解清楚治疗的方方面面。别想着速战速决，要耐心跟着医生的安排来。同时，保持良好的生活方式，把中医治疗和西医治疗结合起来，这样才能更好地跟病魔抗争。

11.人参、灵芝、虫草对肿瘤有用吗？

肿瘤治疗涉及各种各样的方法和药物，比如手术、化疗、放疗，还有大家可能听说过的中药补药。对于中药补药在肿瘤治疗中的作用，现在的医学界还存在着不同的看法和研究结果。其中人参、灵芝以及虫草是大家经常想到的扶正抗瘤的药材。

灵芝在《神农本草经》被列为上品，"主胸中结，益心气，补中，增慧智，不忘。久食，轻身不老，延年神仙。一名丹芝。"中医认为可入心经，能补心血、益心气、安心神，故可用治气血不足、心神失养所致的心神不宁、失眠、惊悸、多梦、健忘、体倦神疲、食少等症。入肺经，补益肺气，温肺化痰，止咳平喘，有补养气血作用，用于治疗虚劳证。现代医学研究证实灵芝有抗肿瘤作用，可以升高白细胞，提升免疫功能；解毒保肝；保护心脏，降血脂，提高心肌供血以及抗衰老等作用。

《神农本草经》将人参列为上品："人参，味甘微寒，主补五脏，安精神，定魂魄，止惊悸，除邪气，明目，开心益智。久服，轻身延年。"中医认为人参可以大补元气，补脾益肺，生津止渴，安神增智。现代医学研究认为人参有广泛的作用，其中发现人参能提高机体适应性，有抗疲劳、抗应激作用，还可以促进机体免疫功能，同时具有抗肿瘤作用。参一胶囊就是提取了其中的人参皂苷Rg3（Ginsenoside Rg3）成分，培元固本，补益气血。与化疗配合用药，有助于提高原发性肺癌、肝癌的疗效，可改善肿瘤患者的气虚症状，提高机体免疫功能。

虫草即冬虫夏草，起源于1300多年前的藏族，由大唐文成公主进藏而传出青藏高原，来到中原大地。中医认为冬虫夏草可以益肾补肺，止血化痰，用于阳痿遗精、腰膝酸痛，具有益肾补阳的功效。也用于久咳虚喘、劳嗽痰血。现代医学认为冬虫夏草具有多方面的免疫作用，既不影响机体造血系统的功能，又无淋巴细胞毒性，是一种较好的免疫调节药物。冬虫夏草有显著的促进生血作用，对血小板聚集有明显的抑制作用。冬虫夏草有抗肿瘤作用。

人参、灵芝、虫草这些名字可能都不陌生，正如上面所讲，它们在传统的中医理论中被看作是有益身体健康的好东西，比如说能增强我们的免疫力，改善体质。近些年的研究显示，这些植物含有的一些成分可能对肿瘤患者有辅助治疗的作用，比如可能提高患者的生活质量，减轻放化疗的副作用。但是，需要明确的是，这些研究结果并不是百分百确定无疑的，而且也有它的局限性。

这里需要强调一点：中药补药必须在辨证论治下使用，也不能取代传统的肿瘤治疗方法。到目前为止，我们还没有足够的科学证据能证明，仅仅依靠吃这些补药就能有效地治疗肿瘤。此外，中药的使用也要在医生的指导下进行，避免不当使用，引来不必要的风险。

对于肿瘤患者来说，在整个治疗过程中，跟自己的医生以及治疗团队保持紧密的沟通是非常重要的。中药补药可以作为辅助治疗的一种选择，但前提是要基于和医生充分沟通，并考虑到个人的具体状况。患者和家属也要对市面上各种宣传和信息保持一定的警觉，不要被一些高价补药的虚假广告所迷惑，从而忽略了更为科学的治疗方法。

肿瘤的治疗是一个复杂且需要多方面考虑的过程。通过目前的研究，中药补药在帮助肿瘤患者上可能会有一定的好处，但具体到效果和适用范围，还需要更多的科学研究来支持。对于患者来说，最重要的还是按照医生的建议进行治疗，并合理运用各方面的资源，以期达到最好的治疗效果。

12.中药秘方、偏方对肿瘤有用吗？

大家可能经常听说，也许自己家里就有传下来的某种特别的药方，说是能治这治那的。确实，这些所谓的秘方和偏方，在我们的传统医学和民间实践中存在很久了。但是我们在使用这些秘方和偏方时需要更加谨慎。

秘方古称"禁方"，是指不外传的灵验的药方。

偏方，所谓偏方，大多指未经有关部门同意上市出售，或不是正统的药方，其来源不为人知，也不见历代的药学典籍记载，只是在民间流传。"民间偏方"的一大特点是其疗效的不确定性，其疗效因人而异。

中医治疗的一大原则是"辨证施治"。简单来说，就是中医会根据病人的具体情况——比如病因、症状、病史还有诊断结果，来选择合适的治疗方案。也就是说，即便是在使用那些偏方时，中医师也会根据药物的属性和病人自身的情况来施治。不是说抓一把药就能对所有人都有效，这是不现实的。

很多偏方并没有一个精确的配比，而且通常是病人自己找药材来配。中药材种类很多，看起来相似的药材可能药效大不相同。一旦用错了药材，或者药量用得不当，可能会适得其反，严重的甚至危及生命。

即便是那些已经被民间验证过有效的偏方，因为缺乏科学的实验研究，对它们的副作用了解得非常有限，特别是对于孕妇、哺乳期妇女、儿童、老年人，还有肝肾功能不好的人群来说，盲目使用这些药方的风险是非常高的。

再加上很多偏方的来源并不清楚，也没有经过科学方法的验证，可能会给患者带来未知的风险。虽然中医药体系是宝贵的，偏方和秘方也可以说是神奇的，这些都是我们前人留下的宝贵遗产，也是我们要传给未来的财富。但是，在使用这些方药的同时，我们也有责任保护和传承好这份遗产，以确保它能真正地造福后代，而这需要我们科学、理性地看待和使用它们。

关于中药秘方和偏方的有效性，还有很多需要通过科学研究来证明的地方。对于患者来说，不管是选择什么样的治疗方法和药物，都应该以科学为根据，遵循专业医生的建议，确保治疗的安全性和有效性。

13.补血食疗方——五红汤

传统中医食疗方——五红汤。听名字就知道，这个汤里有不少"红"字头的食材：红枣、红皮花生、红豆、红糖和枸杞。这些食材在中医里可是有着很高的声望，被认为能补血、提气、增强体力，甚至还有点抗癌的功效。

红枣能补充气血，调理脾胃；枸杞除了补肾益精，对眼睛好，还能补血安神；连皮的红花生和红枣搭档，既能补身体，又能对身体某些小伤小痛有所缓解，还有一定的生血作用；红豆，这个被称为"心之谷"的好东西，对心脏好，还能养神，对脾肾也是有好处的；至于红糖，它可是个温暖的存在，能帮助大家补血、暖肚子，还能缓解疼痛。

制作五红汤的方法也挺简单的。首先把所有材料清洗干净，然后加入适量的水,大火烧开后转小火慢慢炖,等到红豆和花生煮软后,把红糖加进去,再煮几分钟,直到红糖完全溶解。如果有养生壶的话,可以用"养生汤"模式,时间设置1小时30分钟,快好的时候再加红糖和枸杞。如果没有养生壶,用高压锅或者砂锅也是可以的。

五红汤特别适合在秋冬季节来一碗,它不仅能帮助身体抵抗寒冷,还能增强我们的免疫力。对于爱美的朋友们,五红汤还有美容养颜的作用,因为里面的抗氧化成分可以帮助减少自由基的损伤,让皮肤更年轻。对于肿瘤患者来讲,适用于化疗后骨髓抑制、血虚的患者。

但是,五红汤并不是人人适合。糖尿病患者和血糖偏高的朋友们需要避免,因为里面有红糖。另外,因为红豆和花生含有较高的蛋白质和脂肪,患有肾脏病或消化系统疾病的人群要酌情食用,以免加重身体负担。

五红汤是富含营养、可以补血养颜的好汤。但是,每个人的身体状况不同,选择食用五红汤的时候,一定要结合自己的实际情况来。适量而为,才能更好地享受这碗传统的美味,让它为我们的健康和美丽添彩。

14.防癌抗癌食疗方——五菜汤

五菜汤是受到不少关注的食疗方。这道汤据说具有防癌抗癌的功效,来源于日本,由白萝卜、白萝卜菜叶、胡萝卜、香菇和牛蒡组成。这些蔬菜都是大自然的宝贵赠予,含有丰富的维生素、矿物质和抗氧化物,这些成分对提高我们的免疫力、促进身体新陈代谢,乃至于抗击癌细胞的生长都有着不可小觑的作用。

五菜汤的做法,其实非常简单。把这些蔬菜洗干净,切成块,加进锅里,倒入适量的水,开大火煮沸后,再调到小火慢慢炖。炖的过程中,这些蔬菜里面的营养成分就会慢慢释放出来。五菜汤不仅可以作为我们日常饮食的一部分，定期食用还可以帮助我们与疾病抗争。

但是，必须强调一点，尽管五菜汤里的食材对身体健康大有裨益，但它们绝不是治疗癌症的替代疗法。一个健康的生活方式应该包括均衡的饮食、适量的运动和良好的休息，食疗方只是其中的一部分。如果你想通过食疗来改善健康状况，最好是咨询专业的医生或营养师，确保你选择的方案既安全又有效。

另外，中医还有个挺有意思的理论，那就是食物的五味——酸、甜、苦、辣、咸，这五种味道分别对应着我们人体的五脏——肝、脾、肺、心、肾。中医认为，通过合理搭配这五种味道，我们不仅能得到口感的享受，还能滋养和补益身体，对防癌抗癌也是有益的。所以，在选择食疗方时，我们也可以考虑一下自己的体质和需求，选用适合自己的食材和烹饪方式。

五菜汤作为一种食疗方，它的防癌抗癌效果，主要源于其中蔬菜的营养成分和中医的五味理论。但我们必须明白，这只是维持健康生活方式的一部分，并不能单独拿来作为治疗手段。在使用这类食疗方的时候，我们需要结合自己的实际情况慎重选择，这样才能发挥出食材的最佳作用。

（十一）心理治疗、运动与饮食

1.心理治疗在癌症康复中扮演什么角色？

当我们谈到打败癌症这个大怪兽时，很多人可能会想到那些高大上的治疗方法，如化疗、放疗之类的。但在这场战斗中，我们的心理状态也是个不可小觑的战士。有时候，一个好心情可能就是最佳良药。

怎么说呢？得了癌症，心里多少会有些乱七八糟的想法，可能会觉得害怕、焦虑，甚至有点沮丧。这些感觉很正常，但如果让它们长期占据我们的心头，就可能会对生活和治疗产生不好的影响。这就是为什么心理治疗成了癌症康复路上的一道亮丽风景线。

心理治疗，听起来挺高深的，其实就是找个懂您的人倾诉一下，或者学些疗愈的小技巧，让自己心情好起来。有的是通过聊天梳理自己的思绪，有的是通过学习放松的技巧来缓解压力，还有的是通过训练改变那些固执的消极想法，总之，目的就是让您感觉好些，对抗病魔时心里有底。

怎么个好法？好心情能让人吃得香，睡得好，身体也跟着有劲。免疫力提上来了，自然对抗癌症的能力也强了。反过来，如果心情一直低落，人就容易觉得累，各种机能也不给力，治疗效果自然就打了折扣。

不过，我们得说句公道话，心理治疗并不是一蹴而就的事。有时候，心情好得不得了，有时候又觉得看不到希望。这个过程中，我们需要专业的心理医生或咨询师的帮助，他们会用专业的方法引导我们走出心理的迷雾。

另外，我们现在对心理治疗的认识越来越深了。不仅仅是让人心情好转那么简单，有的心理治疗还能帮您对付那种害怕病情复发的忧虑，让您学会坚强。研究甚至发现，精神的支柱能让患者不仅活得有质量，还可能更长久。

说到底，心理治疗在帮我们与癌症抗争的过程中扮演着极其重要的角色。它像一个温暖的大手，扶我们走过心灵的低谷，让我们在治疗的路上更加坚强、更有信心。随着更多对癌症康复的研究，这块宝地的价值只会被越挖越深。

2.运动对于癌症患者的益处有哪些？

跟癌症较劲，除了医院里那些高端大气的治疗手段，其实还有一个简单又实用的好帮手——运动。没错，就是平时我们可能觉得很普通的那些活动，比如散步、跑步或是做做操。这些不但能让您感觉心情爽朗，还真能在与癌症的斗争中发挥大作用呢。

下面就来聊聊，运动给癌症患者带来的那些好处。

提高免疫力：您可能不信，但跑跑步真的能增强您那打败癌细胞的小兵们——CD8$^+$细胞。这就像是给您内部的抵抗军加了个 buff，让它们更能抗击肿瘤。还有那些让癌细胞"知难而退"的药，运动能让它们发挥更大的效用。降低得癌风险：规规矩矩地走走跑跑，可以让人降低得癌的概率。研究表明，动一动和癌症风险是呈反比的，这不是说说而已，连老鼠实验都证明了这点。减轻治疗副作用：治疗癌症不容易，常常会遭遇一些不舒服的反应。好消息是，定期活动活动筋骨，可以让这些副作用减轻。这就像是在艰苦的旅程中，偶尔吹吹风，晒晒太阳。让身体更强壮：通过活动，您可以改良身体的成分，比如激素水平，还能减少身体的炎症，让身体各项功能更上一层楼。禁止癌症生长和扩散：最新的研究震惊地发现，如果让小鼠自己愿意运动，它们长肿瘤的概率可以降低 60%以上，肿瘤生长速度也会慢下来。心肺健康加分：对于那些正在接受化疗的朋友们，定期的有氧运动能大幅改善您的心肺健康，让您呼吸更加顺畅，心跳更有力。减少癌症治疗的副反应：比如那些让人心烦的疲劳、注意力不集中、情绪低落等，运动都能以其独特的魅力减轻这些不适。提高生存率：对于很多常见的癌症，比如乳腺癌、结肠癌，定期运动一下，生存率真的会更高。生活质量两个字——好转：把运动视作治疗的一部分，您会发现生命不仅在持续，而且在蓬勃。调节身体微环境：运动还能让血液里的 miRNA 含量发生变化。虽然听起来很高深，但简单来说，这对抑制癌细胞的生长很有帮助。

运动对抗癌生活来说，简直就是一剂良方。它不仅能让身体各方面功能得到提升，还能让心情变好，继而让患者对治疗有更好地适应和反应。不过呢，不同的人适合运动的强度不一样，所以最好是在专业人士的指导下，量体裁衣，找到最适合自己的运动计划。

3.饮食调整如何帮助癌症患者恢复健康？

有这么一句话：药食同源。当身体跟癌症过不去的时候，吃的每一口都很重要。好的饮食不仅能给身体加油，还能配合医生的治疗，让身体更快地好起来。

首先得明白，每个人的情况都不一样。您的饮食得根据您的情况来调整。时间、地点、个人情况，这三个原则得遵守。有的时候，您得听听中医的建议，选那些对病情有帮助的食物。比如说，刚动完手术，就得吃些补气血的好东西。接受化疗的朋友，则要多补充点滋阴补肾的食材。

说到要怎么吃，我们有《中国居民膳食指南》可以参考，搭配食物要多样、平衡，吃得健康，动得开心，保持正常体重，这些好建议对我们都管用。

美国有个癌症幸存者的营养指南，也是挺有用的。它告诉我们按时吃饭，把握好营养。如果吃不下，那就得想办法补充，可能得用到营养液之类的。

癌症患者在调理饮食的时候，要注意攻其要害，就是癌细胞的弱点，但这也正是科学家们正在研究的课题。虽然现在还没一个明确的饮食准则，但各种研究都在告诉我们，正确的饮食对抗癌是有帮助的。

要说具体吃什么，我们得从谷物、蔬菜、水果开始，再加上鱼、肉、豆类和奶制品。饮食最好跟运动结合起来，这样不仅能让身体更强壮，还能保持肌肉不萎缩。

在加强营养的时候，目标得明确——要对症下药。有的时候，我们得放松对食物的限制，因为强迫自己吃东西，反而可能引发恶心呕吐。

癌症患者调理饮食就得照着个人的实际情况来。和治疗一样，饮食计划也要讲究策略。一边吃药，一边注意饮食，最重要的目的是给身体能量，提高生活质量，让每一天都能活力满满。

（十二）其他治疗方法

1.还有哪些创新的癌症治疗方法？

专门打小目标的药（分子靶向疗法）：这就跟我们打游戏找弱点一个道理，有的科学家找到了癌症细胞的弱点，然后研发药物去攻击它。

激活兵哥哥的药（免疫疗法）：癌症有时候能躲开我们身体的防守队，但这类疗法能唤醒那些兵哥哥（T细胞），让它们认出癌细胞，给癌细胞来个正面打击。现在FDA已经同意了好几种新药，都是这个原理。

双向教练的药（T细胞结合双特异性抗体疗法）：这个就跟足球教练一样，一个教练同时指挥两个队员。这种药物能教兵哥哥识别癌细胞并发起进攻。比如Tecvayli，即第一个被批准用于治疗多发性骨髓瘤（MM）的双特异性抗体疗法（BCMAxCD3），这药就是用来干这事的。

改造兵哥哥的技术（CAR-T细胞疗法）：这个就是捡兵哥哥回来，送去特训班提升本领，再送回身体去斗癌细胞。至2023年，已经有6种这样的疗法。

教育疫苗（mRNA癌症疫苗）：用这个技术做的疫苗，能教身体认出癌细胞然后攻击，现在都还在研究呢，不过Moderna的一个试验看起来效果不错。

内部放射治疗的药（放射性药物）：这种药物就好比有定位系统的炸弹，直奔癌细胞而去。相比外放射，这个对其他健康细胞影响小。

高清定位的检测（癌症靶向成像）：现在的成像技术越来越牛

了，能找到癌症转移的地方，就好比用了高倍望远镜，让治疗计划更精准。

这些新方法都在敲门，能给癌症患者带来新希望。不过，别着急，有的还在试验中，有的还没普及。治疗前别忘了找专业医生好好聊聊，了解清楚，毕竟大家都期待安全有效的治疗方法。

2.新治疗方法的安全性和有效性如何？

最近几年，科学家们发明了很多新招，比如分子靶向攻击、增强免疫反击，还有细胞治疗，这些听着都挺有希望的。但是，我们知道，"新"不代表"完美"，这些新方法在给病魔致命打击的同时，也给我们出了不少新难题。

说一个专挑癌细胞斗殴的，叫作分子靶向疗法。这招就像是有个高精尖导弹，它能准确锁定癌细胞，最大限度地保护好正常细胞。整体治疗效果不错，副作用相对小一些。

再来看看提升身体内部抗病能力的免疫疗法。这就好比是激活了内部的超级英雄，让他们认清并消灭癌细胞。就像所有英雄故事中可能出现的，英雄也可能失控，导致一些像是疲劳、皮疹这样的副作用。

接下来是细胞治疗，尤其是很火的 CAR-T 细胞疗法，这招是把患者的免疫细胞拿出来，给它们升级打造成为超级战士，再放回体内去对付癌细胞。虽然听起来很帅，但是这种超级战士有时候太兴奋了，可能会引发一些严重的副作用，比如细胞因子释放综合征，需要很谨慎地管理。

关于药物，是否真的对病情有效、安全，我们怎么知道呢？真实世界证据（Real World Evidence，RWE）就是来帮忙的。它通过收集现实生活中的数据来帮我们了解药物真正的效果和安全性。而相对于传统的药物试验，《随机对照试验》（Random Controlled Trials，RCT）则是一大金标准，但它有它的局限，比如实验室里的条件和现实中不尽相同。

所以，现在大家都在探索如何结合 RWE 和 RCT，来更好地理解新药物在现实世界里的实际表现。这不仅关乎科学，还关乎每个患者的生活质量和生存希望。

虽然新药开发是为了让我们过得更好，但在使用这些新疗法时，安全性是个大问题。在决定治疗方案之前，患者一定要和医生充分沟通，了解这些方案可能带来的好处和风险。

我们每个人的身体状况都不一样，所以，治疗的选择也应该是定制化的，这时候医生的建议变得尤其重要。他们会根据最新的研究成果和治疗指南，给出最适合的治疗建议。让我们带着希望，但也保持谨慎，迎接这些新科技带来的变革吧。

3.未来癌症治疗的发展趋势是什么？

"身体是革命的本钱"，那么治好病也得跟上时代的步伐。不久的将来，我们对付癌症会有怎样的新武器呢？

就像派出一个特种部队一样，我们有靶向治疗。我们会搞到更多的智能弹药，直接瞄准那些癌细胞来一发命中，旁边的好细胞可以安然无恙。

再来说说激活我们身体里的卫士——免疫治疗。免疫治疗的目的就是要重新调动免疫系统的力量，让它恢复识别和杀伤肿瘤细胞的能力。相比于传统的疗法，免疫治疗对有效人群的治疗效果非常持久。

细胞治疗呢，就像是打造超级战士一样。像 CAR-T 细胞疗法，已经让血癌卧倒了不少，前景看好，未来说不定还能让其他癌症也趴下。说起基因编辑技术，这简直就是未来科技啊！有了 CRISPR/Cas9 这样的利器，直接去癌细胞家里搞破坏，修修补补，那癌症就真的没辙了。提起癌症疫苗，那就是让身体自己提前部署防线，等癌症来临时，能有力地回击。综合治疗不难理解，就是多管齐下，手术啊、化疗啊、放疗再加上靶向治疗、免疫治疗，一起合力治疗癌症。放疗也能细致了，精准放疗就好像用激光笔点名一样，只照到癌细胞，周围的好细胞就免得受罪了。早发现、早治疗是真理，所以早期诊断和筛查也必须上新招，更敏感、更准确，用上了，癌症治愈率就更高了。我们治病不光要治好，还得过得舒坦，所以未来的治疗要让患者过得更体面，生活质量得重视，别让患者在治疗过程中太难受了。人工智能和大数据在癌症治疗中就像高级顾问，能帮我们分析好多数据，给出最对症的治疗方案。国际协作这块，要的就是"团结就是力量"，全世界的聪明脑袋聚在一起，联手找到治癌的新办法。

抗体药物偶联物（ADC）是一种新型的治疗用生物技术药物，它将单克隆抗体和强效高毒性小分子毒物通过生物活性连接子偶联而成，是一种定点靶向癌细胞的强效抗癌药物，被认为是未来疾病治疗的重要手段，号称"神奇的子弹"。能够更加精准地找到肿瘤细胞，并且释放出抗癌药物。近年来，全球已经掀起了抗体偶联药物（ADC）的研发热潮，尤其在肿瘤治疗领域，ADC药物研发热度持续增长

所以呢，整体来讲，未来治癌的路线图就是，用科学的方法，从多角度出招，目标就是把癌症治得又准、又狠、又温柔。科技飞快地进步，我们就越来越有奔头，对癌症说"不"，给患者们带去一线希望。

五、癌症的预防与康养

（一）癌症预防有哪些层面？

1.癌症的一级预防和二级预防是什么？

我们来聊聊防病这件事情，特别是对于那些比较难缠的慢性病，比如说心脏病。要想跟疾病抗衡，我们得有策略，得有计划。这里面，有两个超级重要的概念：一级预防和二级预防。

搞清楚这两个，就像是您要去打一仗，了解了自己的武器和战术。一级预防，我们可以叫它"事前打算"。就是在病还没找上门来之前，我们就得想办法把它拦在门外。这怎么做呢？比如说，医生教您怎么健康生活，打疫苗防未然，保护环境、吃得安全、在公共场所不抽烟等等。其实，这种预防就像是给您身体围了一道防护墙，让疾病难以攻破。

再来说二级预防，这个有点像"发现敌情"。要是不幸病毒偷偷摸摸地进来了，但还没闹出大动静，我们就得尽快发现它，给它一个狠的。具体怎么搞？第一步，要经常去体检，特别是对于那些疾病风险高的朋友，更不能松懈。找到问题早一点，就能早点对症下药，这样能大大减少病魔对身体的伤害。

这两种防病策略，其实就是教我们在不同的时间点，用不同的方法来守护自己的健康。一级预防强调的是在疾病还没来之前的防御，而二级预防则是发现疾病苗头，及早治疗。这样一来一去，形成了一套完整的、能有效降低人们患病风险和死亡率的防御体系。

简而言之，一级预防就像您在门口装了个大锁，不让病进来。

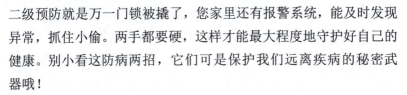

二级预防就是万一门锁被撬了，您家里还有报警系统，能及时发现异常，抓住小偷。两手都要硬，这样才能最大程度地守护好自己的健康。别小看这防病两招，它们可是保护我们远离疾病的秘密武器哦！

（1）一级预防措施

我们来说说"未病先防"，医学里叫一级预防。您想得病了再治，那还不如在病没找上门之前，我们就把门关严实，把可能让您生病的风险统统扫到门外去！

这事得怎么做呢？我们得给大伙上上健康课。有的人心里难受，可他不知道咋回事，这时候就得教他们怎么保持心理卫生，免得小病拖成大病。生活嘛，也得走点心，吃得健康点，动起来，别天天一动不动的，体检嘛，预防接种这些，也得排上日程。您看，结婚生孩子这大事，不检查之前，都不知道能不能结，预防着点遗传病。婚后，娃来了之后，还得给他们保驾护航，别让他们小小年纪就受苦。

我们还得有点科学精神，往往一些病的来头，那是因为我们身体抵抗力不行，所以，有的时候得吃点药，增强身体抵抗。这社会大环境，也得保护好，要是空气都不好，吃的不安全，哪有健康可言？不吸烟，那是起码的，破坏环境那些事，一概不做。媒体这时候也得发挥作用，给大伙普及一下什么才是健康生活。

环境得弄得干净整洁，保证我们喝的水纯净。这闹心事，谁都可能有，我们还得定时去医院咨询一下，看看心理健康这块，是不是有问题，及时发现问题，早点处理。

（2）二级预防如何帮助早期发现癌症

我们接着聊聊这个二级预防，说得详细点，主要是针对"病根"已经埋下，但是还没闹腾起来的时候。这个阶段可贵就贵在一个"早"字。因为病，尤其是癌症这种内隐的祸根，越早发现，治起来就越容易。您想一个小毛病，早点知道，不就早点能消灭它。

那二级预防具体咋做呢？得定期给身体"照相"，查查有没有不该长的东西。比如说，女性朋友们得定期做做乳透，以防乳腺癌；宫颈癌呢，得经常做个涂片检查，再加个 HPV 疫苗，那叫一个防患未然。肠癌的预防，就是需要定期做一下肠镜，发现息肉直接做掉。就连我们这些老烟枪，都得注意肺癌的筛查。

还得有点自我觉悟。平时得注意身体的"异常信号"——比如说，哪起了块不疼不痒的硬包，或者是痛得厉害，也得注意；体重要是没道理的掉，皮肤也开始乱七八糟变化，这些都得提起十二分精神来。有问题，别拖着，赶紧去医院。

如有家里人之前得过病，那更得留神，谁知道这"家传"会不会轮到自己呢。至于这些筛查我们做得对不对、准不准、频率够不够，都得看医疗体系的水平。所以说，能不能早发现，还得靠我们的医疗系统给力，得有个过硬的筛查计划和跟踪系统。

总的来说呢，就是让我们这个二级预防成为早发现、早治疗疾病的利器。用定期的体检和筛查，尤其针对那些风险大的人群，确保一旦发现问题，就能赶紧治，这样的话，治好的希望就大。哎，说白了，治病"拖久了"没好事，所以我们得"早作为"，这条路越早走，前面的光明就越多！

2.肥胖是否增加患癌风险？

（1）肥胖的害处

您可知道肥胖不仅仅是让人穿衣显胖，体力不支，它还是个捅娄子的东西，居然能招来一帮子不请自来的病呢？什么病？我们说的是癌症。科学家们琢磨出来了，要是腰围大，体重指数（BMI）高，那可真是招癌的概率大了很多。如子宫癌、肾癌、胆囊癌，还有我们听着都害怕的甲状腺癌、结直肠癌、老年妇女得的乳腺癌、多发性骨髓瘤、白血病、非霍奇金淋巴瘤。特别提一下，抽烟的人如果肥胖那是够危险的，患血癌、头颈癌的风险高得很。

肥胖是怎么招癌的呢？可能跟肥胖引起身体里炎症多多，激素水平乱七八糟，加上细胞死亡不正常都有关。乳腺癌、结直肠癌、子宫内膜癌，还有各种罕见的骨髓瘤、卵巢癌、胰腺癌等，风险一个不落全上！

特别有啤酒肚的，患食管癌啊、胃癌、肾癌的风险，直接就翻倍。您想想，青壮年时候开始发福，福气越来越重，年纪越轻，癌症就敲门得越早。这些和横着长的肉肉密切相关，您得留心了。

撒手锏来了，怎么才能让癌症远去呢？靠的就是健康生活，先是吃的平衡，少油少盐少糖，饭后得动，散散步打打太极的。别让自己久坐成个圆球，BMI 高那叫一个风险。

这遵医嘱的事，说着容易做着难我们都懂，但人生在世，我们得为了健康多费点心，这样家里人也省心，侃大山才有劲，活得久又活得好，这日子不香吗？

（2）肥胖与癌症

我们来说个事，可能听着有点吓人，但是了解了它，我们就能更好地保护自己——这事就是体重和癌症之间的关系。

有一个重量级的组织，世界卫生组织下面的一个国际癌症研究机构，他们做了不少研究，发现身体质量指数，也就是我们平时称的 BMI，计算方法 BMI=体重÷身高²（体重单位：千克；身高单位：米）。这个数字一高，人得癌症的概率就上升，而且是上升 10% 以上！特别是当 BMI 超过 25 的时候，至少有 13 种癌症可能就盯上您了，包括乳腺癌、结直肠癌，还有肝癌、肾癌、胰腺癌和卵巢癌等。

那这到底是怎么回事呢？科学家说，肥胖和癌症的联系可能是通过一些复杂的生理活动来实现的。举个例子，肥胖会让身体长期处于一种微炎状况，这股潜在的炎症就像个小刺客，可能会损害我们的 DNA，引发癌症。再比如，脂肪细胞会分泌一种叫雌激素的东西，量一多，就容易跟一些和激素水平有关的癌症扯上关系，比如乳腺癌、卵巢癌和子宫内膜癌。另外，血里胰岛素水平高的肥胖者，也更容易患上结直肠癌、肾癌、前列腺癌和子宫内膜癌。

好消息是，这些风险都是可以通过生活方式的调整来降低的。科学家们建议，平衡膳食、适量运动、维持健康的体重、戒烟限酒，这些看上去挺简单的行动，其实能大大减小癌症的风险，还能让我们的整体健康状况变好，生活质量提高。美国的癌症研究协会也在它们的官方期刊上说，全球将近 4% 的癌症病例可能都是因为肥胖而来的。足足有 13 种的癌症风险，是因为体重超标而增加的。

综上，肥胖确实能让多种癌症的风险上升。但是，我们完全有办法通过保持健康的体重和生活习惯来降低自己患癌的可能。既然我们知道了问题所在，那就让我们用行动来改变现状吧，毕竟，健康比什么都重要。

（3）通过控制体重来降低癌症风险

朋友们，我们来聊聊怎么有效地降低我们得癌症的风险，尤其从控制体重做起。下面是些实实在在的建议，这些都是科学家研究出来的，可别小看了。

活到老，瘦到老。长大成人之后，我们得注意别让体重上升太多，因为那可是会跟各种癌症扯上关系的。多动动。成年人每周至少中等强度地运动 150～300 分钟，或者锻炼得猛一点的话，75～150 分钟也行。我们的孩子和青少年每天至少得动 1 小时，不是溜达那种，是让人气喘吁吁的那种。别老坐着，缩短我们坐着、躺着，或者是盯着电视和手机的时间。因为坐得太久，不光会让人早早离开这个世界，也容易让人得糖尿病、心脏病，还有癌症。别忘了吃得健康。我们选择吃的食物营养要充足，多吃青菜、豆子纤维多的东西、水果和全谷类食物。少吃红肉和加工肉制品，别老喝那些加糖饮料，也别吃太多的高工艺的食物和精练的谷物产品。另外，酒别多喝。酒精是能控制的癌症风险因素之一。所以，尽可能不喝，实在想喝，女性每天别超过 1 杯，男性别超过 2 杯。抽烟的朋友们注意啦，把烟戒了，因为吸烟和好多种癌症都有关，戒烟是减轻癌症风险的一大步。还有，记得了解您家族的病史。知道您家里以前有哪些病，可以帮您更有针对性地预防癌症。好了，接下来是锻炼。运动不仅能减少乳腺癌、结肠癌这些病的概率，还能让癌症患者的死亡风险降低 20%。多走走，少坐坐。体育锻炼能帮您保持好身材，而且还能调节一些让癌细胞滋生的激素水平，这样癌症风险就降低了。

通过这些简单的步骤，我们可以有效地控制体重，降低癌症风险。记住，改变习惯可不是一蹴而就的，得耐心慢慢来，先定小目标，然后一点点往健康的生活方式上靠拢。

（二）调整饮食

1.哪些食物或食物成分有助于防癌？

现在我们来聊聊哪些食物有助于预防癌症。这些在大家日常生活中都能享用到的美食，不但美味，还能帮您防癌。

首先我们来说说大蒜，这可是防癌的利器，特别是对皮肤癌、结肠癌和肺癌有所帮助。我们平时吃的柑橘类水果，比如说橙子、柚子等，经常吃能让我们的口腔癌、喉癌、胃癌的风险降低一半。亚麻籽这东西我们平时也常吃，它里面有个东西叫木酚素，能防止氧化，防止癌症。里面的ω-3 脂肪酸还能对抗结肠癌。平时多吃点深绿色的蔬菜，比如菠菜、芹菜，它们里面有抗氧化剂类胡萝卜素，能清除体内自由基，预防癌症。再来说说莓类水果，蓝莓、草莓、覆盆子等，他们都含有丰富的抗癌成分，能很好地预防大部分癌症。三文鱼，这可是大家的开胃菜，最好是蒸着吃，或者烤着吃，尽量避免油炸或油煎。我们平时喜欢吃的番茄，里面含有的番茄红素已经被证实能预防前列腺癌、乳腺癌、肺癌和胃癌。喜欢喝红酒的朋友注意啦，红酒里面含有白藜芦醇，这是个很好的抗氧化剂，可以预防细胞的损伤。但是要注意，这个东西喝多了也不好，适量就好。全谷物可能有点硬，但里面含有的抗氧化剂和膳食纤维，非常有助于预防癌症，所以主食中一定要包含一些全谷物。豆类，比如说干豆、豌豆、扁豆，含有丰富的纤维素、植物素和蛋白质，同时还有优质的叶酸和维生素 B，这些都可以帮助预防癌症。我们常吃的菠菜，里面有纤维素、叶酸和各种类胡萝卜素，还有皂角苷和类黄酮等成分，这些对防癌都有好处。枸杞含有优质的维生素 A，丰富的维生素 C、类胡萝卜素和钾，还有膳食纤维。我们爱吃的草莓，不光好吃，还能预防癌症。因为草莓里面含有丰富的维生素 C、膳食纤维和花青素，还有一些酚酸和白藜芦醇。平时喝的茶，里面含有咖啡因、茶酚、茶红素和茶黄素。尤其是绿茶中的表没食子儿茶素没食子酸酯，它跟癌症的关系被研究得比较多。我们平时吃的核桃里面有ω-3，这个在实验室里已经显示出抗癌潜力了。

综上，我们平时的饮食如果能包含上述的食物，并且注意健康的饮食习惯，那就能有效地预防癌症了。

（1）蔬菜和水果中的防癌成分

我们吃的蔬菜和水果里，有不少宝贝成分对防癌特有帮助。抗氧化剂：这东西像维生素 C、类胡萝卜素、维生素 E，能对抗自由基，减少它们伤害我们的细胞，降低得癌的概率。拿胡萝卜来说吧，它就有抗氧化剂，还能抗乳腺癌呢。膳食纤维：这东西能助力肠道健康，让不好的物质在肠道里待的时间短。像草莓、蔓越莓富含膳食纤维，能降低我们胃肠道得癌症的危险。叶酸：叶酸就是 B 族维生素里的一种，能让我们的 DNA 稳稳的，缺少了它就跟某些癌症扯上边了。我们吃的菜花啊、豆类含维生素 C、叶酸和硫代葡萄糖苷，并且抗癌。植物化学物质：白藜芦醇、异硫氰酸酯、酚类化合物这些名字有点绕，不过它们在实验室里都是抗癌小能手。比如说，葡萄和葡萄汁里的白藜芦醇就能防癌。维生素 A：这东西和它的前辈们像β-胡萝卜素很重要，能帮助细胞正确分化，防止不正常的细胞乱长。胡桃南瓜就含有维生素 A，也是抗癌高手，特别是对结直肠癌。矿物质：硒、钾这些在细胞的新陈代谢和抗氧化防御工作中大展身手。亚麻籽里有镁、锰、维生素 B_1、膳食纤维和硒，抗癌效果棒。类黄酮类化合物：像大豆中的异黄酮，含有植物雌激素，对某些类型的癌症能起到预防作用。有机硫化物：大蒜中的硫化物，可能对预防结肠直肠癌有帮助。酚酸和黄酮醇：蔓越莓中的酚酸和黄酮醇，预防癌症也是有潜力的。番茄红素：这是西红柿中的一个强抗氧化剂，能阻止几种癌细胞生长，包括前列腺癌、乳腺癌、肺癌、子宫内膜癌。全谷物：含膳食纤维、麸皮、淀粉胚乳的全谷物，因为这些都有一流抗癌效力，结直肠癌看它也得绕道走。

要说的是，这些食物和成分虽然是抗癌好手，但它们不能替代药物治疗癌症，只能作为一个健康饮食的部分，帮您降低患某些类型癌症的风险。

我们菜篮子里的蔬菜和水果中的那些成分，是靠着不同的本领帮我们对抗癌症。不过，想要真正的抗癌效果，需要均衡的饮食加上健康的生活方式齐头并进。

（2）饮食习惯对癌症风险的影响

喝什么吃什么和我们是否会得癌症这事是有密切联系的。就说我们平时如果吃的都是高糖、高盐、高脂肪的东西，或者是加工肉类和红肉吃多了，我们得癌症的可能性就会提高。有个研究说，新发癌症中有 20%～25%可以归咎于我们的饮食和营养，其实，就是吃的不科学。另外，10%～15%是因为热量摄入过多，缺乏运动引起的肥胖，还有 5%是由于饮酒。

说到喝酒，它和许多癌症密切相关，比如绝经后的乳腺癌、结直肠癌、食管癌、头颈癌和肝癌。多吃乳制品、纯牛奶、钙和全谷物，这些有助于降低结直肠癌的风险。喝咖啡也有好处，有削减患肝癌和皮肤基底细胞癌的风险。另外，食用蔬菜和水果量大的话，能降低咽喉癌和口腔癌的风险。

这饮食习惯呢，不只包括吃什么食物，还包括怎么处理食物，怎么保存食物。举个例子，吃发霉的食物能增加我们患癌的风险，因为发霉食物里有种叫黄曲霉素的致癌物质。还有，平时家里炒菜时那个油烟，就能诱发肺癌，所以要用好抽油烟机，尽可能少接触油烟才是。

有些饮食模式，比如说低胰岛素饮食、低炎症饮食、降低糖尿病风险饮食，这些饮食，都和降低我们得慢性非传染性疾病（包括癌症）的风险有关。这些饮食模式都推崇多吃蔬菜、水果、全谷物、坚果、豆类，以及ω-3脂肪酸、多不饱和脂肪酸，同时尽量少吃红肉和加工肉类，少喝含糖饮料和酒。

还有个注意点，我们喝的东西如果太烫也会增加得癌症的风险，经常喝超过65℃的热饮，比如热茶、热咖啡，可能就会增加患食管癌的风险。

我们吃喝的习惯直接影响得癌症的风险。均衡饮食，多吃蔬菜、水果和全谷物，少吃加工肉类、红肉和酒，这样防癌最重要。另外，我们保管食物和烹饪食物方式也要注意，不吃腐烂的食物，少接触油烟，这也是防癌很重要的一环。

2.推荐的防癌饮食模式是什么？

我们这就给防癌饮食模式来点"地气"，让大家能听懂、记得住，还能用得上。蔬菜水果，多多益善：想想我们中国的饭桌，蔬菜得有300～500g，水果也得来个两三个。记住，吃水果别总想着榨汁，整个吃才好。粗粮细粮，一起来：别总挑着精米白面吃，换换口味吃吃玉米、燕麦、小米。这样虽然看起来"土"了点，但对身体可好了。油腻的拜拜：炒菜的油别倒得太痛快，动物油尽可能少用，植物油量也得控制，每天那么一点点就行。肉食者谨慎：肉吃多了易得病，尤其是那些看起来很诱人的红肉。尽量多吃鱼、鸡肉这些清淡的。盐少放：我们做菜、吃饭别那么咸，每天盐的量控制住。酒，能不喝就别喝：酒喝多了对身体没好处，想健康，就别总想着干杯。食物存储，防潮防霉：豆类、谷类存储要小心，别让它们受潮发霉了。做菜方法，简单健康：不要老是炸炸炒炒，尝尝蒸煮的清淡，对身体好得很。烫的东西少吃：火锅、热茶什么的，温度别太高，保护好我们的食道。吃点红黄色蔬菜水果：胡萝卜、番茄什么的，富含β-胡萝卜素，抗癌效果好。吃抗氧化的食物：苹果、蓝莓可好了，抗氧化，抗癌症。豆类坚果，常备不患：大豆、核桃这些东西，营养又抗癌。全谷类的好处：老祖宗留下的粮食，全谷物营养高，别忽视了。少吃红肉加工肉：肉类选对了，减少得病的概率。别总喝甜饮料：甜的喝多了，人也越来越"甜"，身体可受不了。防癌饮食就是吃得多样化，饮食清淡些，少些油腻和甜饮料。这样的生活方式，能帮我们远离癌症，活得更健康些。

（1）均衡饮食模式对防癌的作用

我们聊聊怎么吃、怎么活，才能远离大病小病，尤其是那个让人头疼的癌症。我们用老百姓的话，说个明白。多吃水果蔬菜：这两样东西里边的好东西真不少，维生素 C、维生素 E，还有矿物质和纤维，都能帮我们身体抵抗坏东西，少生病。别总吃那些精米白面：我们换着花样吃，多吃点杂粮、全谷物，对肠子好，减少患上结肠癌的概率。少吃红肉和加工肉：红肉、香肠火腿，这些东西吃多了，未来麻烦事可就多了。健康的油脂来一点：我们吃油要吃对，比如橄榄油、坚果里的油，还有鱼里头的ω-3，对身体的各种炎症大有好处。酒，能控制就控制：喝酒不是坏事，但喝多了可不行，容易生出各种癌症。保持体重：好吃懒做长肉乐但别胖成球，肥胖可是疾病的温床。别吃太咸：盐吃多了，很可能胃里就有状况。注意我们怎么煮饭：别老烧烤油炸的，灶台上烟雾滚滚，看着壮观，可是做出来的菜不利于健康。喝水，适量就好：水能帮我们排毒，但也别喝得跟个水缸似的。不要食品添加剂和防腐剂：这些东西市场上都有，但得注意，多了可不好。

除此以外，您听没听说过地中海饮食？那边的人都怎么吃呢？多吃蔬菜水果、杂粮全谷物，少吃红肉多吃鸡鱼。那里的人活得健康，病痛少，寿命长。我们中国东南沿海的食谱也不错，养生健康，低病亡，活得长。

但您记着，吃是个大事，可吃再好，也还得注意别的。没什么食物能绝对防癌，癌症不是一天半夜就来的，也不是只管吃就能防的。运动、睡眠、心情、别吸烟喝醉酒，这些都得一起上阵，我们才能更健康，远离病痛哦！

（2）特定饮食模式（如地中海饮食）如何帮助防癌？

我们今天来聊个家常话题，但可大有用处——怎么吃出健康来，尤其是怎么吃能帮忙防癌。我们聊的这个吃法叫"地中海饮食"，话说它可是个明星饮食法呢，下面我们就一条条来扒扒它的秘密。

植物性食物多多益善：地中海边的兄弟姐妹们天天啃蔬菜吃水果，还有全谷物和豆类，这些东西里的纤维、维生素、矿物质多得很，特别是那些能打跑坏蛋（自由基）的抗氧化剂，能帮我们保护细胞，降低得癌的风险。健康油脂来一点：地中海饮食推荐的油，主要是橄榄油，这东西里面的单不饱和脂肪酸可多了去了，能帮助我们控制血脂，防止心脏病和某些癌症找上门。鱼来几口，鸡也行，红肉少来点：我们减少红肉和加工肉的吃量，多吃鱼和鸡，这样能减少我们患结肠癌的风险。杂粮全谷物多吃点：这里面的纤维能赶走我们肠子里的坏东西，减少在肠道里闹腾的时间，从而降低患结直肠癌的概率。豆类和坚果，来几把：这些宝贝含的植物蛋白和好油脂多着呢，还能帮助我们控制体重，要知道体重管理对防癌可重要了。乳制品，适量就好：地中海饮食也不忘了奶酪和酸奶，这些是钙和维生素 D 的来源，骨头健康了，患癌症的风险也小了。喝酒，少来两口：虽然地中海饮食不反对来点红酒，但得控制，毕竟酒精太多了，和各种癌症勾搭的风险就上来了。快乐生活，朋友多多：吃的健康很重要，但这饮食法更讲究的是，运动得勤快，朋友得多，心情得美。让身体少点氧化应激：防癌不光是吃什么，少让身体紧张，少些氧化压力，也是关键哦。动起来，别光吃不动：保持适宜的体重，运动得活跃，肥胖这种多癌症的老朋友就离我们远去了。再说一遍，少吃加工和红肉：地中海饮食也是这么提醒的，这对防癌有好处，真的。

总结一下，地中海饮食就是爱吃植物、选择好油、精挑细选蛋白质来源、把控红肉和酒精摄入。这样一讲，似乎我们明白了，它讲究的是整个的生活方式，包括吃得均衡、动得有度、心情得好。这些加起来，拒癌门外，健康长寿！

（三）饮酒和吸烟对癌症的影响

1.饮酒和吸烟是如何增加癌症风险的？

我们再来聊一下这两个老生常谈的话题，不过这次得往深了聊——咋样才能避免病魔，这里特别说的是癌症。老话说得好，酒多伤身，烟多害命，可不是没有道理。我们从网上找来的研究资料，给大家好好普及一下"饮酒和吸烟增加癌症风险"的因由。

小酌怡情是这样的：世界卫生组织有个癌症机构，把酒精列为头号致癌物，意思就是说，整天泡在酒缸里，多种癌症找上身的概率大大的。去年的数据都显示出来了，全球有 74 万例癌症与爱喝酒分不开。什么癌症呢？食管癌、肝癌、乳腺癌得瑟得很。酒精怎么致癌？它弄坏 DNA，让细胞乱七八糟地复制；吸收重要营养不行了；还能扰乱性激素水平，总之，酒精干了一系列不利于身体的坏事。

"烟友"不是好朋友：抽烟可能是带来癌症的大风险。烟草里含的化学成分，可数的千条万条，好多都是证实了的致癌物。举个例子，肺癌、喉癌、口腔癌这些，听着多吓人，都跟烟草有关。别以为自己不抽烟就能幸免于难，那二手烟也是能增加癌症风险的。

酒和烟的双重奏：这俩搭在一块，那癌症风险得往上跳。酒精还能让烟里的坏东西被身体吸收更多，尤其是头和脖子上的癌症。

小酌也休想轻松过：研究说了，其实哪怕就是喝点小酒，也足够让癌症风险上涨。而且少喝酒，相关的癌症风险自然也会降低。

各地发病风险不一样：东亚各国包括我们中国，跟酒精有关的癌症发病率就高。得特别提醒，别寻思着喝上几杯不算什么。

男女有别，病魔不饶人：男性因抽烟、喝酒导致的癌症风险远超女性。男性的残疾调整寿命年，也就是说，因病影响的健康生活年数，通常比女性短。

工作环境也是风险所在：男性出去到外面工作，容易遇到致癌的环境和职业风险，比女性要严重。

（1）酒精如何影响癌症的发展？

我们来聊聊喝酒和癌症的事。您一定听说过喝酒对身体不好，那到底是如何影响的呢？这个其实挺复杂的，但是我尽量用大家容易听懂的话来讲。

说到底，酒精就是害人的。酒进肚子里，身体会把它转化成一个叫乙醛的东西。这个乙醛是个主要的"罪犯"，它会直接破坏我们的 DNA，DNA 就像是我们身体的指挥官，破坏了就会导致细胞乱套，从而容易引发癌症。而且，酒精还能搅乱性激素的水平，特别是女性体内的一种叫雌激素的物质，这会危及女性朋友的乳腺健康。

酒精让身体的"环境"变坏。因为酒精让体内形成一种叫氧化应激的状态。这个状态下，会产生很多敢干坏事的活性氧和自由基，它们就像一群破坏者，乱刀砍去细胞膜和 DNA。另一方面，酒精还会搅扰到一种叫叶酸的营养素，这个营养素可是我们 DNA 的保镖，一旦叶酸没法正常行使职责，可能导致基因表达出问题，癌症就可能乘虚而入。

酒精还能扰乱肠道的和谐。这可能让您感到意外，喝酒与肠道菌还有关系？是的，其实酒精会影响肠道菌群的状况，我们身体的免疫状态和炎症反应都受到肠道微生物的影响。所以，不健康的肠道菌群与一些癌症的发展也有关系。

值得注意的是，酒精与许多种癌症有关，包括食管癌、肝癌、乳腺癌等等。就拿 2020 年的数据来看，全球所有新诊断的癌症患者中有 74 万都跟酒有关，而且男性中的肇事者接近 77%。

另外，酒精和其他致癌因素，比如说烟草，甚至会有加速效果。有种说法叫"1+1 大于 2"在这里就很合适，因为酒精加上烟草，这致癌风险就上去了，因为酒精能帮助身体吸收更多烟里的有害物质。

（2）吸烟对癌症风险的具体影响是什么？

我们来聊聊烟草和癌症这对"冤家"吧。吸烟对身体不好，但可能不清楚具体怎么不好，特别是它怎么会让人更容易得癌症。

烟草烟雾中有致癌物，但您可能不知道的是，至少有 69 种致癌物在里面！这些东西能让我们身体里的基因突变，就好比原本井井有条的指挥系统突然出了故障，细胞就没法正常生长了，患癌的风险就上来了。

然后，吸烟和各种癌症扯上了关系。可能有些癌症您以前没听过，比如喉癌、食道癌、胰腺癌等等，但您要知道，吸烟和这些癌症都是有直接联系的。而且，吸烟越多、时间越长，得这些病的概率就越大。

二手烟也不是省油的灯。即使您不吸烟，但您经常待在烟雾缭绕的环境里，也会增加得病的风险。而且，二手烟对小孩子的伤害特别大，可能会导致肺癌、哮喘等疾病。

特别要提的是，肺癌和吸烟的关系格外紧密。吸烟被认为是肺癌的头号元凶，因为烟草中的有害物质对我们的呼吸系统特别有攻击性。

还有，吸烟量和时间与癌症风险是成正比的。简单来说，吸得越多，吸得越久，得癌症的概率就越高。

但是，戒烟可是有益处的。如果您能戒了烟，不仅能显著减少得癌症的风险，就算是已经患有某种疾病，戒烟10年后，您和那些从未吸烟的人相比，患病或者死亡的风险几乎差不多。

早吸烟，风险大。年龄越小开始吸烟，将来死于癌症的风险就越大。这个风险在不同年龄段的人群中有明显的差异。更何况，吸烟对癌症患者的生存期也有影响。简单说，吸烟者比不吸烟者更早离开人世。

吸烟对公共健康的影响是全球性的。它是全球可以预防癌症的主要危险因素之一。但好消息是，改变吸烟习惯能有效减少癌症的负担。

吸烟是使人增加患癌风险的一个重要因素。戒烟和避免二手烟暴露可视为降低癌症风险的关键措施。希望通过这些信息，让大家能有所警醒，珍爱生命，远离烟草。

2.应该完全戒除酒精和烟草吗？

先说说吸烟。您可能听过吸烟有害健康，但可能不知道它到底有多"坏"。吸烟可以引发各种恶疾，包括但不限于癌症、心脏病和呼吸系统的病症。别小看这一口烟，据《柳叶刀》的研究显示，全球近半的癌症都和这些已知的风险因素——主要是烟草和酒精有关哦。吸烟者更容易得肺癌、咽喉癌、口腔癌这些病，甚至比不吸烟的人更早离开人世。

再聊聊喝酒。可能很多人觉得，偶尔喝一点没什么大不了，但实际上，喝酒也和很多健康问题挂钩，比如肝病、心脏病、某些类型的癌症等等。特别是，酒精和烟草一起作用，可能会让癌症风险更大，尤其是头颈部的癌症。

那戒了这两样东西会怎样呢？优点多多。戒烟能明显降低得癌症的概率，也能让病情好转的速度加快。戒酒呢？可以减轻肝脏的压力，还能帮助提升整体的健康水平。但这并不是说戒这两样东西就一帆风顺，可能会遇到戒断反应，需要医生的帮助和适当的治疗。

至于要不要彻底戒掉它们，这得看个人的情况了，包括自己的健康状况、生活习惯，甚至个人的喜好。有的人可能决定彻底戒掉，有的人可能选择在医生的指导下适量饮酒。但重点是，减少酒精和烟草的摄入对健康有很大的好处，关于是否戒掉它们的决定需要根据自己的具体情况和专业的医疗建议来做。

吸烟和喝酒对身体的害处是真实存在的，增加了患上癌症和其他重病的风险。戒掉它们能显著提高您的健康水平，降低这些风险。在决定是否完全戒掉它们时，切记要考虑自己的健康状况，同时也听听医生的意见。

（1）适量饮酒对健康有何影响？

要不要喝点酒？这个问题您可能经常听见，那么，喝酒究竟好不好呢？今天，我们就来科普一下喝酒对身体的影响。

首先说说喝酒的好处。在众多的研究中，有一部分显示，适量喝酒可能对心脏有好处，能降低心脏疾病的概率。酒中的酒精可能会帮助改善血小板功能，也就是我们常说的血液流动性。

但是，喝酒并不是对每个人都好。有一些特定的健康问题，例如刚刚从新冠病毒中恢复过来、正在服用某些药物，或者患有肝硬化、胃病、胰腺炎等疾病的人，都是不能喝酒的。

那么，什么叫作"适量"喝酒呢？一般来说，建议成年男性每天饮用的酒精量不超过 25 克，成年女性不超过 15 克。不过，这个"适量"并不一成不变，还要看个人的身体状况和医生的建议。

喝酒除了可能影响您的心脏健康，还可能影响其他部位。长期喝大量的酒会增加患痛风、心血管病和癌症的风险。有的时候，即使是"适量"喝酒，也可能会影响您的脑部健康，例如，有的研究指出，喝酒甚至可能和大脑容量减少有关。

您可能不知道，每个人习惯的饮酒量也可能和他们的文化背景有关。不同的地方和文化对"适量"喝酒的界定可能不同。

喝酒的方式，也是值得注意的一点。尽量不要空腹喝酒，避免不同种类的酒一起喝，选择酒精度低的酒。喝酒的时候，记得多吃点食物哦。

看完这一大堆，您可能觉得，喝一点酒似乎还有好处？但根据《柳叶刀》的研究显示，如果从健康的角度来看，最好的饮酒量是零，也就是说，最健康的还是不喝酒。

怎么样，决定要不要喝酒，以及多少量，这些确实很复杂，因为涉及您个人的健康状况，所以您需要听从医生的建议。不论怎样，随便喝酒是不对的，我们必须要了解，健康最重要。希望我们的科普，能对您有所帮助。

（2）戒烟对预防癌症的重要性有多大？

我们今天就来谈谈戒烟这个话题。吸烟对健康的危害非常大，特别是吸烟能引发各种癌症，尤其是肺癌。

据《中国吸烟危害健康报告 2020》显示，烟里面有 69 种致癌物质，这些致癌物质能让人体内的基因产生永久性的变化，进而导致恶性肿瘤。除此之外，吸烟也会让人更容易得心脑血管疾病、慢性呼吸系统疾病，甚至糖尿病等各种慢性疾病。因此，戒烟能明显降低这些疾病的发生风险，并能改善疾病的预后。

戒烟的好处还有很多，比如能改善心血管健康，提高生活质量，还能让我们的生命更长寿。研究表明，戒烟后，癌症的风险就会逐渐降低，戒的时间越久，降低的风险就越大。比如说，戒烟 5 年后，患口腔癌、喉癌和食管癌的风险就会显著下降。而戒烟 10 年后，肺癌的风险就可以降到几乎跟不吸烟的人一样的水平。

而且，就算是在被诊断出癌症后，戒烟依旧能给身体带来很大的好处。事实证明，不论患的癌症是否和吸烟有关，被诊断出癌症后还继续吸烟的人，对治疗的反应要差于已经戒烟的人。

此外，戒烟还能对癌症的治疗带来积极的影响。因为吸烟会使手术效果变差，也会降低放疗和化疗的效果。戒烟能够减少治疗的副作用，提高治疗的效果。

所以，戒烟是防癌、降低癌症治疗风险和提高治疗效果的重要途径。对于吸烟者来说，戒烟永远都不晚，而且每戒一天，就替身体减轻一天的负担。希望所有的吸烟者都能早日抛弃这个恶习，让自己的身体更健康，生活更美好。

六、癌症疾病详解

※ 肺　癌

（一）肺癌的流行病学：我所在的地区肺癌发病率如何？

在全球，肺癌是一个特别顽固的敌人，它导致的患病和死亡人数居高不下。2020年就有大约220万人被诊断出肺癌，而有180万人因此失去生命。特别是对于男士来说，肺癌是夺命的头号大敌。女士们也不轻松，肺癌是导致女性癌症死亡的第二大原因，仅次于乳腺癌。

全世界不同的角落，得肺癌的概率和死亡率也不一样。这主要是因为各地吸烟习惯的差异。比如说，在中国，肺癌的情况就很严重，原因直接和吸烟有关，尤其是男性，2019年的数据显示有一半的男性吸烟，虽然这个数字在慢慢下降，但还是挺吓人的。而且最近女性得肺癌的比例也在上升，这可能和空气污染或者二手烟暴露有关。城市和农村的情况也不同，一般来说，城市的情况更严重，但农村的肺癌发病率和死亡率也在增加。

吸烟，无疑是肺癌的头号元凶，吸烟者得肺癌的概率是不吸烟者的10～30倍。那么，那些因为吸二手烟而被动吸烟的人，他们得肺癌的风险也是有增加的。除了吸烟，环境污染、慢性阻塞性肺疾病、不健康的饮食习惯以及一些遗传因素，都可能增加肺癌的风险。

所以，对于想要减少肺癌风险的人来说，了解自己所在地区的吸烟情况、环境污染状况，以及当地的医疗资源非常重要。最有效的方法还是戒烟，减少二手烟的暴露，这样能大大降低得肺癌的风险。

我们每个人都应该负起责任，为自己、为家人的健康考虑。如果您还在吸烟，那么现在戒掉它绝对是明智的选择。同样，我们也要尽量避免待在充满烟雾的环境中，保护自己远离二手烟的伤害。还有，关注和改善生活环境的质量，尽可能减少接触各种污染物，也是预防肺癌的好方法。

肺癌的问题可能听起来很严峻，但是只要我们每个人都能做出努力，戒烟、减少污染、健康生活，我们就有可能远离肺癌的威胁，让生命更长久、更健康。

1.肺癌在全球范围内的发病率趋势是怎么样的？

话说肺癌这个顽固的家伙，在全球范围内越来越调皮，过去30年来，虽然总体的发病率没怎么变，但是新发病例还是在增加。跟男女有关的话，过去男性比女性得肺癌的概率高很多，但现在趋势是男性得肺癌的情况有所下降，女性则相反，发病率在上升。世界上的不同地区，肺癌发病的情况也大不相同，欧洲、亚洲、北美洲男性肺癌发病率在往下降，北美洲女性也是，但其他地方的女性得肺癌的情况却在增多呢。

再来说说年龄，看起来得肺癌的平均年龄是越来越大了，尤其亚洲的男性，平均大了将近两岁。肺癌的类型也在变化，之前是鳞癌，现在最常见的是腺癌。

特别要指出的是，我们中国在这方面也不乐观，2020年新发的肺癌病例有将近54万，这个数字简直让人惊呆了。而且从城市到乡村，再到经济不太发达的地区，肺癌的发病率都在变化。吸烟还是大问题，中国烟草消费量这么大，控烟和防止职业暴露是预防肺癌的两个大点。至于环境污染的问题，虽然也有风险，但好在现在形势有所好转。为了以后更好地管理，建立一个监测网络就成了下一步要做的重要事。

来看下其他数据，2022年，世界上预计会新增将近2000万的癌症病例，死亡病例接近1000万。肺癌新发病例有248万多，占全部新发癌症病例的12.4%，这个数字让它坐稳了全球第一大癌症的宝座。死亡人数更是高达181.7万，占癌症死亡总数的18.7%。在中国，肺癌同样是头号大敌，新增肺癌患者超过了106万，每10万人就有75人得肺癌。

再看GLOBOCAN 2020的数据，全世界有220万新发肺癌病例，死亡病例将近180万。在我们中国，40岁以下的男性得肺癌的人数在减少，但50～59岁年龄段的发病率在上升。

看到这里，您可能觉得有点悲观，虽然乳腺癌一度超过了肺癌成为最常见的癌症，但2022年肺癌又重新夺回了冠军。新增病例还是那248万，而且导致的死亡人数也最多，180万人因它而失去了生命。

肺癌给全世界带来的挑战真的很大，发病率和死亡率都令人担忧。而且，不同的地区、不同的性别，情况都各有不同。尤其是在中国，肺癌真的成了一个大问题。随着人口老龄化以及生活方式的变化，肺癌的发病率可能不降反升，这需要全世界人民齐心协力来面对这个挑战。

2.哪些因素导致了肺癌发病率的地区差异？

肺癌这个圈里的"霸主"似乎在我们的国家表现得分外"活跃"。基本上，您想一下您的周围，无论是城市还是农村，哪怕到了经济发展脚步不一样的地方，不得不说，它们逐渐进驻了大家的生活。这也是为什么我们要迫切地去讨论这个话题。

您看，我们中国的数据中心显示，对于大部分癌症，城市和农村的死亡率和失去健康年限的情况都有明显不同。对于城市人们，不管是男性还是女性，所有类型的癌症，死亡率和失去健康年限的概率都在减少，但对于农村的人们，男性和女性的癌症失去健康年限的概率却在增加。

找个 2020 年的数据瞅瞅：不同年龄段的人，主要的癌症死因不一样，但肺癌在多个年龄段中都占据了很重的比重。中国 34 个省份里，主要的癌症死亡原因各不相同，但肺癌或肝癌在很多省份都是个大问题。近 20 年来，我国面临的癌症问题正慢慢跟发达国家相似，同时也有我们自己特有的问题。而城市和农村对于癌症的流行病学也是大不一样的。

另外，各地的癌症问题也有自己的特点。城市里，乳腺癌、结直肠癌这些高危癌症出现得更多，农村这边则是食管癌、胃癌、肝癌等消化系统的癌症出现得多。然而肺癌实在是个"万金油"，除了西藏、甘肃、青海之外，其他地方都是它的天下。吸烟，是一个巨大的威胁，我国 15 岁以上的人吸烟率高达 26.6%，男性更是高达 50.5%。

国家癌症中心的数据表明，肺癌在男性、女性患癌和死于癌症中都是头号大问题，2022 年的新发肺癌病例超过 106 万，死亡的人有 73.33 万。肺癌在各个省份的癌症排名中，也是高居榜首。

那么，为什么肺癌会有这么大的区域差异呢？可能有各种各样的原因，比如环境污染、吸烟、室内使用煤炭煮食等。控烟是预防肺癌的一项重要措施。我国有 26.6% 的成年人吸烟，其中男性甚至达到 50.5%，差不多一半的男性都有吸烟的习惯，而女性则只有2.1%。总共有 16.1% 的人是决心要戒烟的，但能否成功就得看他们本人的决心和身边人的帮忙了。

所以，预防肺癌重在改变生活习惯，注意呼吸的环境，尤其是戒烟。这样，我们或许才能降低肺癌带来的威胁，让自己和身边的人都能过上更健康的生活。

（二）肺癌的病因与危险因素：吸烟与肺癌的关系有多大？

肺癌是一种可怕的病，它悄悄地来，等您发现时可能已经晚了。但大多数的肺癌，其实是我们自己能控制的！没错，吸烟是肺癌的"头号凶手"，大约85%的肺癌病例都跟吸烟有关系呢！吸烟的人得肺癌的机会，比那些不吸烟的人高出了22倍，是不是很吓人！

当然了，除了吸烟，肺癌还有其他一些"朋友"，比如家里的空气如果不太好、有过慢阻肺病史、工作环境较差、家里有人得过肺癌，或者是基因上容易得肺癌，这些都可能让肺癌找上门来。值得一提的是，即便是那些一生中吸烟不到100支的人，也有可能得肺癌，这种情况大约占了25%。

好消息是，如果能戒烟的话，得肺癌的风险真的会大大降低。戒烟1～5年，风险可以减少一半。当然啦，除了戒烟，环境保护好、少污染、在工作场所做好防护措施、吃得健康也同样很重要。

说到肺癌的发病率和死亡率，这在世界各地都不一样。主要原因嘛，就是吸烟习惯的差异。在中国，由于很多人吸烟，不管是男性还是女性，肺癌的发病率和死亡率都挺高。近年来，中国女性的肺癌发病率还在上升，可能跟空气污染或者二手烟有关。

肺癌的症状很多，但早期的症状不典型，没有引起人们足够的重视，这就导致很多时候肺癌被发现时已经晚了。确诊肺癌，需要做各种检查，比如活检或穿刺。治疗方法有手术、化疗、放疗还有靶向治疗。当然，选择哪种治疗方案，要看肺癌的类型、患者的整体情况等等。

吸烟确实是肺癌最大的危险因素，但是还有很多其他的原因也会导致肺癌。想要防治肺癌，关键在于控制吸烟、减少环境污染和职业暴露、改善生活习惯，而且还要加强早期的筛查和诊断，这样才能把肺癌这个"不速之客"拒之门外！

1.吸烟量和肺癌风险之间的关系是什么？

我们聊聊肺癌这件事。听起来有些吓人，但别急，了解清楚了，就不那么害怕了。首先得说说肺癌的"大敌"——烟。那东西简直就是个祸害，大概在85%的情况下，肺癌是吸烟惹的祸。抽烟的哥们儿得肺癌的机会，比那些健康活动的兄弟高出了22倍。什么意思呢？就是说，您抽烟，肺癌的风险就像是坐了一台时光机，飞速往前冲。

再给您普及点医学知识。抽烟时，烟里头60多种毒素就开始在您体内搞破坏。这些家伙就像小偷一样，悄悄地损害您的肺部，把守护您的基因给弄坏，让坏细胞肆虐生长。就连美国的癌症协会都警告说，抽烟的哥们儿，不管您一天抽多少，肺癌的风险都是不抽烟的人的21倍。

再告诉您，肺癌跟抽烟量是成正比的。就是说，吸得越多，得肺癌的概率就越大。一天吸25根以及以上的人，死于肺癌的概率，比从不吸烟的人高得多了。但也有个好消息，那就是如果能尽早戒烟，那么死于肺癌的风险就会明显降低。研究发现，戒烟的人比抽烟的人多活了3.7年。

这还不是全部。如果我们能减少抽烟的量和频率，也能大大降低得肺癌的风险。话说回来，熬过去、戒了烟的人，肺癌的风险自然就小得多。科学家们一致认为，从来不吸烟的人，得了肺癌后的生存率是最高的。

吸烟量跟得肺癌的风险是挂钩的，少抽烟或戒烟，是我们减少肺癌风险的一个有效策略。抽烟不光可能带来肺癌，还能让我们中各种其他癌症的招。所以为了身体健康，为了我们的家人朋友，也为了自己，戒烟绝对是个明智的选择，别再犹豫了，从现在开始吧！

2.被动吸烟对肺癌风险的影响有多大？

我们聊聊一个我们都很反感，但是又难以避免的问题——被动吸烟。有人会问，我都不抽烟，我还会得肺癌吗？听起来有些遥远，但是真相却让我们无法忽视——被动吸烟，就是您不抽烟，却不得不吸进别人抽的烟，也会让您得肺癌的风险大大增加。

那什么叫二手烟呢？这就是您身边的人在抽烟，烟雾四散，您就算不想吸，也逃不掉。相信我，这并不是一件小事。在《中国吸烟危害健康报告2020》中，就明确指出，二手烟中包含的有害物质和致癌物都太多了。这就好比您自己不抽，但是烟草那些损害身体的成分还是会进入您的身体，让您也可能得上肺癌。

而且这些二手烟，还会给我们的小朋友带来哮喘、肺癌、冠心病等问题。让人操心的是，二手烟没有所谓的"安全水平"，哪怕只是短暂的接触，也会对我们的身体健康造成伤害。

研究已经证明，接触二手烟，就有可能增加1%得肺癌的风险。听起来不多，但前面说过了，二手烟里有那么多致癌物，哪怕是微小的风险，也是我们不能忽视的。有些研究还发现，完全不抽烟的人得肺癌的概率，只有每天吸1~5支烟的人的十分之一。这就好像，您没有抽烟，却还要面对高高的肺癌风险。

所以我的朋友们，为了我们自己和家人的健康，一定要尽量避免接触任何形式的二手烟。如果能的话，也鼓励身边的人戒烟，少抽烟。做到这些，我们可以大大避免患肺癌的风险。

（三）肺癌的诊断与分期：如何进行肺癌的早期筛查？

提醒所有的朋友们，如果有机会读到这段文字，那可得仔细看看！我们要聊的是肺癌早期筛查的重要性。说到肺癌，可能很多人都会觉得离自己很远，但是一旦肺癌查出来，能早点治疗，生存的概率和生活质量都会大大提升。

现在我们来看看专家们怎么说。根据中华医学会肺癌诊疗的最新指南（2022 版），如果您已经 45 岁了，尤其是如果您抽烟的量达到了 20 包年（这个包年是个量的衡量，比如您每天抽一包，持续 20 年，那就是 20 包年），那您就该去做个肺癌筛查了。不过，不只吸烟者需要注意，经常接触二手烟、厨房油烟、职业致癌物，或者家族里有得肺癌的，患过肿瘤或慢性肺病的朋友们，同样需要留心。

那究竟怎么筛查呢？目前国际上通用的是一种叫低剂量计算机断层扫描（LDCT）的方法。听起来挺高大上的，简单来说，就是用特别低的辐射剂量来拍您的肺部，这个方法比一般的胸片精确多了，能更早发现肺癌，也能减少因肺癌而死亡的风险。专家推荐，这种筛查最好每年做一次，别超过两年没做。

如果第一次筛查什么问题都没有，太好了，但还是建议 1～2 年再筛查一次。筛查结果如果发现了一些小结节，但不像是癌症那样恶性的，那就可以暂时放心，但是下一年还得继续检查，以防万一。如果发现的结节比较大，或者看着有点像癌症，那可能就得做活检或者 PET-CT 来进一步确认了，最好去医院找专科医生看一下，这样才能放心。

我们说了这么多，最重要的其实还是一点，那就是别拖。肺癌有时候很难发现，症状也不明显，很容易被忽视。如果您有肺癌的高风险因素，或者感觉身体哪里不对劲，一定要及时去医院查查，越早发现问题，对治疗和恢复都越有利。

希望大家都能重视自己的肺部健康，定期做好肺癌筛查，同时也注意生活习惯，比如戒烟、减少接触二手烟和职业致癌物质，让我们一起努力，远离肺癌的威胁。

1.肺癌筛查的方法有哪些？

对很多人来说，"肺癌筛查"这个词听起来可能有点复杂，但其实了解它远没有您想的那么难。今天，我就来给大家讲讲肺癌的筛查，怎么通过一些简单的检查来提前发现肺癌，从而增加治疗成功的机会。

要知道肺癌早点发现对战胜它是很重要的！目前有几种不同的办法可以做肺癌筛查，我会尽量用大白话介绍它们。

低剂量计算机断层扫描（简称 LDCT）：这是现在最推荐的一种方式。就像一个特别的 X 光机，能够非常清晰地看到您的肺里面。与一般的胸片比，LDCT 能更早、更准确地发现肺癌，帮助我们早预警。中华医学会建议，对于肺癌风险比较高的朋友，每年最好做一次。传统的胸部 X 光：这种方法现在用得少了，因为它的画质不够清楚，发现肺癌的能力不如 LDCT。高分辨率 CT（简称 HRCT）：这可以看成是 LDCT 的一个补充，如果 LDCT 看到了一些不太清楚的影子，HRCT 可以帮助医生更清晰地看到细节。磁共振成像（MRI）和 PET-CT：这两种方法在肺癌筛查中不是很常用，但在有些特殊情况下，它们可以帮助了解病情或者病程分期。生物标志物检测：这是通过检测血液中的一些特定物质，比如胃泌素释放肽前体、神经元特异性烯醇化酶、癌胚抗原等等，来辅助诊断肺癌。虽然听起来挺高端，但实际上就是抽血检查。其他高科技方法：随着科技的发展，现在还有很多新兴技术，如定量 CT、影像组学、基因检测和人工智能等，在肺癌诊断上也开始显示出它们的威力。

重点来了，谁需要特别关心这些检查呢？基本上，如果您是个老烟枪，比如吸烟超过 30 包年；或者您和烟民共处超过 20 年；如果您有慢阻肺，或者您的工作让您长期接触一些有害物质；当然，如果您家里有人得过肺癌，那您就更应该注意了（肺癌高危因素：吸烟，二手烟暴露，慢性阻塞性肺疾病，长期接触石棉、氡、铍、铬、镉、镍、硅、煤烟和煤烟尘暴露史，一级亲属肺癌家族史以及遗传因素）。

LDCT 目前是检查肺癌的首选方法。当然，除了 LDCT，生物标志物检测和其他辅助检查也可以帮助提高早期发现肺癌的机会。

2.早期肺癌的诊断标准是什么？

我们要聊聊一个既重要又有点复杂的话题——肺癌的早期诊断。

我们要知道，肺癌不是一开始就会有明显症状的。有时候，当我们意识到不对劲时，可能病情已经不太轻了。这就是为什么早期发现肺癌特别重要，因为早期治疗的效果会好很多。

现在，我会带大家一起看看医生们是怎么诊断早期肺癌的，主要有以下几个方面。看看有什么症状：早期肺癌可能没有什么特别的症状，有些人可能会有持续的干咳、咯血、呼吸困难或者体重下降这类问题。做个影像检查：想要看肺里面有没有问题，做个低剂量的 CT 扫描（LDCT）是个不错的选择。它能够帮我们发现一些很小的结节，这也是最主要的检测手段。普通的胸部 X 光分辨率较低，就不太推荐了。检查痰里的细胞：对于那些有咳嗽和咳痰症状的朋友，通过检查痰里的细胞，能够帮助早期发现中心型肺癌。病理学检查：这个是"金标准"，意思就是最确切的诊断方法。医生可能会通过支气管镜或者做个小手术来取一点肺里面的组织，看看是不是癌变。查肿瘤标志物：这其实就是从血液里检测某些特别的物质，比如癌胚抗原（CEA）之类，可以帮助诊断肺癌。分子病理学检测：这种检测主要是看肺癌细胞里面有没有某些特殊的基因变异，对于后续的治疗选择很有帮助。其他方法：还有一些正在研究中的新技术，比如通过检测呼出的气体来诊断肺癌，未来可能会成为一种新的检查手段。结合临床表现和影像学：如果影像检查出了肺结节，而且其特征符合肺癌，这就需要高度警惕了。多专科医生团队会诊：有的时候，为了更精确地判断结节的性质，会有来自不同专业的医生一起讨论，给出最合适的建议。随访观察：对于那些不确定是否为肺癌的结节，通常会建议定期复查，看看结节有没有变化。

患者在被检查和诊断的过程中，需要考虑到很多方面的因素。对于那些有长期吸烟史或者职业暴露史的人来说，更应该定期进行肺癌筛查，以便尽早发现可能的病变。

3.肺结节以及 GGO 是什么？

在平时的体检或者是因为某些症状去做胸部 X 光或 CT 扫描时，医生有时会告诉你，你的肺里有个"结节"，听上去可能吓人，就让我来简单解释一下，这到底是怎么回事。

所谓肺结节，就是在我们肺部组织里出现的一个直径不超过 30mm 的小块，形状大多是圆的或者接近圆的。这种情况通常是我们做胸部 X 光或 CT 扫描时被发现的。这里说的肺结节，有的是良性的，也就是不会对我们构成太大威胁，原因可能是一些炎症、感染，或者是肉芽肿、囊肿造成的。但有的可能是恶性的，尤其是直径大于 5mm 的结节需要非常小心，这就有可能是肺癌的早期迹象。不过，如果是良性的，一般情况下不需要做什么特别治疗，只要定期去医院检查、观察就行了。如果是恶性的，那治疗方法就多样了，可能需要手术、放疗、化疗，还有些新的方法，像靶向治疗和免疫治疗等，最主要的方法就是手术。

再跟你说另一个医学术语，叫作 GGO，全名是 Ground-glass opacity，中文可以翻译成"磨玻璃影"。当我们在 CT 图像上看到肺部出现一种不是那么清晰的、半透明的影子，就像磨过的玻璃一样，这就是 GGO。GGO 的原因有很多，比如炎症、感染、肺水肿、肺纤维化或是肿瘤等。对于我们医生来说，GGO 在早期诊断肺癌时特别重要，因为它可能提示肺癌的早期信号，但光有 GGO 这个现象，我们还不能确定就是肺癌。

怎么评价肺结节和 GGO 是否危险呢？我们医生一般会综合考虑很多因素，比如 CT 或 X 光的具体表现、你自己的一些症状、既往病史和其他的症状。如果这个结节或者 GGO 看起来有点可疑，我们可能会建议做进一步的检查，比如 PET-CT 扫描、通过支气管镜检查肺部或者直接取点组织来做活检，这样才能确定它的性质。

如果通过检查发现 GGO 是早期肺癌，那针对这个情况的治疗，尤其是手术治疗，能大大提高治愈率和生活质量。手术通常是首选，尤其当肺部的这个不正常的小块比较容易拿掉，或者随着时间这个 GGO 变得越来越大或者里面的实心成分增多时，手术切除就更需要考虑了。

肺结节和 GGO 都是很常见的情况，但它们是否需要我们担心，要根据很多具体情况来定。发现肺结节或 GGO 后，最重要的是保持积极乐观的心态，按照医生的建议，做适当的检查和治疗。定期做一些影像学检查，对监测这些小块的改变非常有帮助，有助于我们及时发现问题，采取适当的措施。

4.肺癌的分期有哪些?

谈到肺癌，很多人可能会感到担心和困惑。想要更好地理解肺癌，我们就得先了解一个重要的概念——肺癌的分期。很多时候，医生提到肺癌的"分期"，其实是在谈论一个称为 TNM 分期系统的东西。这套系统是由国际抗癌联盟（UICC）和美国癌症联合委员会（AJCC）共同制定的，它的目的主要是为了帮助我们更好地理解肿瘤的大小、是否已经影响到附近的淋巴结，以及是否存在远处转移。所以，你会听到"T""N"和"M"这三个字母，它们分别代表了肿瘤（Tumor）、淋巴结（Node）、转移（Metastasis）。

肺癌不同阶段的情况:

第 0 期: 肿瘤还只是在肺泡上皮内，没有扩散。

Ⅰ A 期: 肿瘤的直径小于或等于 3cm，还没有开始影响到主要的支气管，也没有扩散到肺外或淋巴结。

Ⅰ B 期: 此时，肿瘤为 3～4cm，或者已经开始影响到肺叶的支气管，但仍未侵及主支气管，也没有到达淋巴结。

ⅡA 期：肿瘤已经大于 4cm，但不超过 5cm，或者在 2～3cm，但已有淋巴结转移。

ⅡB 期：肿瘤的直径在 5～7cm，或者是 3～5cm，但已涉及淋巴结。

ⅢA 期：此阶段，肿瘤不仅可能已经侵及胸壁、膈肌等，或者直径在 7～8cm，还可能开始影响到淋巴结。

ⅢB 期：肿瘤可能已经影响到心脏、大气管等重要结构，或者已经影响到淋巴结并且超过 8cm。

ⅢC 期：这一阶段，肿瘤可能已经转移到锁骨上面的淋巴结，或者已经侵及了胸腔内的一些重要器官。

Ⅳ期：最后，如果肿瘤已经转移到胸腔外的其他器官，那么就达到了Ⅳ期。

自从 TNM 分期系统推出以后，它就一直在不断更新，以反映最新的研究成果和临床实践。第八版 TNM 分期系统在 2017 年开始实施，它对一些分期的定义做了更新，以便我们能更精确地了解肿瘤的行为和患者的预后。

而最近，第九版 TNM 分期系统在 2023 年的世界肺癌大会上公布了，并且计划在 2024 年开始施行。新版中的一些主要变化包括细分了 N2 期为 N2a 期和 N2b 期，以及 M1c 期分为 M1c1 期和 M1c2 期，这样做的目的是为了让我们能更精细地评估患者的状况。

准确的 TNM 分期对于肺癌的治疗选择和预后判断有着非常重要的意义。随着科学技术的进步，我们对肺癌的了解也会越来越深入。TNM 分期系统也会继续根据最新的研究成果进行更新，帮助医生们更好地为肺癌患者提供治疗建议。总的来说，了解肺癌的 TNM 分期对于患者和医生都是非常重要的，它能够帮助我们作出更合适的治疗决策，提高患者的生存质量。

（四）肺癌的治疗方法：手术、放疗和化疗、靶向治疗、免疫治疗，哪种更适合我？

肺癌治疗有好几招，包括手术、放射、化疗、靶向治疗、免疫治疗和我们中医的方法。医生选择哪种方法，要看病的种类、病情的严重程度、病人的健康状况，还有病细胞里的一些特殊情况。

手术治疗：如果肺癌才刚起步，像非小细胞肺癌（NSCLC）这类，医生一般会建议动手术，把肺里的坏东西给割掉。可不是每个肺癌病人都适合做手术的，大概只有两三成的病人符合条件。如果病情到了晚期，那手术就起不了多大作用了。

放疗和化疗：所谓放疗，就是用射线把癌细胞照死，是针对某个地方的治疗。而化疗，就是用药物阻断细胞的繁殖，尤其是那些增长快的癌细胞。要是不能做手术的晚期病人，放疗就是不错的选择。像小细胞肺癌，最常用的化疗方案叫作 EP 方案，主要是依托泊苷和顺铂组合。

靶向治疗：这就像是有的人发烧只吃退烧药一样，靶向治疗就是对准肿瘤细胞的某个特别之处下手。如果癌细胞里有特定的基因突变，这种方法就特别管用。

免疫治疗：这是利用我们自己身体的免疫系统跟肿瘤对抗。有种药物叫 PD-1/PD-L1 单抗，能把身体的 T 细胞唤醒，让它们去攻击癌细胞。

中药治疗：提到中医，可能有人觉得古老，但别小看，中医中药在减轻手术后的康复时间、降低放化疗的副作用上都有奇效，而且还能帮着提高患者的生活品质。

挑治疗方法的时候，病人和医生得好好沟通，了解这些方法的好处和坏处，还有可能的副作用和能期待的效果。每个人的状况都不一样，所以医生会根据个人的具体情况来制定治疗方案。

科研人员天天都在研究，新的治疗方法和药物层出不穷，给肺癌患者带来了更多的选择和希望。

1.手术在肺癌治疗中的作用是什么？

什么时候该动手术呢？要是病还没闹太大，处在 Ia、Ib、IIa、IIb 期的患者，手术是头号选择。就算到了 IIIa 期，只要病人年龄行、体质好、肿瘤的位置也合适，手术也是可以考虑的。有时候，医生还会在手术前让病人先进行化疗，这样有的病人的病情会变得轻一些，就能有机会动手术了。最近，手术前先行化疗加免疫治疗取得了很好的疗效，这个需要根据具体病情进行治疗。

但说实话，能适合做手术的病人也就两三成。特别是到了 III-IV 期的小细胞肺癌患者，手术后生活的天数并没有大的提高，所以不特别推荐手术。再说，手术也不是万能的，特别对于病情很重的病人，癌细胞可能已经跑到别的地方去了，手术是没法保证把所有病灶都切干净，而且手术的伤害也不小。一般来说，早中期的病人更适合手术。

好在随着科技的进步，现在有了电视胸腔镜手术和机器人胸腔镜手术这些先进的微创手术，比起传统的大刀阔斧，这些手术伤得小，恢复得快。

手术在肺癌治疗里真的挺重要，特别是对早期肺癌的治疗效果更好。但是，要不要动手术，还得看病人自己的情况。选择了手术，之后的辅助治疗，比如化疗、靶向治疗和放疗，也很关键，能帮着清除可能剩下的癌细胞，让治疗的效果更上一层楼。所以，和您的医生好好商量，按医嘱进行，才是硬道理。

2.放疗和化疗如何结合使用以提高治疗效果？

我们今天聊点重要的——肺癌治疗里的两大利器：放疗和化疗。可能听起来有点吓人，但我会尽量用最简单的话给您说清楚，让您

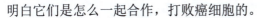

明白它们是怎么一起合作，打败癌细胞的。

放疗和化疗这两兄弟各有所长，他们一起上，就能从不同角度对付癌细胞了。放疗就像是有的放矢，专门攻击局部的癌细胞，用高能射线把它们的 DNA 搞得支离破碎，让它们不能再疯狂繁殖；化疗呢，就像是撒网捕鱼，药物通过血液走遍全身，哪怕是癌细胞跑得再远，也能追着打。

有时候，这两种方法一拍即合，两者可以互相增敏，起到 1+1 ＞2 的效果，不光能让肿瘤变小，手术也就更容易做了。还有，它们还能防止癌细胞手术后又偷偷摸摸回来。最近还有个名头很响的"PACIFIC 模式"，是对付晚期非小细胞肺癌（NSCLC）的绝招，也就是化疗免疫放疗全部用上，先放化疗再来点免疫治疗，这招已经成功地让很多专家点头。

但是，这俩兄弟虽好，怎么用也得讲究。放疗的剂量、照的地方、什么时候用，再加上免疫疗法的选择，这些都得根据患者的实际情况来定。有时候，放得太猛了，反倒会让身体的防御系统被抑制。所以，有时候需要把放射的剂量分几次来完成。

同时，放疗和化疗搭档虽好，也得看患者自身的扛得住程度，制定一个专门为他（她）量身定做的治疗方案。这两种方法虽然能提高治疗效果，但副作用也不是小事，两者结合治疗尤其是同时治疗的副反应很大（同期放化疗），所以治疗前，医生会和您好好聊聊这些可能会出现的问题，并且在整个治疗过程中密切监视，随时准备帮忙。

放疗和化疗的组合是打败癌症的强有力手段，但怎样使用这两种方法，也需要考虑到每个人的独特情况，确保治疗既有效又安全。这条路虽然可能有点坎坷，但有了专业的医生团队和正确的治疗方案，前面的路就会好走多了。

3.现在免疫和靶向药物这么多，化疗过时了吗？

说到打败癌症，有个老兵永远不会过时，那就是化疗。虽然近来靶向治疗和免疫治疗如日中天，成了抗癌领域的新宠，但化疗依然站在抗癌第一线，以它独有的方式，为许多癌症患者带去希望。

化疗就像一个"百步穿杨"的杀手，能够深入癌细胞的核心，不管它们藏在身体的哪个角落。特别是对于那些恶劣的非小细胞肺癌患者，化疗无疑是他们最坚强的后盾。即便是在晚期，化疗仍然是最广泛使用的策略之一。

更妙的是，化疗不是单打独斗，它能和其他治疗手段如抗血管生成药物、分子靶向药物以及免疫治疗搭档，联手向癌细胞发起猛攻。以非小细胞肺癌为例，无论患者是否需要手术，化疗大多是他们绕不过去的一环。此外，非小细胞肺癌对化疗的反应可谓"一见钟情"，无论是局限期还是广泛期，化疗对它都有显著的治疗效果。

根据 *Lancet Oncolgy* 的研究指出，未来虽然会有很多新的癌症治疗药物问世，但到了 2040 年，全球对化疗的需求预计会翻一番，需求最大的还是我们中国。这足以证明，化疗在癌症战场上的地位越发重要了。

当然，化疗像是一把双刃剑，在攻击癌细胞的同时，可能会给患者带来一些不太愉快的体验，比如骨髓抑制、恶心、胃口不好或者脱发等。但这都不是不可克服的，通过合理的化疗计划，我们能够尽最大可能减轻这些副作用，让治疗的道路更加顺畅。

在中国，任何一个化疗药物投入市场，都要历经层层严格的临床试验，绝不会草率行事。只有确保药物剂量安全、副作用可控，才能获得批准，用于治疗。可见，每一步的治疗都是经过精心计划和调整，以保障患者的福祉。

况且新的化疗药物的出现，疗效更高，副反应更小，有些同时配置了生物导弹（ADC 药物，Antibody–Drug Conjugates，抗体偶联药物），应用抗体作为载体，携带化疗药物弹头，可以更加精准地打击肿瘤细胞。

简而言之，化疗、靶向治疗、免疫治疗还有未来可能诞生的新疗法，都是我们对抗癌症的有力武器。面对癌症，最关键的是找到最适合自己的治疗方案。这需要根据个人的身体状况、病情发展以及医生的专业建议，综合考虑后作出明智的选择。

4.什么人可以靶向药物治疗？

科学家们给癌症搞了个定心丸，叫作"靶向治疗"。这东西，不是胡乱打靶，而是针对癌细胞的"七寸"，那些基因突变啊、蛋白质乱作一团啊的特殊标记，就像是找到了敌人的把柄。

比如，非小细胞肺癌的病友们，大概30%以上的患者会出现驱动基因的靶点，患者如果体内有什么 EGFR 啊、ALK、ROS1 之类的基因变异，靶向药物就像是量身定制的武器，专治这些疑难杂症。再比如，乳腺癌的病友，如果肿瘤里的 HER2 蛋白像是打了鸡血一样越来越多，那么 HER2 这个靶点就是治疗的靶心。

肚子里的肠道肿瘤，HER2 阳性的胃癌患者，打靶也成效显著。肝癌这块，如果 VEGF 蛋白像是开足了马力，那 VEGF 靶向药物就是病友的救命稻草。至于肾癌，那些 VEGF 或 mTOR 通道搞鬼的病友，也有专门的靶向药物呢！

别的不说，谈谈慢性髓性白血病，用特制的"酪氨酸激酶抑制剂"能正中 BCR-ABL 融合基因的下怀。多发性骨髓瘤的病友，别担心，有人专门研究出 CAR-T 疗法和 ADC 疗法这些绝招，BCMA 这个靶点也正好契合。治疗前肯定要做个基因检测，测量蛋白表达水平，确保靶向药物的靶可打、效可期。这靶向药，比老法子化疗温柔多了，副作用小、精准度高，就是偶尔得防着病友们的身体"学精了"，慢慢对药产生抗性。

顺便提一句，靶向治疗也不是神药，不是给谁都适用，效果也因人而异。所以病友们在打算使用前，一定要同医生掰扯清楚，什么效果，什么副作用，还有做什么必要的检测和监测，千万不能硬上。

5.什么人可以免疫治疗？

话说现在治疗癌症这事，除了打针吃药那些老一套，科学家们给我们捎来了个新东西——免疫治疗。我们身体里有个超牛的免疫系统，就像一只只勇猛的小兵，能守护我们不受病魔侵袭。免疫治疗就是激活这帮小兵，教给他们识别和干掉癌症细胞的诀窍。

有的肺癌朋友，特别是那些晚期的患者，检查一下，如果 PD-L1 这个东西标记多，那些免疫检查点抑制剂像 PD-1/PD-L1 药物，就能上阵帮您干活了。当然这个只是肺癌免疫治疗的其中一个适应证。对于 PDL1 没有表达的人群，就需要免疫治疗联合其他方案包括化疗、抗血管治疗等一起起效。经过临床学家的努力，现在不止晚期非小细胞肺癌，包括早期肺癌以及非小细胞肺癌都有机会用到免疫治疗。

但讲真的，免疫治疗这东西也挺犯糊涂的，有时候会让瘤子长得更欢咧，我们得留心这个"超进展"。别的不说，免疫治疗搞不好还会弄出一身毛病，像肺炎、肝炎、肠炎这些，有些还非常严重。所以说免疫治疗效果好，但是一定要慎重，和医生保持密切沟通和联系，及时发现问题及时解决。

免疫治疗这事呢，并不是谁都适宜，副作用、风险那都是真事。故此，得打算好了，跟医生了解清楚，这手术刀是不是应该开，这药方得不得试一试。再说医学这东西，天天更新换代的快，我们得跟上步伐，总得有个招。

言归正传，保持和医生的信息畅通，搞明白什么是最新方案，对自己对自家人的健康，都负责任。努力过好这一天，盼着更美的明天！

6.治疗肺癌神奇的药片：EGFR 靶向药物（吉非替尼）

当我们谈到非小细胞肺癌（NSCLC）的治疗时，一个名字总是会出现——吉非替尼。这种药物是针对一种特殊类型的肺癌患者设计的，那就是携带特定基因改变（EGFR 突变）的人。简单来说，吉非替尼像是一把锁定并中断肿瘤细胞生长命令的钥匙，让我们一起来了解一下这种药物的重要信息。

首先，吉非替尼被分类为第一代 EGFR-TKI 药物。它的工作原理是与 EGFR 紧密结合，这样就阻止了它传递促进肿瘤生长和扩散的信号。因此，对于那些 EGFR 基因有突变的肺癌患者来说，吉非替尼可以有效延长他们的无进展生存期，也就是在疾病恶化前能够维持较长的健康时期。

研究显示，与传统的化疗相比，第一代 EGFR-TKI，特别是吉非替尼，在治疗 EGFR 突变阳性的 NSCLC 患者方面，疗效更加明显。一个名为 IPASS 的研究揭示了这一点，表明吉非替尼的治疗效果远超过了传统的化疗方案。

尽管第一代的药物例如吉非替尼，在治疗中展示了其价值，但我们同时也有了第二代 EGFR-TKI，如阿法替尼和达克替尼等。第二代药物更是针对了多个目标，有着更加明显的治疗效果，但它们也会带来更多的副作用，有时患者的耐受性会比较差。

不幸的是，就算是这样的靶向治疗，也不是万能的。有些患者在吉非替尼治疗一段时间后，可能会出现耐药现象。这可能是因为肿瘤细胞中出现了新的 EGFR 突变，或者是其他一些我们尚未完全理解的机理。

面对耐药，如果出现 T790M 突变，这时医生可能会选择第三代 TKI（比如奥希替尼）使用，来克服耐药问题，为患者提供治疗上的新选择。

如今，吉非替尼等第一代 TKI 已在晚期 NSCLC 治疗中取得了很好的效果，成为那些携带特定 EGFR 突变的患者的重要选择。

然而，面对耐药的挑战，研究者们并没有放弃。他们正在探索结合使用其他类型的靶向药物或免疫治疗药物，以及开发新的药品，比如第三代的 EGFR-TKI 奥希替尼，都是对抗耐药的潜在策略。

吉非替尼作为一种靶向治疗药物，在特定类型的肺癌治疗中展示出了显著的疗效。但是，所有的治疗方案都需要基于精准的基因检测和医生的专业指导。随着我们对肺癌分子机制的深入研究，未来可能会有更多像吉非替尼这样的药物问世，为肺癌患者带来更多的希望和选择。

7.饿死肿瘤：抗血管药物在肺癌的应用

谈到肺癌的治疗，我们有一个非常重要的武器——抗血管生成药物。肺癌是一种比较常见但也很棘手的疾病，这类药物的作用机制主要是以切断肿瘤的"食物供应"为目的，即阻断肿瘤生长所需的血管生成，来限制肿瘤的生长和扩散。接下来，让我们深入了解一下这类药物在肺癌治疗中的具体应用。

首先要提的是贝伐珠单抗——这是一个特别的药物，它的作用是靶向并阻断 VEGF（血管内皮生长因子）与其受体的结合。通过这种方式，贝伐珠单抗能有效抑制肿瘤内的血管生成。在非小细胞肺癌（NSCLC）治疗中，与传统化疗联合使用，尤其是对晚期非鳞状细胞肺癌患者，贝伐珠单抗能显著提高这部分患者的生存期。

然后是小分子酪氨酸激酶抑制剂。这类药物作用于多个生物靶点，比如 VEGFR、PDGFR 和 FGFR，有效地阻断了肿瘤的血管生成。其中，安罗替尼在非小细胞肺癌治疗中表现出了不错的疗效。

值得一提的是，抗血管生成药物不是独战侠。它们经常和化疗、其他小分子靶向治疗药物，甚至免疫治疗药物联合使用，这样不仅可以加强对肿瘤的打击，还能延迟耐药性的出现，并且，这些药物的副作用是可以被控制和管理的。

此外，抗血管生成药物还有一个特殊的优点。它们可以让肿瘤的血管"正常化"，这实际上有助于免疫系统更好地发挥作用，尤其是当与免疫检查点抑制剂（ICI）一同使用时，能产生协同增效作用。

在中国，此类药物已成为晚期非小细胞肺癌患者治疗方案中不可或缺的一部分。专家们普遍认同它们的重要地位。值得高兴的是，贝伐珠单抗和其他几种抗血管生成药物，比如重组人血管内皮抑制素和安罗替尼，已被纳入国家医保目录，有助于降低患者的治疗经济负担。

科学研究从未停止，小分子抗血管生成药物在非小细胞肺癌治疗领域的研究正处于飞速发展之中，有一部分药物已经进入到临床试验阶段，这预示着未来治疗手段将更加多样化，治疗效果也更值得期待。

抗血管生成药物在肺癌治疗中发挥着举足轻重的作用。通过各种不同的机制和与其他治疗手段的联合应用，为肺癌患者带来了更多治疗选择和更优的治疗效果。随着科学研究的进一步深入，我们有理由相信未来会有更多更好的治疗方法出现，为肺癌患者带来希望。

8.免疫治疗是万能的吗？

现如今，谈起肺癌的治疗，免疫治疗可谓是一大亮点。虽然它并不是万能的，但在某些情况下，它确实能出现奇迹。

让我们看看免疫治疗是怎样起作用的。简单来说，免疫治疗就是通过激发或提高患者自己的免疫系统的能力，使它能识别并攻击肿瘤细胞。其中，PD-1/PD-L1 抑制剂就是免疫治疗中经常使用的一类药物。它们的作用是阻断 PD-1 和它的配体 PD-L1 之间的交互，从而破除了肿瘤细胞"隐形"的技能，让免疫系统能"看见"并攻击它们。

对于非小细胞肺癌（NSCLC）和小细胞肺癌（SCLC）的患者来说，免疫治疗已经显示出了明显的治疗潜力。特别是对于那些晚期非小细胞肺癌患者，如果没有驱动基因突变，免疫治疗已经成为了首选治疗手段之一。不管是单独使用免疫治疗，还是与化疗等其他方法联合使用，免疫治疗都能带来不错的疗效。

不得不说的是，免疫治疗并不是对每个人都一样有效。有的患者对它反应良好，甚至可能获得长期生存的机会；但也有些人可能对这种治疗毫无反应。究其原因，这可能与肿瘤的 PD-L1 表达水平、肿瘤突变负荷（TMB）以及患者的免疫微环境等因素有关。

免疫治疗也面临着耐药的问题。一些最初对免疫治疗有响应的患者，随着时间的推移可能会出现耐药现象，导致疾病再次进展。这种耐药可能是由多种原因造成的，包括 PD-L1 表达的下调、其他免疫逃逸通路的激活或肿瘤微环境的改变等。

免疫治疗可能带来一些不良反应，如与免疫相关的肺炎、肝炎、皮疹、内分泌疾病等，因此在治疗过程中需要密切监测和管理。

为了提升治疗效果并克服耐药性，免疫治疗常常会与其他治疗手段如化疗、靶向治疗和抗血管生成治疗等结合使用。这种联合治疗策略能产生协同效应，提高患者的生存获益。

值得注意的是，由于患者间存在治疗效果的个体差异，免疫治疗的临床应用需要针对具体病情，综合考虑肿瘤特性、基因突变状态和免疫微环境等因素，制定个性化的治疗方案。

随着对免疫治疗机制的深入理解和新药物的不断开发，免疫治疗的应用范围与效果预期都在不断扩大。未来，随着更多有关耐药机制、新的生物标志物和联合治疗方案的研究成果落地，我们有理由相信免疫治疗将为肺癌患者带来更加明确的希望。

免疫治疗是肺癌治疗中的一颗明星，虽然它并非适合每个人，但在正确的指导下，针对具体的患者情况进行个性化治疗，将能最大限度地发挥其潜力。随着科学研究的不断进展，免疫治疗未来在肺癌治疗中的作用只能更加不可估量。

（五）肺癌的预防与康养：生活中有哪些小习惯可以帮助我远离肺癌？

1.戒烟以外，还有哪些生活习惯可以降低肺癌风险？

各位朋友，我们聊聊肺癌，可能您会觉得，这跟我有什么关系？但您可别小看了，预防胜过治疗，尤其是对于肺癌这种病。

我们都知道，戒烟是大事。但除此之外，还有一些日常小动作，能帮您大大降低肺癌的风险。

远离二手烟：先说这个，二手烟其实跟直接吸烟差不多。所以，尽量避免待在有人吸烟的环境里，尤其是家里如果有小朋友，更要注意这一点。

呼吸新鲜空气：现在的空气质量，有时候确实不敢恭维。所以，尽量减少在空气质量差的地方待的时间。家里呢，可以考虑弄个空气净化器，外出时戴口罩也是个不错的选择。

吃得健康：每天吃足够的蔬菜与水果，减少红肉（就是猪牛羊肉）和加工肉制品的摄入。我们都爱吃，但健康吃才是王道。

适量运动：不用非得去健身房汗流浃背，日常多走动，偶尔运动运动，不仅能减肥，还能抗癌！

在工作上注意：如果您的工作环境中有致癌的风险，比如接触石棉、砷、柴油尾气等，一定要做好个人防护。

定期体检：特别是有吸烟史或家里有人患肺癌的朋友，定期去医院检查，这个习惯真的很重要。

放松心情：压力和焦虑对健康真的不好，找到适合自己的放松方式，保持乐观的心态。

远离其他危险因素：比如放射性物质和致癌的化学物质，包括

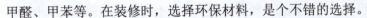

甲醛、甲苯等。在装修时，选择环保材料，是个不错的选择。

健康生活，良好习惯：保持充足的睡眠，适度饮酒。厨房做饭尽量开抽油烟机，保持通风，减少油烟吸入。

我们调整这些小习惯，就能有效降低患肺癌的风险。当然了，做得再好，也不能保证百分百不得病，所以，如果您属于高风险人群，定期进行肺癌筛查是非常必要的。万一身体出现了慢性咳嗽、咳痰、呼吸困难这些症状，可别犹豫，早点去医院看看。记住了，健康自己守，预防永远比治疗来得更重要！

2.肺癌康复期应该如何调整生活方式？

肺癌这病，得了不容易，治好了更得好好珍惜。所以，康复期间的生活小常识，我们得好好说说！

先说说戒烟，我们得坚决戒掉！就算之前没抽过，也要远离二手烟，别让别人的烟影响了我们辛辛苦苦治好的身体。

接下来，得谈谈吃的问题。我们要多吃蔬菜水果，它们可是身体的好朋友！红肉、加工肉品就少吃点，因为研究表明，这些东西吃多了对肺部不好。

运动也得适量。不用跟运动员似的透支，散个步、玩玩瑜伽、来点轻松愉快的有氧运动就挺好。这些都能提高我们身体的机能和抵抗力。

提个小心思，外出的时候尽量选空气好的地方，尽量远离雾霾和人群密集的地方，俗话说，好空气能养人！

别小看了心理支持，这可是康复的大管家。和家人朋友多沟通，或者参加个互助团体，心情好身体才能更健康。

常规的体检和复查，也是不能少的。得跟医生紧密配合，随时掌握身体的变化，一旦有什么状况，就能及时发现，及时对症下药。

我们也要注意休息，可别让自己太累了，身体再好，也扛不住每天熬夜加班的折腾，怎么样也得悠着点。

再说说气候变化，得预防呼吸道感染，这个可是直接关系到我们肺部健康的大事情。提前预防总比事后治疗要好得多。

如果是做了手术的朋友，那就更得注意了。肌肉训练可不能落下，肩膀、手臂一定得动起来，这样才能加快康复速度，还您一个灵活的身体。

我们得在医生指导下好好锻炼，呼吸训练、咳嗽和呼吸体操都得跟上。这样能让您的呼吸功能更完善，生活质量也有保障。

康复期间，别忘了我们是和病魔作战的盟友，医生、家人和您自己，三方面都得抓紧。还得记住，每个人情况不一样，改变生活方式之前，一定要找医生聊聊，看看什么最适合您。

最关键的是，我们不只是要恢复身体，更要让心情也跟着好起来。一颗乐观的心，能打赢无数的硬仗！总之，我们得好好地、悠着点、科学地生活，让自己的每一天都活得有滋有味！健康和快乐，是我们这一路上最好的伴侣。

※ 肠 癌

（一）肠癌的流行病学：哪些人群更容易患上肠癌？

1.年龄和肠癌风险之间的关系是什么？

年纪大了，肠癌的风险也就随之增大了。研究表明，越过 50 岁的人，体内可能出现肠癌的概率就越高，按照数据统计，85%的肠癌患者都是在 55 岁之后才得的。不过，好在 40 岁以下的人患病概率相对就小多了，差不多是在 1200 人里才有 1 人会得病。但如果年纪大于 70 岁的朋友们，那这个数字就会增大至 25 人里就有 1 人可能得病了。

让人感到有点担忧的是，现在的数据显示，50 岁以下的成年人，他们得肠癌的风险是在升高，关于这点，可能和我们生活的方式和环境变得越来越"现代"有关。

除了年纪以外，得肠癌还有其他的风险因素。比如有没有家族历史、有没有炎症性肠病、一般吃些什么食物、有没有糖尿病、胖不胖、抽不抽烟、喝不喝酒等等。特别是热爱西式饮食的朋友们，得小心了，红肉和加工肉类吃得越多，肠癌找上门的概率就越高。活动少、肥胖和二型糖尿病等，也在年轻人这一族群中增加了得肠癌的风险。

虽然并不是说年轻就会得肠癌，但是这个增长的趋势，我们可得引起重视。早发现早治疗肠癌，对于提高患者活下来的概率是很关键的，所以，建议高风险的人群定时进行筛选。比如有家族肠癌病史的亲人、有炎症性肠病的病友、肥胖和糖尿病的朋友们等等。

年龄是我们得肠癌风险的重要因素，但其他的生活方式和健康状况又怎么能忽视呢。我们通过健康的饮食，适量的运动，保持正常的体重，还有远离烟酒，这些健康的生活方式，都是我们可以用来降低患肠癌风险的因素。同时，对于高风险的人群，定时进行肠癌筛选是预防和早发现的关键。所以，请大家重视起来，让我们一起过上健康的生活，远离肠癌的困扰！

2.家族史对肠癌风险的影响有多大？

如果您家里有人得过结直肠癌，那我们自己被这个病缠身的机会就比普通人大好多。特别是您的直系亲属，像爸妈或者兄弟姐妹得过这病，那风险可就更高了。研究告诉我们，如果家里有亲人得过结直肠癌的话，我们自己得这病的可能性能增加将近2倍！大肠里长的小瘤子叫作息肉，它们也可能演变成癌症。所以，要是家里有这种情况，哪怕是没人得过结直肠癌，我们得癌症的概率也会增大。

另外说到家里的人多大年纪得病，这个也挺值得注意。假如家里的直系亲属，只有一个人得过大肠息肉，那我们比一般人得病的概率高出 38%，如果是两个或者更多呢？风险就是一般人的 3 倍。特别是如果我们家里的亲戚在 50 岁前就查出来有肠息肉，我们得病的概率就更高了，得病可能性比常人高 77%。不过要是得病的亲戚年纪大些，70 岁以上时才查出病，那么我们得病概率就没有那么高了。

我们再说说这肠里长的小瘤子，它们的类型也不一样，有的风险大，比如绒毛状腺瘤这种，就是其中风险最高的一种。如果家族里的人得过肠息肉和结直肠癌两种病，那患结直肠癌的可能性就更是高得吓人。

所以说，如果我们家里有得过结直肠癌的亲人，就得趁早开始做检查，根据家里的癌症患者数量和发病年龄，来决定做筛查的频率和时间。这样能帮大家早发现病情，及时治疗，还能预防。对于有结直肠癌家族史的朋友们，找个专家咨询一下遗传问题和做个基因检测，也是很重要的，能让您更清楚自己的风险，在防范上更有的放矢。总之别忽视了，关注家族史，早筛查，早预防，好让自己生活得更加健康安心！

3.为什么大肠癌发病率越来越高？

当我们说起大肠癌，你可能会想，这种病和我有什么关系？但说实话，它比很多人想象的更加接近我们的生活。随着大肠癌发病率的持续升高，了解可能的原因就显得尤为重要了。

首先，得说说遗传、环境和生活方式。这三个因素就像一个"不良行为"小团队，一起促进了大肠癌的发生。虽然说得不是特别明确，但是研究已经指出，这三个因素的确是大肠癌发病的共犯。

如果你的家族中有人曾经患上过大肠癌，那么，你自己患上这种病的风险也会更高一些。糟糕的是，有 10%～30% 的大肠癌和家族史有关。

　　说到炎症性肠病，比如溃疡性结肠炎或克罗恩病，它们和大肠癌之间也有着不幸的联系。患有这些炎症性肠病的人，患大肠癌的风险也会更高。

　　接着，咱们得关注一下饮食的选择，尤其是红肉和加工过的肉类产品。这不是说让大家完全不吃，但是过量就会增加患上大肠癌的概率。

　　糖尿病这个词你可能听得多，可能还有些人觉得，这只是关于血糖的问题，但其实，糖尿病的患者患上大肠癌的风险要比普通人高出一些。

　　提到肥胖问题，这不仅仅会影响你的体型，更会影响到身体的健康。比如说，体重每增加一些，就会相应增加患大肠癌的风险。

　　抽烟和饮酒也是潜在的危险。烟民如果一天抽烟超过 10 支，那么患大肠癌的概率就会上升。至于饮酒，适可而止是关键，过量饮酒也是提高风险的一个因素。

　　现在，大肠癌患者的年龄越来越年轻，50 岁以下的人群中，大肠癌的发病率正在提高，这也许能反映出近几十年来，我们生活方式的变化对于疾病风险有所影响。

　　说到诊断，如果发现得早，比如在大肠癌还仅仅是个局部肿瘤的时候，治疗效果可能好得让你惊讶。这些患者的 5 年生存率高达 90%。而如果是晚期的话，生存率就会大大降低。

　　我们也不能忽视医疗技术的进步。现在的筛查方法越来越先进，越来越多的大肠癌得以及时发现和诊断，虽然这也可能让我们感觉到大肠癌的发病率似乎在上升。

　　了解了这些可能的原因，我们就知道要如何降低大肠癌的风险了。吃得健康，适量运动，保持正常体重，远离烟酒，还有定期做大肠癌的筛查，所有这些都是很有帮助的。另外，对于家族中有大肠癌病史的人来说，更要留心，要采取进一步的监测和预防措施。

健康生活不仅能让我们避免很多疾病，同时也能让我们更好地应对那些不可预测的风险。健康的生活方式，定期的筛查，对抗大肠癌，我们并不无能为力。

（二）肠癌的病因与危险因素：不良饮食习惯如何影响肠癌风险？

1.高脂肪饮食与肠癌风险的关联是什么？

今天我们要聊聊吃的问题。您可能听说过一句话叫"病从口入"，它一点没错。我们每天的饮食和健康身体有着密不可分的关系。今天，我们就来说说吃得太油腻是怎么影响到我们健康的，特别是大肠癌这个疾病。

我们先说说吃得太油腻怎么影响肠道健康的。研究人员已经发现，吃得太油腻不只是让人脂肪积累，还可能让我们更容易得结直肠癌。您知道，肠道在消化食物的时候会分泌一些消化液来帮忙，这样不断来回的作用，就像河水冲刷河床一样，时间长了，肠壁也会损伤。这时候，肠道的干细胞，就好像一支修缮队，它们可以产生新的细胞来修补肠壁上的破洞。但是，如果我们吃得太油腻，则会让这些细胞变得"过于积极"，就像有人突然加大了修缮队的任务，让它们更快更多的生产新细胞，这样下去，我们就更容易得结直肠癌了。

高油腻饮食里面的脂肪会在身体里面分解成游离脂肪酸。这些游离脂肪酸像是一个开动工厂的开关，启动了肠道细胞的繁殖模式，让他们更快更多的生长，那么大肠癌的风险就大大提高了。

接下来说说红肉和肉制品。我们都喜欢吃牛肉、羊肉和猪肉，还有各种火腿肠、香肠，但是它们都可能增加我们结直肠癌的风险，特别是如果我们每天吃 100g 以上的红肉，或者 50g 以上的肉制品，那风险就更大了。

不仅如此，还有酒精对健康的影响。过量饮酒对男性的影响尤其大，它会让男性更容易患上结直肠癌。

所以，我们为了身体健康，一定要尽量少吃高油腻的食物，少吃红肉和加工肉制品，喝酒也要适量。健康其实离我们并不遥远，从改善饮食习惯做起，我们就能过上更健康的生活。

2.纤维摄入不足对肠癌风险有何影响？

我们今天来聊聊"纤维"这个词。平时我们在聊天时经常听别人说多吃点纤维对身体好，那么它是个什么东西呢？简单来说，膳食纤维就像我们肠道的清洁工人，它能帮助肠道正常工作，帮助我们清除肠道里的"废物"。

现在的研究发现，如果每天纤维摄入减少，我们就可能更容易得大肠癌。现在医生们建议，我们每天应该食用 30～40g 的纤维。因此，我们平时在饮食选择上，应该尽量吃些富含纤维的食物，比如各种杂粮、胡萝卜、四季豆、豌豆等，这些都对防止大肠癌有很大帮助。

最近，一些研究指出，过量摄入一些可溶性纤维，比如我们常见的菊粉、瓜尔胶等，可能会让我们更容易得结直肠癌。大量的可溶性纤维则会破坏肠菌的生态，导致潜在致病菌富集、益生菌耗竭，肠道代谢失衡，并促进结直肠癌的发展。这就告诉我们，虽然我们需要多摄入纤维，但是并不是所有的纤维都以大量摄入为好，一定要适度。还是那句俗气老话：过犹不及。

另外，如果我们的身体不幸患上了结直肠癌，那么多摄入纤维还可以降低结直肠癌带来的死亡风险。比如说，如果我们每天能多摄入 5g 的纤维，那么死于结直肠癌的风险就能降低 22%，总的死亡率也能降低 14%。所以，即便我们已经患上结直肠癌，适度多摄入纤维也会对身体有所帮助。

所以，我们在平时的饮食中，一定要注意多摄入富含纤维的食

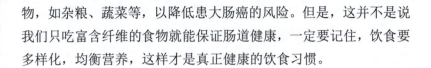

物，如杂粮、蔬菜等，以降低患大肠癌的风险。但是，这并不是说我们只吃富含纤维的食物就能保证肠道健康，一定要记住，饮食要多样化，均衡营养，这样才是真正健康的饮食习惯。

（三）肠癌的诊断与分期：肠癌的早期信号

1.肠癌的常见症状有哪些？

要说的是排便习惯的变化。如果您发现自己突然间便秘了，或者是腹泻，或者腹泻和便秘交替出现，而且这样的情况持续了好几个星期都没好转，那可得留意了。还有，如果您发现大便的形状变了，变得特别细或者形态怪异，这可能是因为肠道里有东西阻碍了，需要引起注意。

再来谈谈腹部不适。如果您腹部经常感觉不舒服，比如腹痛或者是腹胀，尤其是那种疼痛长时间不消失的话，那就更需要重视了。除此之外，如果在大便时发现血，不论是鲜红色还是暗黑色的，这都可能是因为肠道里的肿瘤破裂出血了。

贫血也是肠癌可能带来的一个症状。有时候，肠癌因为不易察觉的出血，会导致缺铁性贫血，让人感到特别疲劳，皮肤也变得苍白。不明显的体重下降也要小心，尤其是体重突然下降超过了5%，这也可能是患有肠癌的一个信号呢。

如果您感觉到腹部有肿块，排便时困难，或者排便之后感觉还像有东西留在里面，这些都可能是因为肠道里有肿瘤的缘故。与贫血相关的乏力，还有恶心或者呕吐，虽然不太常见，但确实也是肠癌可能会引起的症状。

说了这么多，还得强调一下，这些症状出现并不一定就代表是肠癌，也可能是其他更普遍的小病。但是，如果这些症状长时间不消失，尤其是对于50岁以上的朋友们，一定要尽快去找医生检查，早发现早治疗，对于提高肠癌的治愈率才会真正有帮助。

想提醒大家的是，健康的生活方式能在很大程度上帮助我们降低患肠癌的风险。平衡的饮食习惯、适当的运动、保持健康的体重、限制饮酒和戒烟，这些听起来简单，但坚持起来能为我们的健康加分不少。

2.如何通过肠镜检查进行肠癌的早期诊断？

许多人不愿意去做肠镜检查。主要原因有两个：一是大家对大肠癌认识不够；二是许多人觉得肠镜检查这事可大了，有些甚至会觉得有点害怕。因此，有很多人错过了治疗大肠癌的大好时机。

其实，随着医学技术的发展和医生经验的积累，肠镜检查并不像大家想象的那么可怕。现在的肠镜检查已经能做到不太痛苦，检查的时间也很短，一次检查大约就是 15 分钟的事情。而且，还可以在打了麻醉的情况下做无痛肠镜检查。

肠镜检查的大作用，还在于它能找出并用微创手术处理掉肠道的息肉，尤其是癌前息肉。许多研究表明，大部分大肠癌其实是从这些癌前息肉发展来的。而从形成癌前息肉，再发展成癌，可能就需要好几年甚至十年以上的时间。因此，如果能在这个过程中提前通过肠镜检查发现并去除它，就不会给这个病癌变留下什么机会。

要说的是，大肠癌是一种可以预防，甚至可以治愈的病。90%以上的结肠癌都是由息肉演变来的，而从息肉到癌，可能就要花10～15 年的时间。只要能在此期间找到并切除息肉，就能切实地防止大肠癌的发生。

现在，随着科学技术的发展，大肠癌的诊断和治疗已经取得了巨大的进步。了解大肠癌，配合手术和药物的进步，使得大肠癌的治疗有了新的突破。因此，患者的生存期更长，生活质量更高，早期的病友们甚至可以完全治愈。因此，肿瘤治疗的关键就是一个字——"早"。

粪便隐血试验和肛门检查指诊都是很好的辅助手段，能提供早期诊断的线索。建议每年都做一次这样的检查。粪便隐血试验如果持续阳性，或者肛门检查发现异常，那就应该进一步做肠镜检查了。

3.肠癌的分期有哪些?

肠癌分期，就是我们了解肿瘤发展的一种方式。通过观察肿瘤的大小，它是否侵入更深的组织，有没有扩散到淋巴结或者其他身体部位，我们可以分阶段地描述肠癌的发展状况。

按照全球通行的 TNM 分期系统，肠癌从 0 期分到第四期。

0 期，也被称为原位癌，是大肠癌发展的最早期阶段。在这个阶段，肿瘤细胞仅局限于大肠黏膜内，没有侵犯到更深层次的组织。原位癌的细胞虽然已经发生了变异，但它们还没有获得侵犯周围正常组织的能力。因此，这个阶段的肿瘤通常不会引发症状，也不容易被发现。然而，如果能够及时发现并进行治疗，原位癌的治愈率非常高。

进入 I 期，肿瘤开始表现出其侵略性，它开始侵犯到黏膜下层或固有肌层。尽管如此，肿瘤仍然局限于原发部位，没有发生远处扩散。这个阶段的癌症，如果能够及时发现并进行手术切除，通常预后良好。然而，由于肿瘤细胞开始向周围组织扩散，因此需要密切监测，以防肿瘤进一步发展。

在 II 期，肿瘤的侵袭性进一步增强，它可能已经侵入到大肠肌层，甚至可能侵犯到结直肠旁边的组织。在这个阶段，肿瘤可能会影响到一两个淋巴结，但仍然没有发生远处转移。II 期大肠癌的治疗通常包括手术切除肿瘤以及可能的淋巴结清扫。根据肿瘤的具体位置和淋巴结受累情况，可能还需要进行放疗或化疗，以降低复发风险。

III 期大肠癌标志着疾病的进一步恶化。在这个阶段，肿瘤不仅可能扩散到结直肠周围的组织，还可能侵犯到邻近器官，如膀胱、子宫或腹壁。此外，淋巴结的受累情况也更加严重，可能有四个或更多的淋巴结受到影响。Ⅲ期的治疗通常更为复杂，可能包括手术、放疗、化疗或这些治疗的组合。治疗的目标是尽可能地切除肿瘤，同时控制疾病的进展。

Ⅳ期大肠癌是疾病发展的最严重阶段。在这个阶段，肿瘤可能已经扩散到身体的其他部位，如肝脏、肺部或骨骼。这种远处转移使得治疗变得更加困难，因为肿瘤细胞已经遍布全身。Ⅳ期的治疗通常侧重于缓解症状、提高生活质量和延长生存时间。治疗方法可能包括化疗、靶向治疗、免疫治疗或这些治疗的组合。

我们在分期时还会考虑到一些特殊的情况，比如所谓的肿瘤结节。这些孤立的小结节虽然不会改变肿瘤大小的分期 T，但会影响淋巴结的分期 N。

有时，你可能会听到有人谈到 cTNM 和 pTNM。前者是临床分期，也就是根据检查结果来估计的分期。而后者 pTNM，则是病理医生通过显微镜检查组织样本，来确定的分期。

了解了准确的分期，我们就能评估病情的严重程度，预测疗效，而且对于选择治疗方案、预后情况都大有裨益。分期是我们对抗肠癌的一个重要工具。妥当的分期系统，可以帮助我们为每个病人制定最佳治疗计划，同时也能给患者和家庭成员一个明确的预期。

大肠癌的发展是一个逐步的过程，从原位癌到远处转移，每个阶段都有其特定的特点和治疗方法。早期发现和治疗是提高治愈率和生存率的关键。因此，定期进行体检，特别是对于有大肠癌家族史或高风险人群，是非常重要的。同时，保持健康的生活方式，如均衡饮食、适量运动、戒烟限酒，也有助于降低大肠癌的风险。

希望这番解释让你对肠癌分期有了更清晰的认识。记住，健康一旦有问题，不要犹豫，要及时去医院检查，早发现早治疗，总是更有希望的。

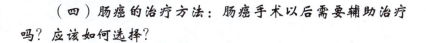

（四）肠癌的治疗方法：肠癌手术以后需要辅助治疗吗？应该如何选择？

1.肠癌手术的类型有哪些?

首先说说结肠镜下切除。如果肠癌还是胎儿刚出生那么大，医生就能用个镜子似的东西进去，把不良肿块给揪出来。要是这肿块长大了点，那就要通过结肠切除术来处理。这就得看肿块在肠子哪了，医生就得切除相应的那段肠，可能是半边肠子，也可能就是一小截。

再说，如果整个肠子都出问题了，医生可能就会建议做全结肠切除术。但这个通常是针对那些肠子有其他问题的人，比如家族病史等，和直接的肠癌关系不大。

其次就是结肠造口术。别听名字吓人，其实这个是在切除了坏东西之后，医生会在肚子上弄个小口子，让肠子能和外界连通，方便排泄。根据这个口子的形状，分为两种：端式造口和袢式造口。

要是您害怕大手术，现在还有腹腔镜手术呢，这个是微创的，切口小，恢复快。当然，老式的开放手术也是有的，就是医生会在肚子上开个相对大点的口子。

直肠癌手术，根据肿块离肛门的远近，会有不同的手术方式，每种手术都有个特别的名字，比如 Miles 手术、Dixon 手术，听着洋气，关键是对症下手。

还有的是经肛门局部切除手术，适用于直肠癌还没怎么长开的。TME 是一种新式手术，尤其适合直肠癌长在很低的位置。如果肿瘤离肛门很近，其他治疗手段不能根治肿瘤，万不得已，真保不住肛门了，医生可能要建议做腹会阴联合切除术，在腹部留一个肛袋排便。

说了这么多，手术的种种，得根据病情来定。得看肿块在哪，有多大，是否扩散到其他地方，病友身体状况怎样。手术之前，医生得仔细检查，这样才能定个合适的手术方案。随着时间往前走，现在的微创手术，甚至机器人手术都越来越受欢迎，因为它们伤口小，恢复快。别担心，选择哪种手术手段，都是根据您的实际情况和医生的专业建议来的。总之，治疗肠癌，对医生来说，不就是想让您早日康复嘛。

2.直肠癌患者为什么要放疗？

有的直肠癌朋友，哪怕已经动过手术把病根给割掉了，但这肠子里头有时候还是会不老实，病情会再复燃，这就是我们说的"局部复发"。特别是如果肿块长的比较大，或者是扩散到身体其他部位，那复发的概率就更高了，我们得防着点。

这时候，放疗呢，它像一个无形的超人，能够赶跑那些肉眼看不见的坏细胞，还能守住城门，不让那些淋巴结也沾上边。研究表明，通过放疗以及综合治疗，直肠癌复发的概率可以从半数降到不到十分之一。

放疗听起来高大上，实际上流程也挺细致。其流程有七七四十九道门槛，像评估一下病情、固定一下身体姿势、模拟定位、圈出目标区域、设计放疗方案、验证计划、实施治疗等等。不过患者们别怕，放疗既不疼也没别的不舒服，一次治疗也就几分钟，又快又准。

不过，治疗过程中，可能有的朋友会觉得特别累，这是因为身体在和病魔搏斗，需要大量的能量重新"充电"，同时也可能有些正常的细胞受了点影响，这时候体会到了疲劳。

放疗对于直肠癌，特别是那些病情严重的患者，就像一个强有力的帮手，有时候在手术之前加个放疗，能让肿块长时间"按兵不动"，大大提高手术成功率。甚至有时候也能帮助那些本来想放弃肛门的患者，有了新的希望，能保住肛门。

当然，放疗并不是每个直肠癌朋友都需要的。特别是那肿块不在肠子这边的，可能就没这个必要了。要针对每个人的状况来定。对于那些病情反反复复的患者来说，放疗就能大显身手，不但能降低复发，还能为大家多争取宝贵的时间。

在开始放疗之前，医生会根据您的具体情况来定制一个特别的疗法。医生会和您说明白，确保您明明白白知道为嘛要治疗，可能的效果和副作用都是什么。设计放疗计划的时候，我们得细致入微，最大限度地减少伤害，又确保不放过任何一丝一毫的肿瘤。

那么，放疗在直肠癌的综合治疗中占据着不能忽视的位置，对于那些病情较重、复发风险高的患者来说尤其如此。治疗过程中，患者朋友们千万要和医生团队好好合作，遵医嘱，同时，治疗之后要好好康复，定期检查体检，相信科学，积极面对。

3.结肠癌患者需要放疗吗?

结肠癌患者是否需要放疗，目前还有争议，大部分指南和专家不推荐放疗，特殊情况可以应用。这里面牵涉到了正常结肠细胞对放疗的耐受性差，结肠的移动性不容易定位等等。对于某些肿瘤较大，又相对固定的肠癌患者，一些专家正尝试应用放疗方法进行治疗，取得了一定效果。

随着科技的发展，放疗的技术也在不断进步。比如三维适形放疗、调强放疗，这些新技术能够更精确地打击肿瘤，同时减少对周围正常组织的伤害，使得治疗的效果更好，副作用更小。换句话说，这就像是有了更高级的"狙击枪"，能更准确地打击目标。

结肠癌患者是不是需要进行放疗，得看病情和治疗的目标。作为患者，最重要的是和医生保持良好沟通，了解所有可行的治疗方案，选出最适合自己的那一条。治疗路上，有时候需要勇气和信心，我们要相信医生的专业判断，同时也要保持乐观的态度，共同面对挑战。

4.肠癌已经转移了，为什么还要做手术？

肠癌这个词听着很吓人，特别是当它扩散到身体的其他部位的时候。这个时候如果不能完整切除肿瘤，一般就不再做手术切除了。但是肠癌是个例外，即使到了这个阶段，手术有时候也能给患者带来希望和缓解。

有希望治愈肠癌的手术。通过手术来"缩小"病情：有的时候，肠癌扩散到肝脏或肺脏，但不是到处都是。这时候，医生能切掉那些坏的部分，就像把腐烂的苹果部分切掉一样，达到 NED 状态，也就是无瘤状态。经过这种方式治疗以后，有的患者经过 5 年，病情都没再恶化。

药物治疗给手术"铺路"：有时候肿瘤大得不行，一开始不能动手术。这时候，化疗和靶向治疗就像是提前开个小场战斗，把它打小，等到能上手术台的程度，把不能手术的病灶转化为可切除病灶。给患有肠癌肝转移的病人做手术后，他们的寿命还能延长。

还有一些手术虽然不能切除肿瘤，但是可以缓解症状的手术：有的患者某些地方的肿瘤会有些不舒服，比如肠道堵塞或者出血。手术就能帮助解决这些问题，虽然不是为了治本，但能让患者感觉好多了，提高了生活质量。

打探敌情的手术：有时候，医生得开刀去看看肿瘤到底扩散成什么样了。通过这样的探查手术，医生能更清楚地知道该怎么办。

多方商量决定做不做手术：决定切不切，得多方面考虑。医院里面专门有一个 MDT 中心，也就是多学科综合治疗（multi-disciplinaryteam，MDT）模式，相关科室的医生、专家们会聚在一起商量，看看做手术是否合适。

手术后的补药：切除了肿瘤，但为保险起见，还得做化疗。这样能帮助干掉那些可能藏起来的小坏细胞，提高挺过来的概率。

靠向治疗和免疫治疗：现在医学进步了，出了很多新东西。靠向治疗和免疫治疗就是其中的翘楚，这两种治疗方法还能和化疗搭档，效果杠杠的。

最后要说的是，得了转移性肠癌，怎么治疗得量体裁衣。手术合不合适，得由医生团队根据您的情况来定。治好病很重要，但活得舒心也得考虑。做不做手术，医生得和患者及家人好好聊聊，看看除了手术还有什么治疗办法。

治疗的路多半不好走，但记住，不是没希望。患者和医生得紧密合作，看准时机，选择最合适的治疗方法。就像打篮球，得看准时机，传好球，才能得分。肠癌也一样，得合理安排，才有可能赢得比赛。

5.肠癌的靠向药物治疗有哪些？

我们真得感谢医学的进步。现在治疗肠癌，我们有了一套特别的方法，叫作"靠向治疗"。如果肿瘤是个贼，这个靠向治疗就像是精准的小红点瞄准镜，直接对准贼的心脏，这样既能够少费力气，又能准确击中，避免对身边的好人造成伤害。

治疗肠癌时候，医生们首先得对付两个"大坏蛋"：一类是肿瘤靠它来生成血管的 VEGF，另一类是肿瘤细胞传达生长信号的 EGFR。

说到 VEGF 这坏蛋，它其实就是肿瘤的"后勤部"，帮肿瘤运输养料。我们现在有了一种特效药叫作贝伐珠单抗，就能直接堵截这个后勤线，让肿瘤饿肚子，停止长大。还有其他的药如呋喹替尼和瑞戈非尼，它们也能通过阻断肿瘤血管的生成拦住肿瘤的"粮食"，从而治疗肿瘤。

再来谈谈 EGFR。这东西就像是肿瘤的"神经中枢"，控制它成长的速度。但现在医生们有了新招——西妥昔单抗（Erbitux）和帕尼单抗（Vectibix）这两种神奇的药物。它们能专门找到这个神经中枢，按下"暂停键"，让肿瘤停止疯长。不过得提醒大伙，这两个药只有当肿瘤细胞不带"闹心物"——也就是没有某些基因突变时（NRAS、KRAS 基因突变），才能施展威力。

有一些肿瘤细胞特喜欢"炫耀"它的 HER2，这时候曲妥珠单抗（Herceptin）就派上用场了。还有一小撮肿瘤带有 NTRK 基因融合的，这种情况拉罗替尼（Larotrectinib）就能来助阵。

选靶向药物的时候，得考虑到肿瘤长什么样，患者有哪些不好的基因变异，还得看药效怎么样、有哪些副作用。比如说，如果检查出您的肿瘤细胞里没有那几个闹心的基因变异，应用 EGFR 治疗可能就特给力。也得注意，治疗期间可能会有点小不适，都需要医生来把把关。

总的来说，肠癌的靶向药物治疗，就像是量身定做的战衣。它能专打肿瘤不良细胞，而不伤害到好细胞，提高疗效，减轻痛苦。医学界现在也在加班加点研究，发现越来越多的靶点和药物，这对肠癌患者来说，是个大好消息！

6.肠癌可以应用免疫治疗吗？

免疫治疗现在这么热门，那么肠癌可以应用免疫治疗吗？应该说大部分肠癌免疫治疗效果不好，但是有那么一小撮类型对免疫特别敏感。这一小撮类型就是那些基因有点瑕疵，容易生成不正常细胞的患者，免疫治疗效果特别好。这类基因出现问题的患者，通常用两个专业术语叫作错配修复缺陷（dMMR）或高微卫星不稳定性（MSI-H）。这类患者在肠癌里面治愈的比例为 5%～15%。

简单来说，就相当于这些患者的身体在修补 DNA 错误上出了点问题，导致癌细胞噌噌地长。而现在有种药叫 PD-1 抑制剂，可以想象它就是解除锁链的钥匙，让患者的免疫系统自由战斗，结果就是让癌细胞没地方藏。

例如，有这么一个药名叫帕博利珠单抗（pembrolizumab），我们就叫它 K 药。K 药对付那些 MSI-H/dMMR 的肠癌患者，效果比传统化疗还要好，而且中位无进展生存期——也就是患者在没有病情恶化的状态下能活多久，以及总生存期显著提高。瞧，是不是挺给力的？还有个研究叫 NICHE，它显示有的早期 dMMR 肠癌患者连续用两种药物伊匹木单抗＋纳武利尤单抗短时间搭配使用，所有人病情都有所缓解，其中 60%甚至达到了病理学完全缓解，几乎相当于临时赢得了与癌症的斗争。甚至这类患者有可能不用做手术，完全靠免疫药物治愈肠癌。

不过大家也得注意，免疫治疗并不是对所有类型的结直肠癌都有效。有一种肠癌叫微卫星稳定（MSS）或错配修复功能完整（pMMR），这时免疫治疗尚不清楚能有多少用处。至今为止，科学家们还在探索免疫治疗能不能和传统化疗、抗血管药物搭档。

不过别急，免疫治疗的领域天天都有可能更新。科学家们一刻不停地在研究，也许不久的将来，就能有更多疗效更棒、更安全的治疗办法问世。

肠癌患者的治疗像是一场战斗，每个人都是自己健康的指挥官。个个患者的情况都不一样，这就需要对症下药。免疫治疗也许就是希望之光，能让更多的患者看到胜利的曙光。记得我们不仅要关注治疗效果，还得留意副作用，毕竟身体的每一个反应都至关重要。医生会根据患者的具体情况，权衡治疗和潜在风险，选出最佳方案。

7.保肛还是保命？

我们聊一个既实在又富有技术含量的话题——直肠癌的保肛手术。

直肠癌的根治手术其实包含了四个核心原则：第一原则：彻底切除原发肿瘤。直肠癌根治手术的首要任务是完全切除原发肿瘤。这意味着不仅要移除肿瘤本身，还要切除肿瘤周围的一定范围的组织，以确保没有残留的癌细胞。这一步骤至关重要，因为任何残留的癌细胞都可能导致癌症的复发。为了达到这一目标，医生会根据肿瘤的大小、位置和扩散情况来确定切除的范围。第二原则：清理周围的淋巴结。淋巴结是癌细胞扩散的主要途径之一。因此，除了切除肿瘤外，还需要清理肿瘤周围的淋巴结。这有助于防止癌细胞通过淋巴系统传播到身体的其他部位。淋巴结的清扫范围取决于肿瘤的位置和扩散程度，以及患者的整体健康状况。第三原则：尽可能保持肛门功能。直肠癌手术可能会影响肛门的功能，因为肿瘤可能位于肛门附近。然而，保持肛门功能对于患者的生活质量至关重要。因此，医生会尽可能地保留肛门括约肌，以减少术后排便功能的损害。在某些情况下，如果肿瘤距离肛门较近，可能需要进行低位前切除术或腹会阴联合切除术，这些手术可能会影响肛门功能，但医生会采取一切可能的措施来保护患者的排便功能。第四原则：避免肿瘤的再次发生。除了彻底切除肿瘤和淋巴结外，还需要采取措施预防肿瘤的再次发生。这包括在手术中使用精确的技术来确保没有癌细胞残留，以及在术后进行定期的随访检查，以便及时发现并处理任何可能的复发迹象。此外，患者可能还需要接受辅助治疗，如化疗或放疗，以进一步降低复发风险。

其实，能不能做保肛手术不仅取决于肿瘤离肛门多远，还得看肿瘤侵入的深度。现在，通过 3D 腹腔镜和经肛门直视手术这些高端技术，能够在彻底切除肿瘤的同时，保留肛门的功能，这可是个大进步！

随着医学技术的进步，越来越多的低位直肠癌患者有机会进行保肛手术。但这类手术的复发风险相对较高，因此需要综合考虑多种因素。

对于那些位置更靠下的直肠癌患者，近 20 年来，采用了多学科治疗模式，尽可能在切除肿瘤的同时，保留直肠和肛门功能，避免了患者手术后需要永久性肠造口的情况，这无疑极大地提高了患者的生活质量。

至于那个可能让大家都感到纠结的问题——得了直肠癌，到底是要命重要还是保肛重要？这个问题真的很复杂。保肛手术的确存在一定的风险，比如手术后的并发症或肿瘤复发。而是否选择肛门切除，这需要考虑患者的具体病情和个人的身体状况。总而言之，这是个需要患者、家属和医生共同深入讨论的问题。

随着医疗技术的不断进步，直肠癌患者的治疗方案正在逐渐丰富，保肛成功率不断提高。但我们也要时刻警惕复发的风险。面对这些挑战，医生和患者需要携手前行，通过充分的沟通，共同探讨最符合患者个体状况的治疗计划。

（五）肠癌的预防与康养：定期体检对预防肠癌有多重要？

1.定期体检中的哪些项目可以发现肠癌？

肠道是个不容易瞧见的地方。如果说肠子里出问题了，有时候肉眼看不见。所以，有个试试看的办法，叫作粪便隐血试验（FOBT）。这个不费劲，就是测测大便里有没有血。肠镜血如果有血，那就说明肠道里可能有闹心的事。

如果 FOBT 的结果让人揪心，那医生可能要您做个肠镜检查。这个就相当于用个小摄像头直接进去旅游一圈您的肠道。一方面看看有没有长出来的小疙瘩，叫息肉；另一方面，如果有什么不请自来的东西像是早期的肠癌，也能一眼瞅见。什么不好的都能顺手给拿走，这就是为什么肠镜检查是黄金标准的原因之一。

张爱玲曾说过，"生活要有仪式感"。检查肠子也是，如果您特别怕做肠镜，人家科技为您准备了虚拟肠镜，也叫仿真结肠镜。用一个高级点的 CT 扫描您的肠子，然后电脑给您三维重建，那画面比科幻电影还真实。比起真正的肠镜看不到那些小小的息肉，但对于那种"大场面"，一样能发现，算是个不错的替代方案。

可能您会问，那腹部超声、CT 扫描这些是怎么回事呢？它们虽然不是专门看肠癌的，但有时候运气好，可能就能发现有问题的地方。尤其是那些家里老爷爷老奶奶也得过这病，或者其他容易得肠癌的家族，定期检查能让您早点知道情况。

可能有人会说："我身体棒棒的，什么感觉都没有。"但我得告诉您，肠癌这个家伙，它可不老实，有时候什么症状都不给您。所以，就算您一切正常，也别忘了体检。国内专家们讲，50～75 岁的朋友，您至少得做一次肠癌筛查。根据您检查的结果，医生会告诉您什么时候再检查一次。当然，如果您有些不好的征兆，或者其他危险因素，这个年龄限制可以适当放宽。

总之，像粪便隐血试验、肠镜检查、仿真结肠镜这些体检项目，对挖出肠癌，尤其是早期肠癌，都是很有用的。这不仅是在和肠癌赛跑，也为我们争取到治病的黄金时机。所以，不管大风大浪，定期体检可千万别忘了！这可能就是您赢得健康这场战斗的关键呢！

2.如何通过生活方式的调整降低肠癌风险？

我们首先得挑对吃的。像粗粮、膳食纤维多的东西，牛奶、酸奶这类乳制品，都得多吃。研究说了，肠道就是要这些东西，纤维一多，肠癌风险就降。每天多吃点全谷物，肠癌的威胁就小了很多！

然后烟得戒，因为吸烟大大增加了得结直肠癌的概率。越抽越危险，我们得拿出决心来！记得让自己多动动，运动能让人精神，身体骨头棒，还能让那可怕的肠癌远离您。

喝酒也得适量，毕竟喝多了对身体哪都不好，肠癌风险这事上更是如此。我们还得少吃点红肉和那些加工肉，香肠热狗什么的，偶尔吃一下可以，天天吃就不太妙了。如果已经患了肠癌，建议就是要完全戒酒了

再来说说，这肠子里的好兄弟，肠道细菌，得让它们乐呵呵的。

多吃点酸奶、菌菇、新鲜蔬菜、水果，让肠道里那些小伙伴活得滋润，这样我们的免疫力自然也棒！对那些包装好看、方便的小食品，我们一定要警惕了，毕竟里头的防腐剂和添加剂，让肠子受不了。

我们不要忘了体检这码事。即使您平时注意饮食，规律锻炼，那年年检查也不能落下。筛查就像提前在路上布了一个大网，肠癌要是敢来，我们就能早点发现，早点治，生存率直线上升。

※ 胃 癌

（一）胃癌的流行病学：不同年龄段的胃癌发病率

为什么老年人更容易患上胃癌？

2020 年新发胃癌的数量将达到 2000 年的 2 倍左右，所以胃癌的增长情况非常快。胃癌的好发年龄基本上是在 50～70 岁，中老年男性，男女比例基本上是 2∶1。

为什么呢？因为人一老，身体里那个打怪兽的免疫系统就不那么给力了。免疫系统就像个守城的将军，年轻时候一刀一个小怪兽，年纪大了，看见怪兽也不太想动了，所以，肿瘤才有机会乘虚而入。

再有一个很重要的点，就是家族遗传。如果家里有人得过胃癌或者其他消化道肿瘤，那我们自己患上的概率就高一些，这个是没法选择的，但是知道了之后我们得更加留心。

饮食习惯也特别重要。我们中国人爱吃咸的，腌的，熏的，其实这些都不太好。太多的咸食，特别是那些腌制品，对胃真的是大敌！还有一个坏家伙，名叫幽门螺杆菌，这个东西如果没治好，也是胃癌的罪魁祸首之一。

老年人胃癌来的悄无声息，有时候就把它的症状归咎于老年人常见的胃病，结果耽误了治疗。这也是为什么我们提倡老年人应该定期去做胃镜检查的原因，这样能尽早发现问题。

有句老话说得好，预防胜于治疗。老年人一定要勤查勤看，特别是那些胃不太舒服的，有胃病史的，或者家里有人患过胃癌的。给大家推荐一个小贴士，不管是 40 岁以上的中年朋友，还是有胃病史的年轻人，至少要查一次胃镜，别让胃癌有可乘之机！

综合来说，老年胃癌不是没原因的，背后有它的逻辑：免疫力的下降、家族遗传、不良的饮食习惯、幽门螺杆菌的折腾，这些都是导火索。我们只要定期做胃镜，注意饮食健康，远离高盐和腌制食品，及时治疗幽门螺杆菌，就能大大降低胃癌的风险。

（二）胃癌的病因与危险因素：幽门螺杆菌感染与胃癌的关系

1.幽门螺杆菌是如何导致胃癌的？

什么是幽门螺杆菌？这是一种非常小的生物，是一种单极、多鞭毛、末端钝圆、螺旋形弯曲的细菌。它能在我们胃里的极端环境中存活下来。它可不是什么好东西，因为它能引起一系列胃部问题，比如慢性胃炎，还有可能导致胃癌。这就像是小小的火星引燃了森林大火一样，挺可怕的。

那幽门螺杆菌是怎么引发胃癌的呢？虽然科学家还在探索中，但他们已经有了一些头绪：幽门螺杆菌里有个叫 CagA 的坏蛋因子，能够操控我们细胞里的一些信号，使得细胞变得不听话，有可能变成癌细胞。由于幽门螺杆菌引发的炎症，我们体内会产生一种叫活性氧的东西，这个家伙会损伤 DNA，间接推动癌症的发展，还能改变我们胃里的微环境，翻云覆雨地影响胃肠道的其他菌群，也可能参与胃癌的大戏。幽门螺杆菌还跟我们的遗传代码有关，也就是说，它与我们的遗传背景连线，一起来决定我们是否容易"拜访"胃癌。此外，幽门螺杆菌还能影响我们胃黏膜的防御力量，搞破坏，让胃癌更容易"安家"。

但别急，听到这里，您也别紧张。虽然幽门螺杆菌跟胃癌有着密切的关系，但它并不等于摊上了大事。要发展成胃癌，还得有很多东西一起"搅和"。我们的基因、生活环境等很多因素都在玩游戏呢。

那怎么办呢？最重要的还是及时发现和对症下药。要是发现自己感染了幽门螺杆菌，及时治疗，照医生的嘱咐来。同时，我们也要了解这些信息，这对于防治胃癌来说，能打个预防针，让我们有更多的方法和策略来减少胃癌的发病率和死亡率。

幽门螺杆菌虽然小，影响却不小。但记得，知识就是力量！只要我们及时治疗，保持健康的生活方式，多了解这方面的知识，就能有效减少胃癌的危险。

2.除了幽门螺杆菌，还有哪些因素会增加胃癌风险？

跟饭菜有关：吃得太咸，比如咸鱼咸肉，还有老喜欢腌菜，这些东西里头可能藏着导致胃癌的小坏蛋。腌菜因为含有很高的亚硝酸盐。在幽门螺杆菌的作用下，它会变成一种致癌物质——亚硝酸氨。吃菜得讲究点，别让这些不健康的饮食习惯搭乘"致癌快车"；旧病问题：假如您有胃息肉这回事，或者胃萎缩，特别是做过胃部分切除，这些历史问题得注意，可能会慢慢向着胃癌发展；家族背景：如果您家里有人得过胃癌，那您自个得当心点，患胃癌的概率可比常人高3倍；抽烟喝酒：老实说，我们都知道抽烟喝酒不好，它直接冲击我们的胃黏膜，让胃遭罪，容易生病，久了还可能招来胃癌；心情压力：长期闷闷不乐，情绪低落，有时候甚至憎恨或者充满罪恶感，这些心理压力不仅影响心情，还会增加胃癌的风险；环境因素：职业暴露在硫酸雾、铅、石棉或者除草剂这类的环境中，或者接触了太多的放射线和放射性物质，都是胃癌的潜在助攻。

知道了这些，我们就能更有针对性地保护好自己的胃，预防胃癌。尤其是如果您觉得自己和这些风险因素有的一拼，那得特别留心。最好的办法就是定期做做胃部检查，尤其是胃镜检查，一有不妙赶紧治，把胃癌的苗头扼杀在摇篮里。

老话说得好，预防胜于治疗，我们得自个多留个心眼。换个健康的生活模式，注意饮食搭配，少抽烟少喝酒，心情尽量放轻松。我们有了这些知识，就能为保护自己的胃做好准备，远离胃癌的威胁。我们一起加油吧！

（三）胃癌的诊断与分期：确诊胃癌的检查

1.胃镜检查在胃癌诊断中的作用是什么？

胃镜可能听起来让人有点紧张，但说到找胃病病因尤其是胃癌的早期发现，它可是个大英雄。简单来说，胃镜就是让医生能直接看到您的胃里边的情况，一旦发现哪不对劲，比如一些早期胃癌的苗头，就能及时处理。这还不算呢，胃镜还能拿点胃里的组织去实验室里细细观察一番，以便医生把病情弄得明明白白。

现在我们来聊聊胃镜都能干些什么。它能看到胃里的每个角落，不管是食管、胃的上中下部，还是那些转角折弯的地方，一个都不放过。如果医生发现有哪里长了溃疡或者有些肿块状的新东西，他们会仔细描述，比如这东西大不大，边上是什么样，这都能帮助确诊是不是胃癌。

说到报告，那里头通常会说明他们拿的样本是什么，看到的情况有哪些，以及最终给这事下的定论。要是里面写着什么胃壁变薄啦、细胞长得不一样啦，或者细胞里出现了异常，这些都是医生们要严肃对待的信号。

可能您会想："我不懂医学上的那些高深词汇啊！"这时候，当胃镜的结果出来以后，您得赶紧去找医生问清楚。别害怕问，这事关健康，得明白。医生会给您解释那些专业词汇和胃镜报告里的内容，帮您搞懂您的身体到底怎么了，以及下一步得怎么应对。

总结一下，胃镜就是帮助医生们用肉眼给胃里面做个地毯式搜查的工具。它能检查、描述、评估，甚至通过小刀片片刮刮拿个样本来查个究竟。重点就是，找胃病尤其早期胃癌，越早越好。要是查出点什么，治疗起来也更有把握。所以，朋友们，定期做个胃镜，尤其是那些有胃病家族史的或者胃一直不太舒坦的人，这事真是不能等！毕竟，及早发现胃癌，我们的未来才能更健康更美好！

2.胃癌的分期标准是什么？

所谓的分期，就是医生根据肿瘤的大小、是否扩散到附近的淋巴结或者已经远远跑到身体的其他部位，来判断胃癌发展到了哪个阶段。这个分期过程，就好像是看一部电影，从开头到结尾，我们要弄清楚故事发展到了哪一幕。

胃癌分期主要依靠一个叫作 TNM 的系统，这是由国际抗癌联盟和美国癌症联合会共同制定的，能帮助医生为患者制定合适的治疗计划。从 2016 年开始，TNM 分期系统进入了第 8 版，加进了一些新的分类，使得整个分期过程更为详细和精确。

在 TNM 系统里，T、N、M 分别代表不同的意思。T 是看肿瘤在胃里长得有多大，有没有扩散到胃的其他部位；N 是指检查周围的淋巴结有没有被肿瘤攻占；M 则是看肿瘤有没有远行转移，是否跑到身体的其他地方去了。每个字母后面会跟一个数字，从 1 到 4，或 1 到 3，或 0 到 1，数字越大，说明情况越严重。

对于治疗以及后续的监控来说，知道胃癌处于哪个分期是非常重要的。因为不同的阶段，治疗的方式和方法可能完全不同，患者的恢复情况和需要关注的问题也会有所区别。

举个例子，假设有个肿瘤被判定为 T1 阶段，这意味着它只限于胃的最内层；而如果是 T4，那就说明肿瘤已经扩散到胃壁外面，甚至影响到了附近的器官。淋巴结的情况（N）和是否远处转移（M）

也都是决定治疗方案的关键因素。

谈到淋巴结，第 8 版的分期系统特别提到，至少需要检查 16 个淋巴结来准确判定胃癌的分期，这是因为淋巴结受累的多少对预测患者康复情况很重要。另外，在胃癌根治术中需要清扫完第二站淋巴结。

还有个细节要注意，对于那些肿瘤中心靠近胃和食道连接处的癌症，如何分期就要看肿瘤离这个连接处有多远了。如果很近，就按照食管癌的方式来分；如果离得远一些，即便影响到了连接处，也还是按照胃癌的方式来分。

希望大家明白，胃癌分期对于治疗来说是个基础，它能帮助医生决定怎么治疗，预测治疗结果，并且还能让患者更好地理解自己的病情。科学和医学是在不断进步的，分期标准也在更新，目的都是为了给患者提供更好的治疗效果和生活质量。所以，面对胃癌，了解分期，选择合适的治疗方案，积极配合医生的治疗，是走向康复的关键。

（四）胃癌的治疗方法：面对胃癌，我应该选择哪种治疗方案？

1.胃癌手术的种类和适应证是什么？

根治性手术听起来非常给力，因为它的目的就是要彻底清除肿瘤，尽可能地让病情痊愈。而姑息性手术则更多是为了缓解症状，提高患者们的生活质量。

我们来详细看看各种根治性手术的种类。早期胃癌的内镜手术：这是用于治疗早期胃癌的，尤其是当肿瘤还很小、没扩散到胃外面时。方法包括内镜下黏膜切除术（EMR）和内镜下黏膜剥离术（ESD）。部分胃切除：这适用于位于胃下部的癌症，有时候可能还需要切除一小段食道或小肠。全胃切除：顾名思义，就是要把整个胃都切掉。这适用于癌症已经影响了大部分胃或整个胃，但还没扩散到其他地方。

姑息性手术的种类。胃部切除：用于减轻如胃口堵塞引起的症状。胃旁路手术：创建一个新的路径绕过胃，让食物能顺畅通过。内窥镜下肿瘤消融：借助内窥镜用激光蒸发掉肿瘤的部分组织，以解除堵塞或停止出血。支架置入：在肿瘤部位通过内窥镜放置一个支架，帮助保持通道的开放，让食物能通过。喂食管放置：直接将营养液通过一根小管道输送到肠道，确保患者获得足够的营养。

选择哪一种手术，主要看肿瘤的大小、位置、有没有扩散，以及患者的整体健康状况。手术前后，如何给患者提供营养支持，对恢复健康也是非常重要的一环。

在决定采用手术治疗胃癌时，医生们会综合考虑患者的具体情况，权衡手术的利弊，为患者制定最合适的治疗方案。也就是说，具体情况具体分析，每个患者的治疗方案可能都会有所不同。

希望大家通过我的分享，能对胃癌手术有个基本的了解和认识。健康是人生最宝贵的财富，一旦不幸被疾病困扰，及时、正确的治疗决策显得尤为重要。

2.化疗和放疗在胃癌治疗中的地位如何？

想象一下化疗就像是专业的"肿瘤清道夫"，它的任务就是清除那些不受欢迎的癌细胞。对于许多面临胃癌挑战的人来说，化疗是一种重要的治疗方式。不管是在手术前缩小肿瘤大小，还是手术后清扫可能残留的坏细胞，特别是那些晚期或者转移到别的地方去的胃癌患者，化疗很多时候是治疗的首选。

接下来是放疗。放疗的原理呢，就好比用高能量的光束去精确破坏坏蛋——癌细胞的基因库（DNA）。这样一来，癌细胞就不能随心所欲地生长和分裂了。有时候，医生会建议患者放疗与化疗一起，这就是所谓的放化疗，它能给癌细胞带来双重打击。对于某些胃癌患者，放疗还能帮忙缓解痛苦和减少出血。

在医生们的战略部署中，有时候会使用新辅助放化疗，特别是对那些肿瘤长得不是太大不是太小，处于一个尴尬阶段的胃癌患者。这个方法的目的是使肿瘤缩小，从而在后续的手术中，能有更高的成功率把它彻底打败。

当然了，化疗和放疗可不是随便来的，医生会根据患者的整体情况、肿瘤的大小和位置等等，来定制个性化的攻击方案。一个患者合适的药物和剂量，对另一个患者说不准就是禁忌。而且治疗期间，医生还得时刻观察患者对治疗的反应和身体状况，万一有什么反应，能够立刻调整计划。

我们还得提到，虽然医学界在不断推陈出新，像是靶向药物、免疫疗法这些新星，正在给我们带来新的希望，但化疗和放疗仍旧是我们战斗胃癌的得力帮手。

朋友们，虽然面对胃癌这座大山，我们可能会感到担忧和害怕，但随着治疗方法的不断进步，胜利的曙光就在前方。所以，保持乐观，紧密跟医生沟通，一起向那些恶性肿瘤说不。这场战斗，我们能赢！

3.胃癌的靶向药物是什么？

让我给大家介绍一个"名人"级的角色，它的名字叫 HER2。这就好比是一个大家都认识的明星，早在胃癌治疗的初期，我们就发现了它，可以说是我们对胃癌作战的中坚力量。在所有的胃癌病例中，大约有 15% 的患者里，这个"名人"会出现。这就好比在一个大的拍摄场地里，您有 15% 的概率能遇到这个明星。曲妥珠单抗（Herceptin）就是专门针对这个"明星"起作用的药物，它主要用于治疗 HER2 阳性的转移性胃癌。还有一种叫作 Enhertu（DS-8201）的药，它是一个明星药物，是针对那些已经接受过曲妥珠单抗治疗的 HER2 阳性胃癌或胃食管腺癌患者的。

接下来，我们说说另一个靶点——VEGF。这个角色的作用有点像是给癌细胞提供养分的厨师。我们的一个策略就是找到这个厨师，然后阻止它给癌细胞提供养分。这个策略就是雷莫芦单抗（Cyramza）的原理。国内也有一款名为阿帕替尼的药物，它同样也能找出这个"厨师"，并用于治疗晚期胃癌或胃食管合并腺癌。

还有一种策略是破除癌细胞的"隐形斗篷"，让我们的免疫系统能够找到并攻击它。这就是针对 PD-1 靶点的药物的工作原理。其中，纳武单抗（Opdivo）和派姆单抗（Keytruda）就像是两个能揭掉癌细胞"隐形斗篷"的顶尖特工。而国内的信迪利单抗也同样能完成这个任务，为胃癌患者提供新的治疗选择。

在治疗胃癌的战斗中，我们的药物研究一直在不断进展，比如有一些针对 FGFR2、Claudin 18.2 等新出现的靶点的药物正在临床研究阶段。虽然还没能全面应用，但已经给我们带来了巨大的希望。

靶向治疗药物已经成为我们治疗胃癌的重要武器之一，而且，我们的研究人员还在继续探索新的靶点和治疗方案，这意味着胃癌患者的治疗选择会越来越多。虽然这个过程可能会有困难和挫折，但请大家一定要坚持下去，有了科技的帮助，我们一定能找到治愈胃癌的方法。

4.胃癌可以应用免疫治疗吗？

我们身体里有个非常了不起的防御系统，叫免疫系统，它就像一支隐形军队，平时默默守护我们，打击侵犯人体的各种坏蛋，比如病毒、细菌，还有癌细胞。那免疫治疗呢，就是想办法让这支军队更精准、更猛烈地攻击胃癌细胞。

近几年来，医生们发现有几个标记，能预测这种治疗对胃癌患者好不好用。一个叫 PD-1/PD-L1 的标记就特别受关注。大概意思就是，如果胃癌细胞上这个标记特别旺，用免疫治疗的效果可能就特别好。

根据国内权威医学指南，免疫治疗要根据肿瘤那几个标记来定方子。比如，如果胃癌细胞上 PD-L1 这个标记多的话，医生们就推荐加上免疫治疗。像 PD-L1 标记高的患者，用了一种叫信迪利的抗体药物，还能和化疗药物搭档，效果看起来更给力。

临床上的大型试验也给了我们希望。比如一个叫 CheckMate-649 的研究，病人用了一种免疫药物加化疗方案，两年活着的概率比单纯化疗要高出很多。

不过呢，也不是所有患胃癌的病友免疫治疗都管用。比如，PD-L1 标记不旺的患者可能效果就一般。有个试验叫 KEYNOTE-059，PD-L1 标记多的病人用了免疫治疗后，身上的肿瘤缩小得快，时间长；但是标记少的，就没那么明显了。

现在呢，免疫治疗用得越来越多，但是有些问题还得进一步研究。像我们得搞清楚，哪些人适合用，它和其他疗法配合一起用，会不会更好，这些都是接下来医学界要探索的方向。

总之呢，免疫治疗就像是我们对付胃癌的新朋友。它给患了胃癌的兄弟姐妹们多了一个选择。尤其是那些肿瘤标记合适的患者，效果可能会不错。当然了，它还不是万能的，得看具体肿瘤的情况，不过，免疫治疗的进步，的确让我们对战胜胃癌多了一分信心。这场战斗，没准我们就能赢！

（五）胃癌的预防与康养：如何通过饮食调整降低胃癌风险？

1.饮食习惯对胃癌风险有何影响？

我们每天吃的东西和胃癌的风险可是挺有关系的。您看，炒菜放盐多了，腌菜、咸菜爱得不行，这样吃多了，胃里就憋着一肚子委屈，日积月累容易生事。高盐的饮食可能真的增加我们患胃癌的风险。

说起来，我们有时候吃点腌的、熏的，觉得挺香的，但这类食物里面的亚硝酸盐，它在我们体内能变身成一种致癌的小坏蛋——亚硝胺。还有，油炸、烧烤、加工肉类，这些馋嘴的选择，吃多了也不行，它们可能藏着苯并芘、杂环胺、多环芳烃之类的致癌物质。

别小看了我们肚中的这位居民，幽门螺杆菌，它被认定为胃癌的大凶手之一。想想我们的饮食习惯，比方说我们爱一大家子围坐在一起谈天说地，共用一堆餐具吃饭，这样其实就容易传染这个杆菌。另外，我们有时候每天忙忙碌碌，早餐不吃，饭点不定，这些看似小事，对胃来说可是大事。

我们还有个好习惯需要坚持，就是多吃新鲜蔬菜和水果。为什么呢？因为这些好东西里面富含的维生素、矿物质和膳食纤维，对胃可是大有裨益，也能帮忙对抗胃癌。再加上保持健康的体重，规律运动，活动筋骨，都是降低胃癌风险的良策。

我们还得注意一点，改变饮食习惯可不能孤军奋战，得结合健康的生活方式，戒烟、控制喝酒量、保持心情舒畅，多做点能让自己开心的事。别忘了定期去给身体做个"年检"，尤其是有家族背景或别的风险因素的朋友，早点发现问题，早点处理。

2.预防胃癌的饮食建议有哪些？

首先得说的是，想要远离胃癌，那餐桌上的青菜水果得多来点。我们常说的草莓、蓝莓、猕猴桃还有苹果，不仅好吃，还富含抗氧化剂，这可是帮忙对抗胃癌的好手。而我们吃的大米、小麦等，别看它们平常，其中所含的膳食纤维、微量元素和维生素也是护胃利器，得多吃。

还有每天一杯的酸奶、泡菜之类的发酵食品，它们里边活蹦乱跳的那些益生菌，对肠子有好处，也能间接帮我们的胃减压呢。别的不说，就这些，记住了就得多吃。

另一方面，那些腌制的食物，比如我们过年过节爱吃的腊肉、腌萝卜，这些得少吃。因为它们里面可能藏着变坏的亚硝酸盐，吃多了恐怕对身体不好。还有，高脂肪的东西，比如天天吃炸鸡串串方便面，吃多了也可能对肠道不好，扰乱肠道菌群，长期下去可能就得罪了胃。

再来说说戒烟限酒这件事，这真不是光为了脸上的褶子考虑，吸烟饮酒它可是直接冲胃黏膜去的，特别是我们吸烟喝酒的朋友，得注意了，这两样催化剂得有所节制。

如果哪个不走运真碰上了胃癌，饮食管理更得讲究。先是少量多餐，不要一下子吃太多；时间得规律，不能今天饿坏了，明天撑爆；营养得均衡，不要只顾着满足嘴巴的享受。大家还得清楚，有些可能催命叫早的"发物"，可得远离。比如海鲜啊、活血的东西就不能随便吃了。而且，还得注意卫生，别吃不干净的东西，惹上肚子里的小毛病。

饮食习惯这事绝不是小菜一碟，我们得时常去给身体做个体检，特别是家里如果有胃癌病史的兄弟们，更要注意。通过好好吃饭，搭配健康的生活方式，胃癌那点事，我们大可不必放在心上。

我们平时在饮食上多注意，上述那些小秘诀都记牢，不就能巧妙地帮自己减少胃癌的风险吗？一起努力，让我们的胃安心，让我们的身体健康，从今天的每一餐开始吧！

※ 乳 腺 癌

（一）乳腺癌的流行病学：乳腺癌的发病率为何居高不下？

1.乳腺癌的全球发病率趋势是怎样的？

乳腺癌是个不分年龄、不管身份的疾病，近年来它的发病率可是呈现上扬趋势，特别是在我们的母亲、妻子、女儿中间。2020 年的统计数据显示，全球约有 226.14 万位女性被诊断出乳腺癌，这成了女性最常见的恶性肿瘤，甚至超过了肺癌，成了我们不得不重视的大问题。

这疾病在我国的发展更是快得惊人，增长速度超过全球平均水平，这让人格外担忧。乳腺癌在我国的特点大概有三个：一是好发年龄偏早，很多发病在 50 岁以下；二是很多患者在确诊时已经是晚期了；三是与欧美相比，我们的生存率还相对偏低。

但有个好消息，乳腺癌的死亡率，虽然在全球范围内的排名高，但比起肺癌、肠癌、肝癌和胃癌来说，还是要低一些。特别是在我国，得益于女性对乳腺癌筛查意识的提升，及早发现及早治疗。换句话讲，相对于其他肿瘤，乳腺癌的治疗效果是相当不错的。

乳腺癌之所以近年来发病率上升，主要是由于早期乳腺癌的增多，这也反映了我们在疾病诊断方面越来越往早期偏移了，这是个好的发展趋势。同时，随着治疗方法的不断改进和早期筛查技术的提高，乳腺癌的死亡率其实是在下降的，这也给了我们很大的希望。

话还得说回来，乳腺癌的发病率因为人种、种族的不同而有所差异，这提醒我们，科学防癌、早期筛查的重要性不可小觑。比如，生孩子的次数和乳腺癌的风险有一定的关系，母乳喂养也能在一定程度上降低乳腺癌的风险。

简单来说，乳腺癌的阴影正在全球范围内慢慢加大，尤其是在我国，这个速度更是令人咋舌。所以，提高大众的防癌意识，加大乳腺癌的早期筛查力度，改进和优化治疗手段，就成了我们每个人都应该重视的事情。早筛查、早诊断、早治疗，让乳腺癌不再成为威胁我们健康的大敌，这是我们每个人的责任和使命，也是对我们女性亲人最基本的关怀和保护。一起行动起来吧，让我们的生活更加安心、健康！

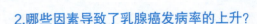

2.哪些因素导致了乳腺癌发病率的上升?

我们的饮食习惯改变了。随着生活越来越好,吃的也越来越丰富,脂肪、蛋白质多了,可是蔬菜水果吃得少了。这种变化,可能让乳腺癌的"寻衅滋事"找到了机会。

现在人生孩子的年龄越来越晚,生的孩子也越来越少,有的人还没有哺乳喂养,甚至还有些人选择不要孩子,这些都可能增加得乳腺癌的风险。而且,像遗传、超重、激素水平变化、喝酒、接触辐射,都可能让人更容易得乳腺癌。

我们现在的工作压力大,生活节奏快,像熬夜、少运动、压力大等不健康的生活习惯,都可能使人体内的激素平衡被打乱,进而增加乳腺癌的风险。

而且,现在做乳腺癌筛查的人越来越多了,这意味着很多早期的乳腺癌都能被及时发现,这也相应反映到乳腺癌发病人数的上升。

重要的一点,现在乳腺癌的发病人数在全球都在增加,特别在我们的城市地区,数字更是令人震惊。乳腺癌已经成了全球女性最常见的恶性肿瘤,也是最严重的那种。在我国,乳腺癌的发病人数最多,2020年新患病的就有42万人,可是全球第一呢!

乳腺癌的增长可不是简单的事,是许多因素纠缠在一起的结果。要对付乳腺癌,我们不能只从一个方面下手,得多管齐下:改善饮食、多做运动、保证睡眠、适当缓解压力,适当的时候生孩子和母乳喂养。同时,我们还要做好乳腺癌的早期筛查和诊断,让得了乳腺癌的朋友们能够早治疗,早康复,提高生活质量。对付乳腺癌,全民一起出力,我们一定能赢!

（二）乳腺癌的病因与危险因素：家族史对乳腺癌风险的影响有多大？

1.家族史中的哪些因素会增加乳腺癌风险？

如果家里有妈妈、女儿或者姐妹得过乳腺癌，风险确实会增加。比方说，在乳腺癌的患者里，有 13%～19%都是直系亲属也有这个病的。要是家里人没得过，没准自己得的概率还不大，但要是亲属得这个病的多了，乳腺癌发病风险就跟着上升。

更让人头疼的是，有些乳腺癌，5%～10%是由于基因突变造成的。大家可能听过 BRCA 这个词，这是跟乳腺癌最有关系的一个遗传基因。数据表明，在我国，如果家人带有 BRCA 基因突变，得乳腺癌的概率差不多是每三个人中就得有两个。而且，除了 BRCA 基因之外，还有好几个基因，像 CHEK2、P53，也都跟患乳腺癌的风险有关。

研究显示，如果家里有人得过乳腺癌，自己的风险能比那些什么基因风险都没有的人高出 3 倍。所以呢，这种情况下，专家推荐这些家庭的女性成员要加倍留心，要尽可能早的检测和预防。

但是，家族史虽然是个大因素，但它只是其中之一。还有生孩子的次数和时机、激素水平、我们的日常生活习惯等等，这些都是患乳腺癌的影响因素。这就是为什么治疗乳腺癌不能光看家族史，还得多方面考虑。

因此预防和治疗乳腺癌，得多角度制定个性化的健康管理计划。就像是做战略布局，哪风险大重点防着点，整体上也不能放松。这样才能守护好自己，也守护好家人。记住了，防范乳腺癌，不只是医生的责任，更是自己的责任！

2.除了家族史，还有哪些因素是乳腺癌的危险因素？

首先我们聊聊基因。大家可能知道，有些遗传的东西，比如BRCA1、BRCA2 这俩坏小子，一旦突变，乳腺癌就来找您麻烦，概率比普通人高多了。

再说说性激素，主要是雌激素。要是姑娘们来例假早，停例假晚，没有生过孩子，或者生孩子的时候年纪大了，或是不小心流产了，这些都可能让患乳腺癌的概率上升。雌激素是一种生理性激素，一般以相对恒定的速度或一定节律来释放，规律运动一旦受到外界干扰，激素水平的正常波动就会被打乱。如果激素水平持续升高，雌激素对乳腺上皮的刺激就会延长，继而影响体内的内分泌环境，就可能诱发细胞恶变，导致患上乳腺癌。

关于生孩子和哺乳这档事，不生娃或者晚生娃，不喂奶或者喂得时间短，乳腺癌的红灯也可能亮起来。哺乳期可以把得病的风险减小，所以国家特别鼓励大家母乳喂养。母乳不仅含有婴儿所需的全部营养，而且非常容易消化、吸收，有助于婴儿发育。母乳喂养的婴儿发育更为健康，效果包括增强免疫力、提升智力、减少婴儿猝死症的发生、减少儿童期肥胖、减少罹患过敏性疾病的概率等等。对于母亲来讲，母乳喂养有利于培养良好的亲子关系，还可以为母亲减少患卵巢癌、乳腺癌的危险，保护母亲健康。对于爱美的女性来讲，母乳喂养可有效地消耗怀孕时累积的脂肪，可促进身材的恢复，并避免产后的肥胖。特别是到了更年期的阿姨们，身体胖起来，乳腺癌也容易找上门。锻炼对身体好，对防乳腺癌也是一样的。

我们的日常习惯也别忽视。喝酒抽烟，听着挺解乏，实则都是祸根。要是每天酒不离手，那这危险就来了。

我们还得看看得过什么病，如患过乳腺囊肿、乳腺上皮增生，这些都得留心，因为这些也可能让乳腺癌风险上升。

如果我们现在干的这行，老接触些杂七杂八的有毒有害化学物

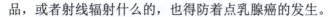

品，或者射线辐射什么的，也得防着点乳腺癌的发生。

那怎么办呢？我们就得生活规律点，别太胖，多运动，跟烟酒说拜拜，这些能帮我们降低得乳腺癌的风险。

（三）乳腺癌的诊断与分期：早期发现乳腺癌的方法

1.乳腺 X 线摄影（钼靶）在乳腺癌筛查中的作用是什么？

先说说什么是乳腺 X 线摄影。这就跟摄影师给您拍照片似的，用一种特别的 X 线，照您的胸部，然后再把照出来的效果拍在胶卷上。等这胶卷洗出来，一张形象清晰的 X 光片就出炉了。特别是那些乳腺癌初期的小钙块，钼靶就像放大镜一样，能看得清清楚楚。这个技术，既简单又实用，便宜还能赶紧看结果，而且还不怎么伤身体，所以它成了大夫们手里的好帮手。

其次，什么时候用这个检查？如果摸到了乳腺的肿块，或者乳腺彩超看到了乳腺结节，这个时候就需要根据情况判断是否进行乳腺钼靶检查。这些都是乳腺癌发病之前的表现，提前知道这些，我们就能赶紧对症下药。

但钼靶也不是万能的。比如，有的人胸部的形状、大小种种原因，X 线照不清楚，就容易漏掉或者看错，让乳腺癌有机可乘。

虽然偶尔也会有个误诊什么的，但话说回来，钼靶还是查出乳腺癌的好办法。有时候钼靶看不太清楚的，大夫们还得配合用其他的方法，比如 B 超、MRI 之类的，综合判断。

需要特别提一下，虽然钼靶检查的时候有那么一点点辐射，但放心，这辐射微乎其微。不过呢，对于孕妇、正在哺乳的妈妈们，这个时候还是别测了，省得影响宝宝。

现在科技越来越牛，数字乳腺断层融合摄影（就是俗称的 3D 钼靶技术）也慢慢火起来了。这东西能让乳腺的图像既能二维显示也能三维显示，就像是给您的胸部做了个立体展示，这样查出来的概率就更大了，而且还不容易误会好细胞。

我们做这些检查，目的就是想早点发现病变，早治疗，提高活下来的概率，活得质量更高。虽然钼靶检查有时候让大家争议不休，但随着技术的升级换代，相信未来会有更多选择，让乳腺癌筛查的结果更精准。

最后我们总结一下，乳腺 X 线摄影（钼靶）对查乳腺癌可是大有裨益，但我们也得结合着用用其他方法，听听医生的建议，这样才能把乳腺癌这讨厌鬼早早抓出来。要知道，健康可是我们的头等大事，发现得早，治愈的希望就大，我们都得为自己的身体负责。

2.乳腺癌的分期标准有哪些？

乳腺癌的分级就是医生用来判断癌症有多严重的一套标准，主要看三件事：肿瘤有多大（T）、淋巴结是否受累（N）和癌症是否转移到了别的地方（M）。这就是 TNM 分级体系。

我们有个规矩：肿瘤越小，原地待着不动，等级就越低；反之，肿瘤要是张牙舞爪的，四处闯祸，那等级就上去了。乳腺癌的级别从 0 期一直排到Ⅳ期，跟我们考试得分一样，每个级别里还能细分出 A、B、C，具体情况具体分析。

比如说，那个 0 级乳腺癌，也就是原位癌，就像个淘气宝宝，在原地打滚，但还没闹出家门。Ⅰ期的乳腺癌，相当于是个小肿瘤，可能淋巴结还好好的，要么就是有一点受累。Ⅱ期就有点严重了，肿瘤不小了，旁边的淋巴结也不安生了。到了Ⅲ期，就像是肿瘤闹腾大了，皮肤啊胸壁啊都受牵扯了，淋巴结也不止一个叫苦。至于Ⅳ期，那就意味着癌症已经到处跑了，可能跑到肺里、肝脏、骨头那些地方去了。

这个分期用处很大。可以让医生了解癌症发展到什么程度，如何治疗，能活多久，多大机会康复。医生就像拿着指南针，能明确治疗的方向和计划。每个人的情况不一样，定好了分期，就能挑选出最合适的治疗药方。

而且，除了分期还要考虑肿瘤的性质。有些特别的标记物，比如说雌激素受体啊、孕酮受体啊，还有人表皮生长因子受体 2（HER2）啊。这些东西就像是肿瘤的身份证，给医生提供更多细节，对治疗计划影响可大了。

至于我们怎样给乳腺癌分期呢？得依赖多方面的检查，好比身体检查、X 线、超声、CT、MRI 什么的，还有那些取点组织的活检和病理检查。

总之，乳腺癌分期非常重要。了解它，对症下药，对抗乳腺癌，我们每一个人的健康才能有更大的保障。别小看了自己的老毛病，医生也不是神仙，合作起来，我们齐心协力，抗癌斗争才能打赢！

3.乳腺癌的筛查方法：如何自检乳房？

乳腺癌筛查可是发现早期乳腺癌的"神探"。如果能早点发现，治疗起来会更有把握，死亡率也相应降低。别小看这套方法，它可是救命的宝贝啊！我们来看看都有些什么常见的筛查方法。

首当其冲的是临床乳腺检查。去医院，让医生专业地看看、摸摸，这种方式简单经济。然后是乳腺 X 线摄影，也就是咱们俗称的"钼钯"。40 岁以上的女性建议常规做这个检查，不过我国的女性乳腺密度普遍偏高，所以这个方法的灵敏度和准确性可能比西方低一些。

说到超声检查，这个对任何年龄段的女性都适用，特别是对年轻女性和孕妇，优势明显。超声检查可比 X 线检查靠谱多了。对于那些被判断为高危人群的女性，医生可能会建议做一个磁共振成像，作为补充筛查。

我们还有一个家用版的检测——乳房自检，虽说它没法提高早期发现率或降低死亡率，但作为标准筛查的补充，自检有助于我们更早发现一些小问题。

至于筛查的指南，一般推荐 40～69 岁的普通风险群体，每两年做一次乳腺 X 光摄影筛查。如果风险大一些，那么乳腺 X 光摄影和超声检查就得每年来一次了，这样更稳妥。特别是在我国，超声检查因为好处多，应该成为首选。

想想看，如果在检查中发现了哪怕是一点点的异常，这就需要我们更进一步地检查，用精确的影像手段来确定。有了影像报告，还能用乳腺影像报告数据系统来记录和分析结果，为后续的随访和处理提供重要依据。

实际情况可能会有所不同，具体做哪种检查，频率多久一次，最好还是听听医生的意见。每个人的情况都不一样，量体裁衣才是硬道理。

乳腺癌并不遥远，它可能就在我们身边。但只要我们用正确的方式去监测和筛查，大大提高早发现的机会，这场与病魔的赛跑，我们就有赢的希望了。

4.B 超发现的乳腺结节一定是癌吗？哪些结节需要注意？

B 超，也就是大家常说的超声波检查，是一种我们在日常医疗实践中经常使用的乳腺检查方法。它的作用是帮助医生看清楚乳腺组织里面的情况，发现里面是否有些什么异常的结构，比如乳腺结节。乳腺结节只是一个泛指，就是乳腺组织里出现的一个"小球球"，它可能是没什么危害的良性肿瘤，也可能是需要我们重视的恶性肿瘤。但重点是，通过 B 超检出来的结节，并不代表就是癌症。

结节的大小是评估其性质的一个重要因素。一般来说，较小的结节（例如小于 1cm）更可能是良性的，而较大的结节可能需要进一步的检查以排除恶性的可能性。然而，结节的大小并不是唯一的决定因素，还需要结合其他特点进行综合评估。结节的形状也提供了关于其性质的重要线索。良性结节通常呈圆形或椭圆形，边缘平滑，形状规则。相反，恶性结节往往形状不规则，边缘可能呈现锯齿状或毛刺状，这可能是由于肿瘤细胞的快速生长和侵袭性而形成。结节的边界清晰度是另一个关键指标。良性结节通常边界清晰，与周围组织有明显的分界。而恶性结节的边界可能模糊不清，与周围组织界限不明显，这可能是由于肿瘤细胞的侵袭和扩散。内部回声是指结节内部反射回来的声波。良性结节的内部回声通常均匀一致，而恶性结节的内部回声可能不均匀，显示出不同的密度和反射强度。这种不均匀性可能是由于肿瘤内部的坏死、出血或囊性变。对于那些边界模糊、形状不规则、内部回声不均匀的结节，医生通常会建议进一步的检查。这可能包括更详细的超声检查，如彩色多普勒超声，以评估结节的血流情况；或者进行细针穿刺活检，以获取组织样本进行病理学检查。

为了帮助医生更科学地判断乳腺结节的性质，有一套称为BI-RADS 的分级系统。这个系统将乳腺病变分为 0 到 6 级，级数越高，这个结节恶化的可能性也就越高。比如说，BI-RADS 3 类的结节，它可能是良性的，恶性的机会小于 2%；而到了 BI-RADS 5 类，则大有问题，恶性的可能性在 95%以上。

那么，B 超究竟能不能确定一个结节是良性还是恶性呢？其实，B 超只是一种非常有效的初步检查方法，它不能给我们一个确诊的结论。要想确诊乳腺结节的真实性质，必须通过病理学诊断。这通常需要医生通过手术取出这个结节，然后送到病理科进行切片观察，由专业的病理医生分析结节细胞的特征，最终给出是良性还是恶性的结论。

如果通过 B 超检查发现了乳腺结节，也不必过分担心。因为发现它不一定意味着癌症。关键是要根据结节的具体特征和患者的整体情况进行综合评估。如果医生认为有必要，那么可能会建议你进一步检查，以确保万无一失。

总的建议是，对自己的身体负责，尤其是对于女性朋友们，定期做乳腺 B 超检查，及时发现并处理问题，是保持乳房健康的有效途径。希望大家都能拥有健康的身体和美好的生活。

（四）乳腺癌的治疗方法：乳腺癌手术、放疗、药物治疗，应该如何选择？

1.乳腺癌手术的种类有哪些？

先说乳腺癌手术，常见的有：彻底切除、保胸肌的切除、保乳手术，还有前哨淋巴结活检。

"彻底切除"，其实就是医生说的"根治术"。意思就是，医生把乳房、肿瘤和周边的乳腺组织，再加上胸大肌、腋下淋巴结，全切除下来。这适合那些癌症已经闹腾得厉害的病人。

跟这个对着干的就是"保胸肌的切除"，就是改良版的根治术。顾名思义，它比那彻底切除更人性化些，保留了胸大肌和可能的胸小肌。好处多多，比如减少手术后的麻烦事，同时也确保治好这病。

保乳手术，就跟它的名称差不多，尽可能不把乳房切掉，只切那肿瘤和肿瘤周围的部分。当然了，手术完了，大都还得配合放疗，这样更稳妥。

至于"前哨淋巴结活检"，就是医生通过切除肿瘤附近的首要淋巴结来判断癌症有没有跑到别的地方。这步检查后，医生才决定接下来是不是要清理更多的腋下淋巴结。

看病得看个情况，选择手术方法也一样。我们得综合考虑患者的癌症分期，身体状态，本人意愿，和我们的医疗条件。随着时代的进步，手术可讲究多了。现在医生都尽量少动乳房，尽可能保持它的功能和美观，这样病人过日子也舒心些。

手术后的辅助治疗也是个大事。包括化疗、放疗、内分泌治疗，还有靶向治疗等等，这些治疗的最终目的都是为了把那些不明显、可能剩下的癌细胞干掉，减少病情再次发作的机会，让我们活得久些、活得好些。

病后关照可不能掉链子。患者要定期去医院复诊，看看病情有没有什么变化，也及时发现和应对复发或者其他身体反应。

乳腺癌手术涉及好几个医学门类，需要外科、放疗科、化疗科、病理科等齐心协力。如今，随着科学研究越来越深，技术也越来越高，我们的治疗越加精准、安全、奏效。对于患者而言，这可是挺好的消息，也希望各位照这路子办，能得到最适合自己的治疗。

2.放疗和药物治疗在乳腺癌治疗中的地位如何？

打败乳腺癌的高招——放疗和药物治疗。什么是放疗？就是用那高能量射线戳穿癌细胞的 DNA，让它停止繁殖。简单点说，就是用特别的光线让癌细胞挂掉。

乳腺癌如果被发现得早，手术保住胸部之后（保乳术），或者乳腺癌根治术后，跟着上几轮放疗，这样能更好地控制病情，治愈的概率也大。

如果乳腺癌发展到局部晚期，暂时不适合手术，可以先做放疗化疗，让肿瘤缩小一些再手术，这样能减小肿瘤再来找麻烦的机会。要是癌细胞跑得太远，放疗也能起到缓解疼痛的作用，虽然可能不是治根，但也能让人舒服些。

我们再说说化疗。化疗就是各种药物的组合，把癌细胞的生命线给剪了。这些神奇的药物能让肿瘤变小、减轻病人的痛苦，能有更多时光享受生活。现在聪明的医生一般用多种药物搭配，比过去单打独斗的用药效果要好。最常用的化疗药物就有一大堆，听名都很学术，比如环磷酰胺什么的，还有紫杉醇、氟尿嘧啶之类的，就不一一细说了。

内分泌治疗这招主要针对那些激素受体阳性的乳腺癌患者。用药物抑制激素作用就能克制癌细胞的生长。常见的药物有像他莫昔芬这样的选择性雌激素受体调节剂，还有氟维司群和芳香化酶抑制剂等等，还有最新的靶向药物 CKD4/6 抑制剂等。

靶向治疗就更高级了，这是直接盯着肿瘤细胞上的某些特殊标记来的。HER2 阳性的乳腺癌就用这一招，用特定药物点名打击癌细胞，这样损害到正常细胞的可能性就少得多。HER2 靶向的药物有曲妥珠单抗、帕妥珠单抗等，跟化疗搭档，效果更棒。

总结一下，放疗和药物治疗在乳腺癌综合治疗中是重要级别的存在。单飞也行，搭档也好，关键是给病人带来好处，提升生活质量。看乳腺癌，医生要根据患者自身情况和疾病的严重程度来量身打造治疗方案。能不能把它打败，关键看方案适不适合您。别怕，跟上科学的步伐，我们这有手术有药物，能帮您更好地对抗乳腺癌。加油！

3.乳腺癌的分型为什么非常重要?

乳腺癌这可是一个让人头疼的病。先得了解一下，乳腺癌分几种类型，因为这直接关系到我们打败它的计划要怎么定。简单来说，患上了哪一种乳腺癌，就得用哪一剂药，才能对症下药，治疗得当，希望也随之而来。

激素受体，就是我们身体里跟激素打交道的小卫兵，它们会在肿瘤细胞表面上站岗，乳腺癌就是根据这些哨兵的活跃情况来分队的。主要分这么几种：Luminal A、Luminal B、HER2 阳性和三阴性乳腺癌（TNBC）。

Luminal A 和 Luminal B 的乳腺癌患者运气相对好点，因为他们体内的激素受体还能听话，所以内分泌治疗对他们来说蛮管用的。这类患者整体预后很好，很多患者可以治愈。

HER2 阳性乳腺癌就差一些，不过我们现在有先进的武器专门对付它。这些专门针对它的药物就是 HER2 抑制剂，像是曲妥珠单抗这种，相当于是对准这种癌细胞的定时炸弹。目前针对 HER2 阳性的药物层出不穷，取得了非常好的效果。相信未来会开发出更加精准、疗效更好的药物治疗这类乳腺癌。

要说倒霉，可能就属三阴性乳腺癌的患者了，它身上没什么抓手，这些小岗哨都不怎么工作，结果治疗起来挺头大的，多半得依赖化疗来硬抗。不过，现在有了免疫治疗来治疗这类乳腺癌，PDL1表达阳性的患者可以应用这种方法。所以说：失之东隅，收之桑榆。任何事情都不能一定说是坏事。

乳腺癌的这些不同队伍间还有个区别，有的性子温和，有的比较凶猛。比如，Luminal A 这伙人通常不怎么捣蛋，治疗后大家过得也舒坦些。但三阴性那队就残暴多了，治疗完也容易复发，多少让人揪心。

这还没完呢，搞清楚了乳腺癌的类型，医生才能给您量身定做治疗方案。有时候看看哪些标记物在作怪，就能大概数出哪些药对您更灵验，给您也多些选择。

了解乳腺癌的类型真的挺重要。它能帮助医生给您来个全身心的诊治，定个好方向，还能让您心里有数，知道自己的情况如何，今后该怎么个治疗法。这个寻找最合适治疗方法的过程，就是精准医疗的精髓，是帮助我们打败乳腺癌的关键所在。记住知己知彼方能百战不殆，了解了乳腺癌的类型和特质，就能更好地挑选合适的治疗手段，一步步向康复靠近。加油！让我们一起与乳腺癌斗智斗勇，把它彻底赶出我们的健康生活。

4.乳腺癌的靶向治疗药物有哪些？

说起乳腺癌，各位可能都有点心生恐惧，毕竟它可不是个好对付的敌人。不过，现在的医学越来越前卫了，不得不说给大家带来了一线希望。这其中一个让人眼前一亮的就是"靶向治疗"。什么是靶向治疗呢？简单来说，就像是精确打击，专找癌细胞的弱点，对着这些弱点使劲砸，让它们哪也逃不掉。

得跟大家唠唠有什么药物。靶点就像是癌细胞的"命门"，现在常见的靶点有 HER2、CDK4/6、mTOR、BRCA 等。每种靶点的药物都各有千秋，我们得一个个说来。

要说 HER2 阳性乳腺癌的患者，我们有不少利器。比如曲妥珠单抗，一种特别能打的单克隆抗体，能让 HER2 受体趴下不起。再比如帕妥珠单抗加上曲妥珠单抗，联手上，对付那些难缠的晚期转移性乳腺癌。来那替尼，这小家伙也不含糊，可以降低癌症复发的风险。还有 ado-trastuzumab emtansine，也就是 T-DM1，曲妥珠单抗-美坦新偶联物。除此以外，还有大名鼎鼎的乳腺癌神药——DA8201（商品名：Enhertu®，通用名：注射用德曲妥珠单抗），这个抗体偶联药物，专治 HER2 阳性转移性乳腺癌的患者。

再有 CDK4/6 抑制剂，像帕博西尼、瑞博西尼、玻玛西尼，它们的招数可牛了，直接冻结癌细胞的生长周期，不让它们横行乡里。专门治疗激素受体阳性的患者，通常跟内分泌治疗一起上阵，给癌细胞来个合围，可把患者的好日子延长许多。

mTOR 抑制剂，依维莫司，给绝经后妇女用，专治那些经历了一轮又一轮激素治疗还是没好转的乳腺癌。

BRCA 基因突变的乳腺癌患者，可以应用 PARP 抑制剂，奥拉帕尼和 talazoparib（他拉唑帕尼），两个新兴力量，专打癌细胞的"死穴"，让癌细胞没得躲，而且对我们好细胞伤害小，这可是"精准打击"。

还有一种泼辣货，Trodelvy（戈沙妥珠单抗，商品名拓达维）。这是针对 TROP2 靶点的 ADC 药物，当转移性三阴性乳腺癌耍无赖时，可以用来给它致命一击的。

乳腺癌的靶向治疗让患者的选择更多了，特别是对那些特殊亚型的乳腺癌效果尤其显著，安全性也不错。但别忘了，选治疗得看癌细胞的特性，比如通过基因检测来查查，到底是什么情况，这样才能挑出最合适的"兵器"，对症下药。

我们说了这么多，也都是想让您心里有点数，别看"癌"这个字眼就慌。科技这么发达，医生们这么努力，我们一起命中注定要把乳腺癌赶出门！记得，治疗的时候对癌细胞那可得心狠手辣，靶向治疗就是那个给癌细胞准确一击的高手。

5.为什么要应用内分泌治疗？

乳腺癌，大家可能都不陌生，毕竟它可是女性癌症的头号大敌。现在让我给大家先普及一下治疗乳腺癌的一个重要手段——内分泌治疗。有一半以上的乳腺癌患者是激素受体（HR）阳性，这意味着他们的肿瘤生长部分依赖于雌激素的水平。内分泌治疗就是来针对这一点，降低雌激素水平或阻止雌激素与其受体结合，进一步抑制肿瘤细胞的生长。

我们可以把内分泌治疗用在乳腺癌的新辅助治疗、术后辅助治疗，或者复发转移病人的解救治疗。具体使用哪种内分泌治疗，比如选用哪种药物，还得看患者的实际情况，比如患者是绝经前还是绝经后，肿瘤的激素受体状态以及患者的整体健康状况。

对于已经经历过更年期的女性，内分泌治疗的选择可能包括药物三苯氧胺、卵巢抑制疗法或者芳香化酶抑制剂。对于已经绝经的女性，治疗的首选通常是芳香化酶抑制剂，也可以选择使用三苯氧胺或者氟维司群。

内分泌治疗比化疗更温和，副作用较小，且能显著提升患者的生活质量，并且延长生存期，让患者过上比较正常的生活。另外，内分泌治疗还可以和其他靶向治疗一起使用，以提高整体治疗效果。

然而，也不能太乐观，内分泌治疗也有可能面对"抵抗"，也就是说，刚开始治疗有效，但长期使用可能导致肿瘤变得"狡猾"，逐渐产生对治疗的抵抗性。但科研人员正在积极寻找解决办法，比如尝试使用 CDK4/6 抑制剂或组蛋白去乙酰化酶抑制剂等新策略来提高内分泌治疗的效果，进一步克服这种抵抗问题。

　　无论怎样，对于那些激素受体阳性的乳腺癌患者来说，内分泌治疗都是他们的首选，也是他们抗击乳腺癌的主要武器。它能有效降低复发的可能，帮助患者更长久地与乳腺癌对抗。而且随着科学研究的不断深入，今后很可能有更多有效的内分泌治疗药物面世，为乳腺癌患者提供更多的选择，希望就在前方，大家一起加油，把乳腺癌消灭在这个世界。

6.内分泌药物有哪些?

　　我们的身体就像一个精巧的机器，而内分泌系统则是这台机器中一个非常重要的部分，它负责通过血液传送激素，调节我们身体的各种功能，比如生长发育、代谢、情绪以及生殖等。但有时候，这个系统可能会出现问题，就像机器里的某个零件出了故障那样。当我们的内分泌系统不正常时，医生可能会给我们开一些特殊的药物来帮助纠正或缓解这种状况，这些药物统称为内分泌药物。

　　现在，我来给大家科普一下内分泌药物都有哪些和它们是怎么工作的。紧张时，有没有感觉体内像有什么东西在燃烧一样？那可能是雌激素在作怪。雌激素对我们的身体很重要，但有时候雌激素水平太高会带来问题，比如某些类型的乳腺癌会受它的影响。这时候，医生可能会开给您一种药物，比如他莫昔芬或阿那曲唑，它们就像是"雌激素警察"，也就是选择性 ER 调节剂，结构类似雌激素，能与雌二醇竞争雌激素受体，与雌激素受体形成稳定的复合物，从而使癌细胞的生长受到抑制。这类药物可以帮助管理雌激素的水平，保持身体的平衡。

　　芳香化酶抑制剂，简称 AI 药物，专门针对绝经后女性卵巢功能衰退。这时候体内雌激素 70%以上是来自肾上腺产生的雄激素前体经芳香化酶作用而生成，通过 AI 药物，可以减少绝经期后雌激素的产生。代表药物包括第一代氨鲁米特，第二代非甾体类（Fadrozole），甾体类（Formestane）和第三代药物非甾体类（阿那曲唑 Anastrozole，来曲唑 Letrozole），甾体类（依西美坦 Exemestane）。目前常用的是第三代药物。

在一些特定情况下，比如前列腺癌或者乳腺癌的治疗中，医生可能会使用 LH-RH 类似物，属于卵巢功能抑制剂，代表药物为戈舍瑞林、曲普瑞林和亮丙瑞林。这些药物可以干扰我们体内的一些特定激素的生成，实际上就是药物去势，相当于用药物代替切除卵巢的产生性激素的器官或者男性睾丸的切除，达到去势的目的。通过这些手段可以帮助控制病情。

还有一类药物成为 ER 下调剂，雌激素下调剂的代表药物为氟维司群。氟维司群是近年来发现的一类新型甾体类雌激素受体拮抗剂，无激动剂效应。可通过与雌激素受体结合，导致受体主要功能基团失活，同时引起雌激素受体降解及信号通路的阻断，使雌激素、孕激素受体在细胞水平的表达急剧减少，阻止或延缓内分泌治疗的耐药。

虽说这些内分泌药物像魔术师一样能帮助我们调整身体的各种功能，但任何魔术都可能带来一些意想不到的后果，即副作用。所以，在使用这些药物时，我们需要严格遵循医生的指导，定期检查，以确保药物能在帮助我们的同时，尽可能减少对身体的不利影响。毕竟，平衡才是关键。希望以上解释能帮助大家更好地了解和使用内分泌药物，让健康的生活更加触手可及！

7.为什么手术后要内分泌治疗？内分泌治疗到底应该多长时间？

乳腺癌手术之后，医生常常会谈到要做内分泌治疗，那这到底是什么呢？我们用最简单的话来说。您的家里进了个不速之客——就是那乳腺癌的肿瘤细胞。这些不请自来的家伙有一半喜欢跟我们体内的雌激素打交道，就像是它们的"长生不老药"。雌激素越多，它们就越欢，长得越快。手术就像是一场大扫除，尽可能地把不速之客赶出家门。但有些狡猾的细胞藏着没扫出去，所以内分泌治疗就派上用场了。它就像是在家门口放个"除草剂"，让雌激素少了，这些细胞就没力气了，从而减少它们又打回来的概率。

现在说到治疗要多久，这就得看个人的情况了。科学研究告诉我们，乳腺癌手术后的内分泌治疗，一般得做 5～10 年。对于还没到更年期的妇女，第一个选择通常是吃叫作他莫昔芬的药，吃上 5 年是标配，但有的时候可能得吃得更久些。到了更年期之后的话，就可能需要用另一种叫芳香化酶抑制剂的药，同样地，医生会根据您身体的反应决定到底要用多久。

做内分泌治疗，其实就像是带着一个小背包走路，一路上医生会根据您的体力来调节背包的重量。比如您感觉背起来太累，或者这个背包似乎对您没太大帮助，那医生可能就会换个方案，调整一下背包的内容。

但是，也不是每个乳腺癌的患者都适合走这条路线。这得看肿瘤具体是怎么回事，所以选择治疗的时候一定要听医生的。治疗的时候也要跟医生保持密切的联系，看看治疗效果如何，有没有什么副作用。

手术后的内分泌治疗对于某些乳腺癌患者来说，就像是保险箱里的一个抽屉，每个人的抽屉都是定制的，得看病情的特点和个人对药物的反应来决定要开多久。希望这样的说明能让您对内分泌治疗有个大概的了解，助您和医生一起，让这段旅程走得更顺心！

（五）乳腺癌的预防与康养：日常生活中如何预防乳腺癌？

1.预防乳腺癌的生活方式调整有哪些？

怎么样通过日常生活中的一些小改变，减少乳腺癌这个大家伙的威胁。这不是讲究什么高深莫测的秘诀，而是一些人人都能做到、朴实无华但效果却不简单的生活习惯调整。

保持健康的体重：手术后的乳腺癌患者，要尽量让体重回到正常范围，就是体重指数在18.5～23.9之间。身上的肉肉太多或太少都不好，找专业的人士帮忙制定饮食和运动计划，让自己的体重适中，就像找到了保护自己的一副盾牌。

活动起来：我们都知道，动一动身体总是好的。对于乳腺癌患者来说，别再整天窝在沙发上了，每周至少要有150分钟的中等强度运动，或者75分钟让您汗流浃背的高强度运动，加上两次让肌肉"吃吃小灶"的力量训练。

吃得健康：良好的饮食习惯是长寿的秘密之一。最主要的就是不要食用含雌激素的食物，例如燕窝、蜂王浆、雪蛤等。多吃蔬菜、水果和全谷类食物，少沾高脂肪、高糖和高盐的东西。这样不仅能让您的体重得到控制，还能降低乳腺癌的风险。

适度饮酒：喝酒不能过头，过量饮酒会让您的乳腺癌风险升高。尽量减少饮酒，或者能戒就戒，这样对乳腺保护有好处。

保证充足的睡眠：好的睡眠有助于您的身体恢复和维持正常的免疫功能。每晚保证足够的睡眠，像宝宝一样按时睡，按时起。

释放压力：长时间的压力大如山是个祸根，会使您身体各种不舒服。学习如何正确应对生活中的压力，可能是通过冥想、运动或其他方式，让自己保持心情愉悦。

定期体检：特别是那些有乳腺癌家族史的朋友们，每年都要去医院做一次全方位的乳腺检查，早发现早治疗。

饮食细节关注：每天吃足够多的蔬菜和水果，摄入足量的豆制品，少吃加工食品和红肉，保持每天30g以上的膳食纤维摄入，这样的饮食习惯能让您更加健康。

运动常态化：把运动变成日常，不仅能提升身体免疫力，还能降低体脂，给乳腺癌设下障碍。每周中等强度的运动，坚持起来，让身体变得更加强健。

通过这些小小的调整，我们能有效降低患乳腺癌的风险，同时提高整体的健康水平。健康的生活方式，是我们打造健康坚固防线的基础。让我们一起加油，从今天开始，为自己的健康负责！

2.预防乳腺癌的饮食建议是什么？

饮食这件小事，对我们预防乳腺癌的影响可大了。下面，我们就来看看怎么在日常饮食中做一些小的调整，让我们的身体更健康，让乳腺癌远离我们。

吃点粗粮：每天至少 30g 膳食纤维，帮我们清理肠胃，降低癌症风险。多吃蔬果：每日至少吃上 400g 的蔬菜和水果。这些食物有好多营养，能帮助我们的身体抵御癌症。来点豆制品：像黄豆里面含有的异黄酮，可能有助于我们预防乳腺癌。少吃红肉和加工食品：尽量控制一下每周吃肉的量，不超过 500g，尽量少吃那些加工的肉制品。减少高糖、高脂食品：尽量少吃那些油腻的、糖分高的食物，像快餐、饮料之类的。食用健康脂肪：像深海鱼、坚果和橄榄油这样的食物，含有良好的单不饱和和多不饱和脂肪酸，能帮助我们维持健康。保持体重：控制住体重，别长得太胖了，太胖了容易得乳腺癌。控制饮酒：过分喝酒会增加得癌症的风险，所以我们还是尽量控制一下自己的酒量，最好是能戒酒。

少吃添加激素的保健品：一些保健品、丰胸产品中可能含有激素，最好是少碰这些东西，避免增加得乳腺癌的风险。不食用影响药物治疗效果的食物：比如西柚和某些柑橘类的水果吃多了会影响肝脏处理药物，让药效不好。规律饮食：经常有规律地吃饭，避免暴饮暴食，这样能帮助我们维持身体健康。多动动身体：抽点时间运动运动，别天天窝在家里。每天至少活动 30 分钟，有助于我们提高身体的免疫力，让身体更健康。好的饮食和生活习惯，是我们抵抗乳腺癌的有效法宝。让我们从今天开始，制定计划，争取做个健康的人。

※ 肝 癌

（一）肝癌的流行病学：哪些因素导致肝癌成为全球健康问题？

1.肝癌的主要病因有哪些？

肝癌，就是我们肝脏被一些不良因素"搅局"导致的一种病。可它究竟是怎么来的呢？

慢性肝炎病毒感染：您听说过乙型或丙型肝炎病毒吗？这俩可是肝癌的"大户人家"，全世界有80%的肝癌，都是它们"作的祟"。黄曲霉毒素：听着名字可能有点绕口，简单说，就是一种真菌毒素。这东西爱污染粮食，尤其是发霉的花生，如果我们吃多了，就容易让肝脏罹难。肝硬化：这个可是慢性肝炎的后遗症。如果肝硬化找上门，那么患上肝癌的风险也就大大提高了。喝酒过量：这个不用我多说，长期大量喝酒，肝脏受不了，肝癌风险自然就高。代谢问题：现在人爱吃油炸、甜食，容易肥胖和患糖尿病，这不但让人身体变形，还可能增加患肝癌的风险呢。饮水污染：我们喝的水，如果被化学物质污染了，也可能悄悄伤了肝脏，增加患病的概率。家族遗传：某些家庭，可能因为遗传因素，更容易得肝癌。其他因素：比如吃得不好、患有少见的血色病、某些寄生虫感染等（例如肝吸虫病），也可能是导致肝癌的小角色。

瞧，肝癌的背后，可真有这么多"内幕"。那我们怎么办呢？最重要的是提早发现，比如说，有肝炎的朋友们就得特别注意了，定期检查，多留心自身变化。

但大多数情况下，一开始肝癌可能没什么症状，等到肚子疼、体重减轻、感觉乏力时，可能病情就比较严重了。所以呢，我们还是得从筛查肝炎、预防肝炎做起，从生活习惯做起，少喝酒，不吸烟，吃得健康，不食发霉食物，保持良好的生活方式，将风险降到最低。

2.肝癌在全球范围内的流行趋势是怎样的？

根据一些机构的调查，肝癌是全球排名第六的常见癌症，也是导致人们去世的第三大原因。2020 年，全球有超过 90 万人被确诊为肝癌，这其中有 55% 以上的人在我国，还有大约 83 万人因为肝癌去世了。

说到这里，您可能想知道，肝癌为什么会发生？这些年，肝癌的风险因素从原来的病毒性肝炎，比如乙肝、丙肝，转变成了非病毒性肝炎。这意味着，与之前病毒感染者相比，现在饮酒过多或者代谢出问题（比如肥胖和糖尿病）的人可能也要提高警惕了。

现在有个趋势，虽然很多国家的病毒性肝癌发病率在降低，但是因为非病毒性因素导致的肝癌却在上升。2023 年发表的一篇文章显示，到 2040 年，全球的肝癌病例可能会增加 55%，这个数字可不小。发病率增高的最主要原因是从病毒相关肝病患者到非病毒病因（包括酒精相关和代谢功能障碍相关的脂肪变性肝病）的转变。目前非病毒性肝病的化学预防策略仍然是一个未满足的需求，因此大家还是需要少饮酒，避免进食更多的肥腻食物，减少脂肪肝脂肪变性。①

那么，我们如何避免成为这个统计数字中的一员呢？预防是关键。尤其对于乙肝，接种疫苗是减少感染的有效方式。一旦感染了乙肝或丙肝病毒，及时的抗病毒治疗可以大大降低转变成肝癌的风险。改变生活方式也很重要。减少饮酒、保持健康饮食和适量运动，

---

① Singal AG，Kanwal F，Llovet JM.Global trends in hepatocellular carcinoma epidemiology：implications for screening，prevention and therapy.Nat Rev Clin Oncol.2023 Dec；20（12）：864-884

可以减少因代谢问题引起的肝癌风险。另外，有些研究显示，经常喝咖啡，服用阿司匹林、他汀类药物和二甲双胍等，可能降低肝癌的风险。当然，这些发现还需要更多的证据来证实。对肝癌进行早期发现也很重要。特别是那些有长期肝炎病史或者肝硬化的朋友们，定期检查可以及早发现问题，得到治疗。

总之，尽管肝癌的挑战仍然存在，但通过预防、改变生活方式以及及时的医疗干预，我们可以有效减少肝癌的威胁。希望大家都能过上健康、长寿的生活！

（二）肝癌的病因与危险因素：病毒性肝炎与肝癌的关系

1.病毒性肝炎如何增加肝癌风险？

简单点说，肝癌有一个"老友"就叫作肝炎病毒。尤其是乙肝和丙肝，它们是引发肝癌的"大元凶"。肝炎病毒搞乱了我们的肝脏，导致肝脏发炎，久了就会发硬，也就变成了我们经常听说的"肝硬化"。等到这一步，肝癌也就离我们不远了。

世界范围看，肝癌可是个大问题。全球每年大约有 90 万人被检查出患有肝癌，且有 83 万人因此去世。可以说，大部分的肝癌病例（60%～80%）是由乙肝病毒感染引起的。过去几十年里，在欧洲、美洲和大洋洲等地，肝癌的发病率都在增加。

对于乙肝患者，情况更加严重。每年有 2%～10%的乙肝患者会发展为肝硬化，而一旦变成肝硬化，每年患上肝癌的概率可高达3%。由于肝癌治疗难度大，5 年生存率只有 20%，所以最好还是力争阻止肝硬化发生。

那么，我们怎么降低肝癌的风险呢？对肝炎进行治疗是个好办法！接受抗病毒治疗的患者，得肝癌的风险可以比没治疗的降低40%～60%。特别是使用权威推荐的药物，效果更好。

另外，定期进行肝癌筛查也是减少肝癌风险的一个好方法。去医院做个验血，检测一下血液中的肿瘤标志物（AFP，甲胎蛋白），再结合肝脏超声检查，就能及时发现肝癌。这样可以让患者及早开始治疗，提高治愈的机会。

肝炎病毒是肝癌的"老朋友"，但我们绝不会让它们轻松作恶。只要我们采取有效的预防措施，如接种疫苗、抗病毒治疗，再加上定期的肝癌筛查，我们就有很大机会让肝癌远离我们。希望我们每一个人，都能健康快乐，远离疾病的困扰。

2.除了病毒性肝炎，还有哪些因素会导致肝癌？

肝癌是个什么样的家伙，我们都多多少少有些了解。而肝癌怎么来到我们身边的，原因可是五花八门。除了我们常说的肝炎病毒，吃的、喝的甚至是遗传，都可能让肝癌来敲门。

我们谈谈食物中可能含有的一些有害物质。比如，我们平时吃的玉米和花生，如果保存不当，可能会长出一种叫黄曲霉的东西。这黄曲霉里有一种叫黄曲霉毒素的物质，是个损害肝脏的元凶。过量饮酒对肝脏也十分不利，可以让肝脏慢慢硬化，最终引发肝癌。现在更多的人开始患有由于生活方式引起的脂肪性肝病，这也是导致肝癌的一个罪魁祸首。

其实，我们每天饮用的水质也十分关键。一些地下的静水和沙眼水可能含有有害物质，这都可能增加肝癌的风险。遗传问题也得留意。如果家里有人得过肝癌，这对我们来说也是一个警讯。一些营养素的缺乏，比如维生素 A 和维生素 B_1，可能导致肝脏功能受损，从而增加得肝癌的概率。

此外，农药中的有害物质、体内的性激素、肝吸虫感染以及一些微量元素的缺乏等也可能是肝癌的隐形杀手。甚至，香烟中的有害物质也是增加肝癌风险的一大元凶。

看到这，您可能都开始发愁了，肝癌的原因这么多，我们怎么预防呢？其实办法有的是。我们可以接种乙肝疫苗，这是针对肝炎病毒最直接有效的防御手段。如果已经患上慢性肝炎，要及时接受抗病毒治疗。当然，少喝酒、禁止酒类是对肝脏最大的爱护。提倡吃清淡一点的食物，少吃油腻，更重要的是，一定要避免吃那些已经发霉的食物。

想要预防肝癌，道理很简单，就是恰当的生活方式和定期体检。但这需要我们每个人的日常坚持和警惕。只有这样，我们才能远离肝癌，享受健康的生活。

（三）肝癌的诊断与分期：如何通过血液检查早期发现肝癌？

1.肝癌的常见血液标志物有哪些？

甲胎蛋白（简称 AFP）：这个指标用得可广了，也是肝细胞肝癌的一个最重要的指标，特别是在肝细胞肝癌中，这个数值一高，就得警惕。正常情况下，我们出生后这个指标就应该低，但如果肝脏出问题或者生殖器官出了问题，这个数就可能飙高。AFP 不仅可以用来诊断，还可以用于预测治疗疗效。

甲胎蛋白的异类（简称 AFP-L3）：AFP-L3 是肝癌细胞产生的特殊类型。它比较精准，一旦它升高，那通常意味着真的有问题，而且误诊的机会很小。

异常凝血酶原（别名 PIVKA-II 或者叫 DCP）：在肝癌细胞里这个指标经常异常。不只是可以发现早期肝癌，它还可以用来预测肝癌是否会再来犯。

CA199 和 CA125：这两个通常是和别的癌症类型扯上关系，但也可以用来监测 AFP 数值正常的肝癌病人，或者鉴别肝细胞肝癌和肝胆管细胞癌。

DNA 甲基化：这个听起来好像很高深，其实就是细胞内部发生的一些化学反应异常了，这在肿瘤发生的时候很常见，所以如果DNA 甲基化发生了变化，这可能是肝癌的一个隐藏标志。这个指标通常用来筛查和早诊是否有肝癌的出现。

miRNA：这个大家可能不太熟悉，它们其实是细胞里的一小段RNA。肝癌患者的血液中某些 miRNA 的含量会增多或减少，这些变化也可以帮助医生进行诊断。

血清 GGT：GGT 是一种酶，它在肝癌患者，尤其是大型肝细胞癌患者的血液中含量会升高。

高尔基磷酸蛋白 2（GOLPH2）：在患有肝癌的病人身上，这个指标的水平也会上升，是个不错的肝癌早期监测指标。

肿瘤特异性生长因子（简称 TSGF）：这个指标也可以用来诊断肝癌，特别是和 AFP、铁蛋白等一起检测，准确率还能更高。

碱性纤维母细胞生长因子（简称 bFGF）：血清中的这个指标如果升高，可能意味着病人无病生存率降低，但对于肝癌的靶向治疗它可能有好处。

我们从这些标志物中可以看出不少端倪，它们能帮助医生提前找出肝癌、判断治疗效果。但得注意，单单靠一个指标往往不够准确，所以医生一般会综合多个指标来判断。不同指标也能更好地诊断肝癌的各个阶段，对于病人怎么治、将来怎么样，都至关重要。

大家了解这些知识后，如果不幸家里有人需要做肝癌检查，至少对这些专业词汇不会感到太陌生，也能更好地和医生沟通。希望大家都能健健康康，远离肝癌啊！

2.肝癌的分期标准是什么？

肝癌分期主要看肿瘤的大小、有几个、有没有到血管里跑，或者远跑到别的地方去。了解了分期，我们就能对病情和治疗效果有个底。

常见的有 TNM 分期系统，分为 4 期。Ⅰ期：要是肿瘤还算听话，就一个，而且最大就 2cm，或者就算大过 2cm，但还没去惹到血管，这时候就算 I 期。或者癌细胞可能已经在肝里游到了静脉啊、动脉啊、胆管的地界，但还没跑到旁边的淋巴结和身体的其他地方。II 期：这时候肿瘤可能就淘气些，要么是单个大过 2cm 的肿瘤撒野到血管、静脉、动脉或胆管去了，要么就是几个都不超过 5cm 的小肿瘤。不过，癌细胞还是没跑到淋巴结和远处去。III 期：III 期里头的肿瘤就更加难缠了，分两种。IIIa 期：肿瘤可能有好几个，而且至少有一个大过 5cm。IIIb 期：则至少有一个肿瘤不按套路出牌，长到了主要的肝静脉（门静脉或肝静脉），或者干脆就长到了旁边的器官去了，还可能爬到腹膜。但这个时候，它们还没跑到淋巴结和远处的地方。IV 期：到了 IV 期，情况就复杂了，分为 IVA 和 IVB。IVA 期，肿瘤不管大小，可能就这一个，也可能哪哪都是，还有可能扯上了血管或肝周围的器官，淋巴结里也有了，但还没跑到身体别的地方。到了 IVB 期，就相当厉害了，不仅淋巴结中招，肺啊骨头里啊这些远处的地方也有可能被癌细胞攻陷了。

肝癌分期这东西其实有好几种说法。常见的有 TNM 分期系统，还有巴塞罗那临床肝癌（BCLC）分期系统等。BCLC 这套系统特别讲究，不仅看肿瘤大小，还要考虑肝功能和患者整体状态，更符合临床实际，所以研究肝病的专家们都认可。TNM 这套系统呢，更注重肿瘤的大小、有没有扩散到邻近淋巴结，或者远跑到其他地方。

患了肝癌，通过分期，医生能根据您的病情来定制治疗方案。比如早期肝癌，通过手术可能就能治愈，但到了晚期，可能得用上系统治疗，比如化疗或靶向治疗这些大法。所以说，分期准不准，关系到我们治病的方式和效果。

这些普及知识，也方便我们和医生交流，更明白自己的病情。希望每个人都能多了解些医学常识，让疾病不那么可怕。同时，祝愿所有病友早日康复！

（四）肝癌的治疗方法：介入治疗、手术治疗、肝移植和药物治疗

1.肝癌介入治疗的方法有哪些？

经导管肝动脉化疗栓塞（TACE）：这个方法，就是不仅堵截敌军的粮道，同时把炮弹（化疗药物）送到敌军老巢（肿瘤）里。这样，肿瘤就没法拿到营养了，还得面对一轮猛攻，不得不说是双管齐下。

肝动脉灌注化疗（HAIC）：这个方法是把炮弹（化疗药物）送到敌军老巢（肿瘤）里，但是并不阻断敌人的粮道，是将化疗药物通过肝动脉持续注入肿瘤供血动脉的一种区域性局部化疗。简单地说，肝动脉灌注化疗就是直接往肝癌里面打化疗药。缓慢的滴注使肿瘤内药物长时间、高浓度聚集，"直捣黄龙"，发挥最大限度的杀灭作用，且不会对正常肝脏组织造成严重的副作用，回流到外周静脉的药物浓度很低，全身其他器官的不良反应也大大降低，可谓是"减毒增效"，一举两得。

射频消融（RFA）：我们用射频电波做了个"微波炉"，直接对准肿瘤来个高温烤，把它给热死了。我们其实就是给肿瘤来了个"火疗"。

微波消融（MWA）："微波炉"升级版来啦！微波能量瞬间升温，比那射频快多了，就跟您家厨房用的微波炉似的，把肿瘤给一下子"煮熟"。

冷冻治疗（Cryoablation）：这招呢，就是把肿瘤给冻上，利用超冷制冷剂，把肿瘤冻成冰棍，细胞结构一受不了就玩完了。

酒精注射（PEI）：跟喝高度白酒似的，不过是直接打到肿瘤里去了，让肿瘤细胞"醉"个彻底，直接坏死。

放射粒子植入：这个更狠，直接把放射性的"种子"植进肿瘤里，那肿瘤细胞就被辐射能量击垮了。

经皮乙醇注射（PEI）：这招和"放射粒子植入"差不多，都是用乙醇，让肿瘤细胞干瘪了，死翘翘。

高强度聚焦超声（HIFU）：我们用超声波来个"焦点打击"，瞬间温度超高，肿瘤细胞受不了高温就 game over 了。

钇-90 微球选择性内照射治疗：这东西就像是用微型"导弹"，装满放射性材料，直接打进肿瘤里，近距离攻敌。

所以这肝癌介入治疗得根据肿瘤的"个子"大小、坐落在哪儿、有几个伙伴、患者的肝功能怎么样、身体状况好坏等等来选。有时候，这东西也可以跟手术、放疗、化疗这些搭档，组个"联合作战小分队"。当然，做这个得找技术精湛的大夫，毕竟是对症下药，得准确！

术后咋样？这个就看我们大夫手艺和您的肿瘤具体情况了，所以挑医院和大夫一定要擦亮眼睛啊！希望我们的普及受用，祝我们患友们早日恢复健康！

2.肝移植在肝癌治疗中的地位如何？

可能您听到"肝移植"四个字，就感觉挺高大上，挺复杂的，但其实它的原理还挺直白：就是把病了的肝换掉，换一个健康的肝。尤其对于那些肝已经硬化了的肝癌患者来说，肝移植可谓是救命的稻草。

肝移植的好处多多，最大的好处就是能一次性把肿瘤和病变肝脏都给解决了。这样不仅把肝癌"连根拔起"，还避免了因为切除病肝造成的肝功能问题，可以说是一举两得。

随着科学的进步，肝移植在肝癌治疗中变得越来越先进。比如，我们国家就推广了一套"基于杭州标准的肝癌肝移植分子分层体系"，听起来挺复杂的，简单来说就是能够提前知道移植后肝癌是否会复发，帮助医生更好地为患者选择是否进行肝移植。

　　当然，肝移植并不是人人都能做，毕竟健康的肝脏不是随处可找。全球都在面对供体肝脏短缺的挑战。可喜的是，世界各地的移植中心都在努力扩大肝移植的适用范围，比如美国加州大学旧金山分校（UCSF）的标准，让更多的患者有了接受肝移植的机会。我国也结合了米兰标准、UCSF 标准及杭州标准，让各个移植中心可以根据具体情况挑选适合的标准进行治疗。

　　然而，肝移植后的复发预防同样重要。肝癌复发是肝移植术后最常见的死因。为此，早期采取预防措施，比如使用索拉非尼这样的药物，能直接抑制肝癌细胞的生长，降低复发风险，延长患者的生存时间。

　　肝移植不仅仅是为早期肝癌患者提供了一种有效的治疗选择，随着医疗技术的不断进步和治疗标准的更新，它的应用范围也在不断扩大，给更多的肝癌患者带来了希望。当然，为了实现肝移植的最佳效果，术后的复发预防和治疗是关键。

　　肝移植就像是给肝癌患者的一份大礼包，虽然其中有很多挑战，但只要科学地选择治疗方式、严格地防止复发，肝移植就能大大提高肝癌患者的生活质量和生存时间。我们期待着医疗技术的进一步发展，能让更多的患者受益。

3.治疗肝癌的药物有哪些?

　　对于肝癌这种病，治疗的目标就是要控制住病情，让患者的症状改善，尽可能地提高生活质量，还能让患者活得更久一些。肝癌的药物治疗一直效果不好，导致它死亡率及生存时间一直没有很好的改善，直到出现了一系列靶向药物以及免疫治疗药物。肝癌的药物治疗方法目前其实还挺多的，下面我就给大家科普一下几种常见的药物治疗。

　　"索拉非尼"，它是一种能够抑制肿瘤细胞生长的药，是第一个被批准用于治疗晚期肝癌的药。"仑伐替尼"，它是一种能够阻断肿瘤生长的药，主要用于治疗无法割掉的肝癌。而吃过"索拉非尼"但是没效果的晚期肝癌患者，就能用上瑞戈非尼。"瑞戈非尼"是一种用来进行二线治疗的药物。同时，"卡博替尼"这一款药也是用于晚期肝癌二线治疗的。下一个要介绍的是"雷莫芦单抗"。患者如果曾经接受过索拉非尼的治疗，而且他们血液中 AFP 的浓度大于 400ng/ml，他们就可以使用这款药。此外，"纳武单抗"和"派姆单抗"这两种药，都是免疫治疗里面的 PD-1 抑制剂，也被用于治疗晚期肝癌。还有一款叫作 Opdivo 和 Yervoy 的联合疗法，它是 PD-1 抑制剂联合 CTLA-4 抑制剂，也用于治疗晚期肝癌。就像国产的免疫药物"替雷利珠单抗"这样的药也很重要，用于至少经过一种全身治疗的不可切除肝细胞癌患者。信迪利单抗和贝伐珠单抗则是 PD-1 抑制剂和抗血管生成药物的组合疗法，主要用于治疗无法切除的肝癌患者。 还有一款就是 Imfinzi 和 Imjudo（抗 CTLA-4 抗体与抗 PD-L1 抗体），也是一种联合疗法，主要用于无法切除的肝癌患者。最后是卡瑞利珠单抗和阿帕替尼，同时抑制 PD-1 和抗血管生成，给晚期肝癌患者提供了更多的选择。

其实选择哪种药物，主要还是看患者的具体情况，看肿瘤的特征，看治疗的反应和患者能不能接受。而且，治疗肝癌并不是只有药物一条路，像肝移植、消融治疗、放射治疗等方法，也是常被用于治疗肝癌的。具体该用哪一种方法，医生会根据情况来帮患者制定最适合的治疗方案。

4.肝癌可以化疗吗？

化疗就是用药物来杀死肿瘤细胞的方法。在肝癌这病上，一套叫作 FOLFOX 的方案（就是三种药物组合：氟尿嘧啶、亚叶酸和奥沙利铂）可能对那些晚期的患者有好处，能让他们活得更长一点。

我们都知道，肝癌细胞跟多数化疗药物像是不对付似的，不太有灵敏感。但有些时候，比如说别的治疗方法不行了，或者用不上时，化疗还是可以出马的。而且，它和介入治疗、靶向治疗、免疫治疗等等的其他疗法拼一块，效果可能就会好很多。

通常，化疗会用在那种不能开刀，或者局部治疗、TACE 治疗也不灵的肝癌患者身上。说到化疗的副作用，确实，它可能会让人感到恶心、呕吐、掉头发，甚至造成骨髓抑制等问题。但别担心，医生会根据情况来帮您解决这些问题的。

现在的科研人员也没闲着，他们一直在研发新的药物和疗法，来提高化疗的效果，减少副作用。未来，肝癌治疗的道路上，化疗可能会有更大的突破。

至于采用哪种化疗方案，医生会看您的肝功能如何，肿瘤具体情况，还有您的身体状况等等，综合考虑后才会做决定。每个人的病情不一样，治疗方案也要各有千秋。

化疗在肝癌治疗中是有一席之地的。尤其对于那些晚期的、不能通过手术解决问题的肝癌患者来说，有可能发挥比较重要的作用。当然了，化疗是否适用，得看具体情况，一切都得在专业医生的建议下进行。而且，选择哪些药物，怎么治疗，应该基于医学界最新的研究和指南。所以，如果您或您的家人面临化疗的选择，请放心听从医生的建议，相信科学的力量。

5.肝癌的靶向药物有哪些？

"靶向治疗"这种治疗方式就像"雇佣兵"在战场上找目标一样，给药物明确了目标（也就是癌细胞的其中一个环节），然后让药物直接上去攻击。

近年来，科学家们研发出了许多靶向药物，已经在肝癌治疗中取得了不错的效果，下面就让我们一起来看看这些药物吧：

索拉非尼（Sorafenib）：索拉非尼像是在战争中破坏敌军的粮草补给和士兵士气的潜行者，能阻断肿瘤生长和供血，已被批准用于治疗不能手术切除的肝癌。

仑伐替尼（Lenvatinib）：仑伐替尼像多面手的特工，能同时破坏肿瘤的第一线防御，用于治疗不能手术切除的肝癌。

瑞戈非尼（Regorafenib）：瑞戈非尼就像是专门打击特定目标的神机妙算，能攻击多个肿瘤相关的目标，被批准用于那些用索拉非尼没效果的肝癌病人的二线治疗。

诸如此类的药物还有很多，比如说卡博替尼、雷莫芦单抗、阿帕替尼、贝伐单抗、阿替利珠单抗、纳武单抗和派姆单抗等等。

这些药物，除了能单独服用外，也可以两两配对，像军队中的各种战术配合一样，用来加强治疗效果。比如，纳武单抗和伊皮利尤单抗、信迪利单抗和贝伐珠单抗、Imfinzi 和 Imjudo、卡瑞利珠单抗和阿帕替尼等，都可以一起使用。

这些药物都已经通过了多项临床试验，被证明可以帮助肝癌患者活得更好，生活质量更高。当然，每种药物都有它的适应证和可能的副作用，像是每个人对衣服的尺码、颜色的喜好一样。所以，在实际使用中，医生会根据患者的具体情况，个性化地制定治疗方案。

靶向治疗就像精确打击的武器，它们可以更直接、更精准地治疗疾病，为肝癌患者带来更多的治疗选择。但作为患者，我们也需要对自己的病情有足够了解，这样才能和医生一起，制定出最适合自己的治疗方案。

6.免疫治疗对肝癌有效吗？

在肝癌治疗领域，免疫治疗已经成为一副新的法宝，为很多患者带来了希望。下面，让我们一起来认识一下这个"小军队"中的一些"特种部队"吧。

PD-1/PD-L1 抑制剂：如果癌细胞是一群潜伏的敌军，PD-1/PD-L1 抑制剂的任务就是揭开它们的伪装，让我们体内的"兵王"T 细胞能够识别并消灭它们。纳武单抗（Nivolumab，Opdivo）和派姆单抗（Pembrolizumab，Keytruda）是这类药物中的佼佼者，专门用来处理晚期肝细胞癌。除此以外，还有信迪利单抗和替雷丽珠单抗。

CTLA-4 抑制剂：这是另一支特种部队，它们的任务是让 T 细胞变得更加活跃和强大，让癌细胞"无处可逃"。Opdivo（Nivolumab）联合 Yervoy（Ipilimumab），可以说是联合特攻队，被用于治疗肝癌患者。

阿替利珠单抗（Atezolizumab，Tecentriq）：这是一款 PD-L1 抑制剂，它和贝伐珠单抗（Bevacizumab，Avastin）组成了一个"梦之队"，一起上场对抗不能手术切除的晚期肝细胞癌。

这些药物，还有卡瑞利珠单抗+阿帕替尼、Imfinzi+Imjudo 等组合，都是我们免疫治疗中的重要部队，有的专门负责揭露敌军的伪装，有的负责激发和增强我们自身兵力的能力，共同对抗肝癌这个强大的敌人。

但大家也要知道，这些"特种部队"的成效并不是人人都能享受到的。它们的表现会受到很多因素的影响，比如肝癌本身的情况、我们身体内部的环境以及我们自己的免疫力。同时，像所有的治疗方法一样，免疫治疗也可能伴随着一些不适。

因此，在启用这些"特种部队"之前，医生会仔细评估，决定哪种药物和治疗方案最适合患者。我们也需要听从专业指导，对待治疗持开放和合作的态度。

随着科学研究的不断进步，我们相信未来会有更多有效且安全的免疫治疗药物加入到我们对抗肝癌的战斗中。

（五）肝癌的预防与康养：通过改变生活方式降低肝癌患病风险

1.预防肝癌的生活方式调整有哪些？

如何在我们的日常生活中预防肝癌。这个病听起来挺吓人，但是，只要我们采取正确的方式，其实是有办法降低它发生的风险。

打乙肝疫苗：乙肝是导致肝癌的大敌。就像我们穿衣服抵御寒冷一样，接种乙肝疫苗可以帮助我们的身体抵御肝癌的侵扰。少喝酒或不喝酒：喝酒可能伤害我们的肝，就像冰雹打在植物上一样。所以，我们要尽量控制饮酒量，或者最好是戒酒。吃得健康：我们的饮食像是花园，多种多样的蔬菜水果就是我们美丽花园里必不可少的"植物"，多吃这些新鲜的食物，少吃油腻和甜食，力求让我们的身体和肝脏像花园一样充满生机。控制体重：体重过重像是身体的"超重负担"，它会加大我们得肝癌的概率。通过均衡饮食和定期运动，我们可以减轻这个负担，并使身体更健康。定期体检：像车子定期保养一样，我们也需要定期做健康检查。尤其是对那些家里有肝癌病史的朋友来说，定期检查肝功能和做肝脏超声是非常必要的。戒烟：烟草里面有很多害人的东西，就像车尾气污染空气那样，抽烟会污染我们的身体，会增加得肝癌以及其他病的风险。戒烟，换来的是更清新的空间和更健康的肝。注意食物存储：发霉的食物就像坏了的苹果，它里面的黄曲霉毒素会伤害到我们的肝脏。所以，我们得妥善存放食物，避免食用可能出现霉变的食品。控制血糖：对于糖尿病的朋友们，高血糖就像河流里水位暴涨，可能引起很多问题。通过注意饮食、锻炼身体和合理用药，可以控制血糖水平，帮助预防肝癌。积极抗病毒治疗：有些朋友因为长期乙肝或丙肝，增加了肝癌的风险。但是，积极的抗病毒治疗就像安装了防盗系统，能有效降低肝癌的风险。远离不良习惯和有害物质：滥用药物和接触有害化学品，就像是给肝脏增加了额外的负担。远离这些坏习惯，保护我们的肝脏。提高健康意识：我们需要加强教育和公共宣传，就像老师教育学生那样，去提高大家对肝癌预防的认识，并推广健康的生活方式。

2.预防肝癌的饮食建议是什么？

我们怎么调整饮食习惯，来预防肝癌呢？

吃更多的蔬菜和水果：您的身体就像一座花园，蔬菜和水果就像花园里的花朵，它们富含各种有利于健康的元素，它们的存在会帮我们身体降低得肝癌的风险。少吃红肉：红肉是高脂肪的食物，虽然有时候很好吃，但是太多会给身体带来负担。所以，我们需要控制红肉的摄入。

注意减少饱和脂肪：饱和脂肪就像是粘住我们身子骨的泥，多了就会让我们的体重增加，增大得肝癌的风险。因此，应尽量减少饱和脂肪的食物摄入。多吃鱼：鱼是一种富含健康脂肪的食物，像橄榄油一样，可以帮助我们的肝脏保持健康。多吃高纤维：高纤维的食物让人感到饱足，并且有助于控制体重，所以，适量的高纤维食物对我们的肝健康有很大的帮助。适量喝咖啡：咖啡是一种含有抗氧化剂的饮料，而抗氧化剂就像肝脏的护卫兵，帮助肝脏抵御外部的伤害。

注意食物的保存：变质的食物可能含有对人体有害的物质，所以，食物一定要存储好，避免食物变质。少吃腌制食品：腌制食品虽然好吃，但是它们含有亚硝酸盐，所以，尽量少吃或者不吃这类食品。更健康的烹调方式：多用蒸、煮的方式做菜，减少炸和烤，这样可以减少致癌物质的产生。戒烟戒酒：烟草和酒都对我们的肝有危害，戒烟戒酒是对健康的保护。谨慎使用保健品：没经过科学检验的保健品会伤害我们的身体，所以，我们要尽量避免。不喝神药：不信那些没经过严格证明的神药的广告，对待治疗和饮食调整，我们应该听医生的。多喝水：适量的水分摄入，能帮我们保持身体中的水分平衡。饮食多样化：多尝试各种不同的食物和烹饪方式，这样既可以保证饮食的乐趣，又能保证营养的均衡。避免食物过敏源：对于那些对海鲜或其他食物过敏的朋友们，应特别注意避免食用过敏源，以免触发身体不良反应。

以上这些看似琐碎的小细节，其实在我们预防肝癌的路上起着不小的作用。朋友们记住，不同的人有不同的体质，所以，具体饮食安排还是要好好听医生的。我们现在就开始调整生活方式，保护我们的肝，希望我们每一天都能健康快乐！

※ 食 道 癌

（一）食道癌的早期症状

1.如何识别食道癌的早期信号？

有时候身体的一点小病痛，可能是一些大毛病的先兆，比如说食道癌。虽然这个词听上去很可怕，但是只要我们敏感一些，发现早，治疗早，就可以让我们健康的生活继续下去。下面就是一些食道癌早期可能出现的症状：

感觉吞东西费劲：平时吃东西感觉哽住了，或者吞不下去，这可能是早期食道癌的一个信号。胸口疼：食道癌后期还会有胸口疼，这种疼痛可能是胀胀的，或像针扎一样。感觉食物卡住了：吃完饭后总是感觉食物卡在喉咙里没下去，喝点水就会好一些。咽喉不舒服：咽喉部有异物感，尤其吃硬一些的东西的时候感觉更明显。胸口闷：胸口出现闷的感觉，几乎和心病的症状很相似。

吞咽困难逐渐加重：开始可能只是吃面包干的时候感到困难，

然后慢慢地，连一口汤都咽不下去。体重下降：由于咽食困难，食欲不振，体重可能会减轻。

嗓子嘶哑：如果食道癌已经比较严重，会波及我们的声带神经，出现话音嘶哑的症状。经常呕吐：如果食道癌挡住了食道，食物就无法正常进入胃，那么就会有呕吐的情况。总是消化不良：有时候会感到胃胀气，总是消化不好，这也可能是食道癌的一个早期症状。

大家看过了这些症状，如果觉得有一些类似的情况，千万不要害怕，要及时去医院检查，早一天发现，就能早一天治疗，早一天康复。同时希望大家在生活中保持良好的饮食习惯，定期做体检，提前预防，才能让我们的生活更加美好。

2.食道癌早期症状与其他疾病的区别是什么？

食道癌早期症状，要是我们能够早点发现，问题也没那么严重。有些小症状，如果不注意，可能就是食道癌在敲门了，所以我们得认真对待。要是能抓住这些症状，能和其他病区分开，就不容易误判了。

吃东西别扭：食道癌会让人咽不下去食物，而且这个状况会越来越明显，开始可能吃硬点的食物吃不下，时间长了，可能连水都喝不太顺。和普通的咽痛是不一样的，因为食道癌一般和我们吃什么没太大关系。胸口疼：食道癌可能让胸口在嚼东西的时候疼。别的消化系统的病可能就不会这样。咽喉不舒服：食道癌可能让人觉得嗓子里干干的、闷闷的。慢性嗓子炎也可能这样，不过食道癌的这种感觉可能更顽固，而且和心情有关系。体重掉：食道癌也可能导致患者体重下降，而且是那种没什么缘由就自己瘦了，这在别的病里还真是不太常见的。食道不对劲：如果医生用内镜看食道，看到黏膜破了，那很可能是食道癌在作怪。心情起伏：感到这些不舒服时，心情起伏大可能也是食道癌的缘故。其他病可能就没这回事。

症状不消失：如果总感到那些不舒服，可能就是食道癌，因为它不会一阵阵的来，而且咽炎什么的可能就是时好时坏。药怎么也不管用：通常遇到这些病症，吃点消炎药什么的可能很快就好了，但食道癌会让这些药不太起效。

我们知道了这些不同，一旦发现有什么不对头的地方，要赶紧看医生，好好检查一下。别让这个小食道出了事，稍微一查，问题大了。食道癌一定要用内镜，甚至切点组织出来验一验。我们能早点知道，就能早点治，自然就能活得更久。所以，如果感觉自己符合上面说的那些情况，特别是家里有得这病的，就得赶紧去医院，不能犹豫，早点查，早治病，早好起来。

（二）食道癌的常见治疗方法

1.食道癌手术是如何进行的？

食道癌，哪怕听着都有点让人紧张，但知识总能让我们心里有底。手术听起来就是个大工程，不过别急，我来给您娓娓道来，我们轻松科普一下这回事。一般来说，食道癌手术得怎么弄呢？我们来捋一捋。

准备工作：这个手术前要做点功课。医生会用内镜 CT 扫描来瞅瞅瘤子具体在哪？多大？有没有扩散到其他地方？睡个好觉：手术的时候，医生会让您睡个大觉，也就是全麻，这样您在手术中什么疼痛都感觉不到。开个小口子：医生会看您的瘤子在哪，然后再颈部、胸部或腹部切个口子。听着吓人，其实技术到位，这都不是事。把坏东西切掉：医生跟打仗似的，把带瘤子的食道给切除掉，并且把周围的淋巴结也处理一下，防止遗漏。重新接一接：把瘤子切除后，医生就得拿个东西来替代您的食道了。一般用您自己的胃或者肠道。这就像修桥接路一样，让您恢复吃饭的功能。收工：医生确认没出问题，比如出血什么的，就会把切口缝上，一层一层的，细心得很。苏醒：做完手术后，您会被送到特别的房间里面去监测一下身体状况，保证一切安好，然后就可以去普通病房了。接下来的治疗：手术虽好，但有时候得再添把火，有可能还得继续做化疗或者放疗。

食道癌手术不是小打小闹，您得有一段时间的恢复期。手术后得好好按医生和护士的吩咐做做康复锻炼。还得注意手术可能带来的问题，比如体内的接口漏了、感染或者出了血，要是有这些情况得及时处理。

手术的具体操作，每个医院和医生都有自己的一套，但大方向都是一样的，重点是要把瘤子给铲除掉，然后让您恢复原来的生活。大家手术前跟医生多沟通，了解清楚手术怎么做、有什么风险，心里就有数了。小病快治，大病防着点，祝我们都健健康康！

2.放疗对食道癌患者有哪些影响？

放疗对于食道癌的治疗起到了很重要的作用。不管您能不能做手术，或者是不是已经做过手术或者化疗，放疗都可以考虑一下，有可能会帮您的病情得到较好的控制。

放疗对食道癌患者有哪些影响呢？我们来看看。让生活质量变好：没错，放疗真的可以让生活体验变得更好，尤其是对于有吞咽困难等问题的朋友们。据研究，放疗可以有效地控制肿瘤的大小，从而好转您的症状，让生活过得更舒服一些。活得更长久：尤其是对中晚期食道癌患者来说，放疗可以让您的生命更延长。虽然这种情况下治疗比较困难，但是科学的放疗方案还是可以帮忙延长生存期，就是让瘤子变小，或者至少不让它怎么长。放疗可能有副作用：说实话，放疗的过程，可能对身体的其他部分有些影响，比如可能出现的食道黏膜损伤、吞咽疼痛等。但放心，随着技术的发展，比如现在的调强放疗技术，这些副作用得到了很好的控制。影响情绪：放疗过程中，可能会有些朋友感到心情低落、焦虑。所以，同时得做好心理护理，对于让大家心情好起来，生活质量提高，还是挺重要的。关于费用：放疗，说白了也得花钱。但别担心，大部分患者都能通过医疗保险支付放疗费用，也不至于让您负担太重。治疗选择：随着科技的发展，放疗方式也在不断精进，比如现在的放疗联合化疗，或者正在研究的放疗联合免疫治疗等，让您有更多的选择，也更有希望。因人而异：可能每个人对放疗的感觉和忍受能力都不同，说白了，每个人体质不同嘛。所以医生会根据您的实际情况，制定个性化的治疗方案。

说到底，放疗的影响是多元的，既能帮助您好转病情，延长生活，也可能有点副作用。您在做放疗时，和医生多沟通，了解明白治疗可能带来什么改变，可能有哪些风险，这样才能决定最合适自己的治疗方案。同时，要有心理支持，也得有经济援助，这样您才能更好地配合医生的治疗，提高生活质量。

（三）食道癌的预防措施

1.如何调整饮食习惯来预防食道癌？

现如今，健康生活成为我们大家的追求目标，特别是对于疾病的预防，更是重中之重。讲到预防食道癌，大家可能会觉得高不可攀，但其实，从改变饮食习惯做起，防患于未然并不难。

别吃太烫的：经常吃超过 65℃ 烫嘴的食物，可能会增加患食道癌的风险。因为我们食道最多承受 50℃，太烫的话，食道黏膜就受不了。慢慢嚼，慢慢吞：赶时间就狼吞虎咽？这样容易伤到食道黏膜，时间久了风险自然就上升了。所以，别急，细嚼慢咽才是王道。口味不要太重：大家都爱吃些腌的、辣的、咸的或者是油炸的，可这些都是食道癌喜欢的"食物"。毕竟，重口味长期吃，风险也就来了。戒烟少喝酒：抽烟喝酒对身体有害，这个对食道来说也一样。吸烟和大量饮酒是患食管癌的大忌，尤其是抽烟，风险能高达 10

倍呢。多吃蔬菜水果：多吃点蔬菜、水果，少吃红肉和加工肉，选全谷物，别吃发霉变质的食物，吃得健康，自然身体也健康。多喝水：每天保持充足的水分，有助于维持水平衡和促进新陈代谢。留意食物质地：虽说粗粮有益健康，但也别太硬，咀嚼得越细致越好，少伤食道。腌制少来：喜欢吃咸鱼、腊肠吗？其实这些腌制食物含有的物质，是患食道癌的风险因素之一。定期检查：到了40岁以后，别怕麻烦，去检查一下食道吧。胃镜筛查、食管造影检查、CT和PET-CT能帮助早发现、早治疗。烹饪方式要健康：蒸、煮等烹饪方式比油炸、烧烤好多了，不仅美味还健康。不要暴饮暴食：过度饮食可能会导致胃食管反流，长此以往可能会增加食道癌的风险。蛋白质适量增多：鱼类、豆类这些优质蛋白质多吃一些，有助于身体维持健康。

以上就是一些通过饮食来预防食道癌的小建议。记得，健康饮食只是一部分，我们还需要注意，别抽烟别喝太多酒，保持体重，减少压力，生活健康每一天。希望大家都能健健康康的！

2.有哪些生活方式的改变可以降低食道癌风险？

说起食道癌，听着是不是感觉挺可怕的？别担心，我告诉您，我们通过日常一些看似简单却很实在的生活方式调整，能大大降低食道癌的风险。

烟草不沾：大家都知道吸烟有害健康，可不仅仅是影响肺，我们的食道也会受罪，容易引发食道癌。所以，赶紧戒烟吧！少喝酒：偶尔来一杯小饮无妨，但酒量别太大。多喝酒不光头痛，时间长了，食道癌的概率也会大增。吃货的自律：增加蔬菜水果，减少红肉，尤其是那些加工肉品，咸的、油炸的、脂肪高的，都尽量少吃，吃出健康来。保持身材：肥胖不仅影响形象，还会招来各种病，包括食道癌。所以，保持健康的体重很重要。动起来：不是叫您非得去跑马拉松，适量的活动、散步、做做家务都可以，让自己动起来，身体里的坏东西才能出去。免烫口：不是说让您吃冰棍，但别再吃那么烫的食物了，食道我们得爱惜它。腌制食品少碰：那些咸鱼、酸菜之类的虽然好吃，但里头的硝酸盐、亚硝酸盐可不友好，食道癌就喜欢这个。细嚼慢咽：别总是大口吃肉，食物越嚼越细，吃进去的不仅是营养，还有对食道的温柔。心情要好：紧张、焦虑对身体可不好，对抗癌症您还得有颗平静的心。作息正常：熬夜会打乱身体的节奏，免疫力下降的话，各种疾病就容易找上门。体检常规：可别懒，抽时间定期去体检，把身体潜在的问题早发现早治疗。远离烟草：不只是烟，咀嚼烟草也得避免，对食道来说都是坏消息。适当吃点辣：是不是很意外？其实适当地吃辣不仅能给生活添点乐趣，还可能有助于防癌呢。近日，中国慢性前瞻性研究最新分析表明，吃辣有助于预防某些胃肠道癌症，比如食道癌。研究发现，吃辣也有助于降低食道癌风险，尤其在那些不吸烟或喝酒的居民中。与从不吃或很少吃辣者相比，每月吃辣者食道癌风险降低 12%；每周 1～2 天吃辣者风险降低 24%，每周 3～5 天吃辣者风险降低 16%，每周 6～7 天吃辣者风险降低 19%。

大家看，这些都是我们生活中能轻松做到的事情。虽然遵循这些建议不可能百分百避免食道癌，但至少能大大减小得病的风险。生活其实就是这样，关注小细节，大病远离我。

※ 宫 颈 癌

（一）宫颈癌的病因

1.人乳头瘤病毒（HPV）是如何导致宫颈癌的？

HPV 其实它就是个病毒，有 200 多种。大多数人一生中都可能染上，但别太担心，我们身体的免疫系统大部分时间都能把它治好。

可有时候呢，如果免疫力不给力，这病毒就有可能在我们体内安家。特别是 HPV 的某些"坏家伙"——最有名的就是 HPV16 和 HPV18，它们最喜欢捣蛋，能增加您患宫颈癌的风险。

别的病毒也就算了，HPV 这兄弟，它瘦身成功，只拿了它自己最凶的一部分——E6 和 E7 两个蛋白，就能搅乱您身体的正常节奏。您体内的细胞原本有个生长的速度限制，但被这两个坏蛋一弄，细胞就开始乱跳广场舞，不听使唤了，时间长了，就可能变成癌细胞。

这个过程可不是一蹴而就的，像磨咖啡豆，慢慢地，可能几年、几十年才能看出效果。这时候，我们的遗传因素、肌体免疫状态、日常生活习惯都可能影响这个病的发展。

好消息来了！防范胜于治疗，有两个超给力的方法可以对抗宫颈癌。打疫苗：就像打流感疫苗一样，HPV 疫苗能帮助我们预防感染，对抗宫颈癌，越早接种越好。定期检查：别小看每一次的妇检，定期的宫颈涂片检查和 HPV DNA 测试能帮您发现苗头，把潜在的问题扼杀在摇篮里。

总之，HPV 虽然是宫颈癌的罪魁祸首，但我们通过打疫苗和定期体检，完全能把风险降到最低。还有好好保养自己的身体，加强锻炼，保持健康的生活方式，这些都是对抗疾病的法宝！

2.除了 HPV，还有哪些因素会增加宫颈癌风险?

宫颈癌，它是我们女性中最常见的一种恶性肿瘤，对我们的健康非常不利。虽然人乳头瘤病毒（简称 HPV）是造成宫颈癌的重要元凶，但还有其他一些因素也可能让我们面临更高的风险。

性行为。早期活跃或者换伴侣频繁都可能让我们更易受害。研究发现，初次性行为年龄小于 15 岁的朋友比 17 岁及以上的更早得宫颈癌。男性因素也有影响。如果男性有其他性伴侣，或者有其他健康问题，如包皮过长或包茎，它们都可能增加我们受到 HPV 感染，从而有宫颈癌风险的可能性。生孩子的次数也受关注。生孩子次数多的朋友比只生一次或没有生过孩子的朋友更容易患病。怀孕的朋友也需要注意，怀孕期间 HPV 感染的概率比非怀孕期要高。还有一个有争议的问题——口服避孕药。虽然有研究表明，服用 5 年以下的朋友并不会增加宫颈癌风险，但是服用更长时间，尤其是 10 年以上的朋友，风险会显著增加。还有就是在 HPV 感染情况下服用口服避孕药的朋友，更有可能患上宫颈癌。抽烟，我们都知道，对健康是有害的。抽烟不仅使得我们的免疫力下降，更容易感染 HPV 病毒，还可能增加宫颈癌的风险。而被动吸烟同样不利于我们的健康。关于饮食，我们尽量选择多吃蔬菜、水果等健康食品。如果缺乏了维生素 C、维生素 E、维生素 A、叶酸等重要元素，可能会增加我们患病的风险。遗传因素，也是一个重要的影响。如果有家人患过宫颈癌，我们也有可能被影响。此外，一些基因变异也可能让我们更易得宫颈癌。

上述这些都是让我们面临更高宫颈癌风险的因素。但是，我们千万别害怕，因为我们完全有可能做到预防。除了针对 HPV 的疫苗，我们还可以通过改善上述的其他不良生活习惯，对抗宫颈癌的威胁。如此一来，我们就可以有效地抵抗宫颈癌，保护自己的健康。

（二）宫颈癌的筛查和早期诊断方法

1.宫颈涂片检查是如何帮助发现宫颈癌的？

宫颈癌虽然可怕，但如果能早发现、早治疗，那它就不再是个噩梦了。这就是宫颈涂片检查发挥作用的地方。我们先简单理解一下什么是宫颈涂片检查。这是一种很实用的检查方法，就跟检查身体找病毒一样。做妇科检查的时候，医生会用一个小工具，可能是个刷子或是个刮片，从我们宫颈上轻轻刮点细胞下来。然后，这些细胞会被放到显微镜下看一看，看看有没有什么异常或者有没有癌前的变化。这个检查听起来可能有点吓人，但其实过程很快，也不会痛。而且，这个检查能早早发现宫颈癌的迹象，让治疗变得更简单，成功的机会也更大。

虽然现在有种叫作 HPV DNA 检测的新技术，能更精准地找出导致宫颈癌的病毒，但宫颈涂片检查还是一个很有用的工具，尤其是在 HPV DNA 检测用不了或者费用太高的地方。

那宫颈涂片检查多久做一次呢？这个通常看个人情况。大部分人可能一年做一次，但如果前几年的检查结果都正常，那么可能三年做一次就行了。对于已经开始有性生活的女性，建议尽早就开始做宫颈涂片检查。

值得一提的是，宫颈涂片检查的结果有个专门的分级标准，医生通过这个来判断下一步怎么办。而且现在有了个改良版的检查方式，叫作液基细胞学检查（简称 TCT），这个方法让细胞的图片看起来更清楚，提升了诊断的准确性。

总之，定期做宫颈涂片检查对防止宫颈癌有着重大意义。随着科技进步，越来越多高级的检测方法也开始被引入，让大家在与宫颈癌的斗争中能够事半功倍。我们只需要注意定期检查，早发现、早治疗，就能大大降低宫颈癌给生活带来的影响。毕竟，健康才是真正的财富，保护好自己，珍惜身边的美好。

2.HPV 疫苗接种对预防宫颈癌有效吗？

什么是 HPV？宫颈癌和这个 HPV 关系非常大，研究显示，99%以上的宫颈癌都与 HPV 有关。接种了 HPV 疫苗就能有效预防这个病毒的感染，进而预防它可能引起的宫颈病变，这也是防治宫颈癌的重要方法。

HPV 疫苗有几种，其中包括二价、四价和九价，主要针对的是不同类型的 HPV。其中二价疫苗主要针对的是 HPV16 型和 18 型，这两个是和宫颈癌关系最大的病毒。四价和九价疫苗则增加了对其他 HPV 类型的预防。虽然 HPV 疫苗不能预防所有类型的 HPV，但接种之后宫颈癌的发病率能大大降低。

需要重点说的是，就算接种了 HPV 疫苗，也不能完全代替宫颈癌的检查。就像门口有保安并不能保证家里绝不会被盗一样，因为 HPV 疫苗只是预防，对已经感染的 HPV 没用，所以接种疫苗后还需要定期做宫颈癌检查。无论是怀孕的女性还是已经接种了 HPV 疫苗的人，都需要定期做检查，以防有任何可能的宫颈病变。

我国现在已经开始推进适合接种 HPV 疫苗的女孩接种疫苗的试点工作，建议其他条件允许的地区也尽快开始免费接种，同时也需加强宫颈癌的筛查工作，以实现全国的宫颈癌消除目标。只要我们加强宣传，让更多的人了解宫颈癌是怎么引起的，了解预防和检查的重要性，我们就能有效提升防治宫颈癌的效果。

总的说来，接种 HPV 疫苗对于预防宫颈癌至关重要，但我们同时不能忘记定期做宫颈癌检查，这样才能全方位地预防和早治这个疾病。让我们共同为这个目标努力，努力朝着一个没有宫颈癌的世界迈进。

（三）宫颈癌的治疗方法和选择

1.宫颈癌手术的种类和适应证是什么？

宫颈癌手术，我们可得根据肿瘤的大小、位置、发展阶段以及妈妈们想不想再要宝宝等各种情况来决定选用哪种方法。

有一种叫作根治性子宫切除术的手术，这个主要是针对那些不打算再要孩子的妈妈们。简单说，就是根据宫颈癌的不同阶段，医生会选择不同的切除方式。比如，刚刚开始的时候，可能就只需要做一个小手术，但如果病情比较严重了，就得做一个全面的手术，把子宫都切除了。如果是那些还希望保留生育能力的女性，医生会考虑做一个保留生育功能的手术。这种手术会尽量保留子宫，同时把病变组织去掉，可能还会配合做淋巴结切除。再说一种叫盆腔廓清术的，这是一个相对严肃一点的手术，一般是用于宫颈癌复发或者是更晚期的情况。还有一种是淋巴结切除手术。根据癌症的情况，医生会决定是只做盆腔的淋巴结切除，还是连着腹部主动脉周围的淋巴结一起切除。

现在这些手术是怎么分配的呢？医生通常会根据一个叫 FIGO 分期的标准来决定。如果宫颈癌刚开始并且不影响生育，可能就做一个挺简单的手术；如果情况比较严重一点，医生们就会建议做更彻底一点的手术。

另外，还有一些晚期的宫颈癌患者，可能会先选择化疗配合放疗，但如果在能力允许的小地方，也可以考虑做手术。要特别提的是，宫颈癌的手术一定得找经验足、手艺好的医生来做，毕竟这关系到妈妈们的安全。而且手术之前，医生会和患者充分沟通，根据病情制定个性化的治疗计划。

每个人的情况都不一样，所以治疗方法也得因人而异。最重要的是，患者能得到合适的治疗，早日康复，恢复一个健康的身体和美好的生活。

2.放疗和化疗在宫颈癌治疗中如何应用？

放疗，就好像一把"神箭"，直接射向癌细胞，让癌细胞无处遁形，寿终正寝。这招对付宫颈癌特别好用，70%～80%的宫颈癌都是被放疗治得痛痛快快。换句话说，就是我们的"神箭"可以针对不同分期的宫颈癌，对消灭初期宫颈癌，或者局部晚期的，都有很好的疗效。

对于部分患者，手术+放疗可能更有效，大有"先敲一棒，后给一掌"之势，打得癌症措手不及。有些时候，医生会先用放疗，把肿瘤"打软"，再上手术刀，就好比拿刀切黄油一样轻松。有些时候，医生会在手术的同时开启放疗，特别适合一些宫颈癌反复发作或晚期的患者。

在放疗的同时穿插化疗叫作同步放化疗，相当于一石二鸟，既可以把肿瘤攻得疲软不堪，又可以把整个身体固定住，防止癌细胞四处扩散。进一步研究发现，这个组合治疗对于局部晚期的宫颈癌效果特别好。

诸位若是遇到了癌魔，不用慌张，我们有放疗、化疗这两大武器，再配合手术以及最新的免疫治疗，大部分宫颈癌都可以治好。让我们的妇女们早日康复，重新回到快乐的生活中去。记住一个原则，那就是得根据各位的实际情况去选择，找到最合适自己的方法才是王道，也就是所谓的"正道抗癌"。

※ 胰 腺 癌

（一）胰腺癌的症状和体征

1.胰腺癌的典型症状是什么？

可能平时说胰腺听着都挺高大上，但这胰腺癌可不是闹着玩的，是个特别调皮、捣蛋、厉害的家伙，号称"癌中之王"。因为胰腺癌部位复杂，很多难以手术，药物放疗效果差，生存期短。它的症状也比较严重，我们来瞧瞧它能干出什么坏事。它会让人肚子疼，疼得特别。有些人晚上疼得睡不着觉，疼得要命。它还会使人黄疸，眼睛皮肤都黄。再来说说体重，有这东西的人，不用干什么，体重就"哗哗"地往下掉，仿佛白白瘦了一圈。别以为这就完了，胰腺癌还会搅和我们的胃口，让我们恶心呕吐，或是今天便秘，明天腹泻的，反正就是肠道老不舒服。倒霉事还没完，可能人还会患上糖尿病，血糖高得吓人，平白无故的就成了甜食高手。胰腺癌还能让我们的血管里生血块，这事也不是开玩笑的，可糟了呢。更受不了的是，它还让人烦躁不安，情绪乱七八糟。最后一个招数叫脂肪泻，只要一进食含有脂肪的食物，就要腹泻，这也是胰腺癌的一个症状。

大家可能想问，这东西咋那么厉害？实话告诉您，早期的时候它悄悄地，不显山露水，很多人不当回事，解剖部位复杂，早期影像不典型，医生检查很容易漏诊。等到它露脸了，可不，我们的病可能已经挺严重了。

万一觉得不舒服，身边又有这胰腺癌的先例，我们得提高点警惕，得赶紧去医院弄个腹部超声 CTMRI 或者是 PET-CT 检查，看看我们的胰腺在搞什么。发现早了，我们还是有办法对付它的。

至于怎么治，我们有手术、化疗、放疗这几手好牌，都不是吃素的，可这胰腺癌真不好惹，一招一式都得谨慎。所以老话说得好，"防患于未然"，我们能早点发现，早点治，胜算自然就大啦。

2.胰腺癌的症状与其他消化系统疾病如何区分？

胰腺癌特别会装，它会学别的病的样子，比方说像胃炎、胃溃疡，或者是胆囊炎，搞得人们分不清楚。早期的时候，它会让人肚子不舒服，腰背爱疼，或者是吃什么都消化不好，拉肚子。这些症状比较普通，您可能就以为是吃坏了东西，或者是压力大，其实，可能就是胰腺癌正在悄悄捣乱。

胰腺癌，它会让人肚子疼，特别瘦，皮肤黄俏黄俏的，还老想吐。这肚子疼极其痛苦，尤其是晚上，疼得人不能睡觉。皮肤变黄，黄得漂亮，是因为肿瘤压着我们的胆道，胆汁不能理顺流通，所以就黄了。

再有个坏消息，胰腺癌还能让人得糖尿病。那是因为胰腺出了岔子，不能像以前那样好好分泌胰岛素了。胰岛素是我们身体里控制血糖的一种重要物质。

那这东西怎么识别出来呢？医生们会通过询问您的身体状况，检查一下您的身体，作一些试验，还会给您做一些像 CT、MRI 这样的影像检查，还有就是病理学检查，这些都能帮您找出病魔藏在哪里。

最重要的是，如果您觉得自己可能有问题，或者家里有人曾经得过这种病，或者您是个烟瘾特别大的人，还有就是患了慢性胰腺炎，这些情况您都要特别小心，及时去医院做检查。

虽然胰腺癌的症状和其他消化系统的疾病很像，但医生还是有办法找出真相的。所以我们要警惕，及时发现病情，并积极治疗，这样才有可能把它消灭在萌芽的状态，让大家的生活开开心心，安安康康。

（二）胰腺癌的诊断方法

1.影像学检查在胰腺癌诊断中的作用是什么？

胰腺癌这个小家伙，它藏在我们的肚子深处，有时候不露面，大家都看不见。可是，靠着影像学检查，就好比有了透视眼，能帮医生定位病魔、估计大小、看看形状，差不多能把肿瘤的庐山真面目都摸清楚。

这个检查不单能帮我们看胰腺癌在不在摸索血管周围器官啊什么的，还能看看这肿瘤是不是出去旅行了——也就是说，它有没有远处转移。这可关系到医生是不是能给您制定治病方案，您的病情会怎么样进展，我们得提前知道。

我们得感谢超声内镜（EUS）、计算机断层扫描（CT）、磁共振成像（MRI）和正电子发射断层扫描（PET-CT）这四个好帮手。超声内镜，就好比警犬，特别能找早期的肿瘤。CT扫描，简直是家常便饭，主要是来帮忙诊断和给病情划个阶段。MRI，有时候会站出来替CT顶一下，特别是您要是对CT的染料过敏的时候。至于PET-CT，能告诉我们肿瘤到底有多活跃，是个好东西还是糟心货，远处有没有落脚点。

瑞典的试验发现，MRI能在四成的人里面找到胰腺的问题。您看,这才叫科技改变生活!不过别盲目信任,美国的 NCCN 指南可是说过,这影像检查有时候也分不清楚肿瘤到底长到什么程度了。所以一定要引起足够的重视,千万不要无视。

我们讲胰腺癌能不能把它割掉,也得看这些影像检查。肿瘤和周围那些重要的血管是怎么和平相处的,有没有坐飞机去别的地方,都得看这些检查才能知道。医生会根据这些情况给它分个类,要么能切,要么切切看,要么别想切。治了病以后,定期回医院复查也得靠影像学检查。胰腺癌这个疾病,特别容易卷土重来,所以复查和后续观察是必需的。

除此之外,血液生化检查也很重要,但比起来,影像学检查能给我们更直观的感觉。比如肿瘤跑到肝脏里头,或者堵了胆管,搞得人体内某些东西如转氨酶、胆红素水平都高飞,这时候您就知道肿瘤在作祟了。

影像学检查在打败胰腺癌的战争中相当于我们的卫星导航,能帮助医生了解肿瘤的各种习性,从而决定怎样有效地攻略。

2.如何通过血液检查发现胰腺癌?

胰腺癌的早期症状十分难以发现,等到察觉时,它可能已经在我们的身体里作了怪。所以,通过血液检查发现胰腺癌的迹象,对于早期诊断和治疗就显得尤为重要了。

这种血液检查就是通过检测我们身体中的"告密者"——肿瘤标志物。其中,最常见的就是糖类抗原 19-9(我们亲切地称它为 CA19-9)。CA19-9 其实就是一种挂在我们细胞膜上的蛋白质,如果您身体中的它提高了,那可能就是胰腺癌在作怪了。然而,千万别急,CA19-9 升高并不意味着您一定是胰腺癌,因为某些其他一些疾病,比如胆管炎、胆石症、胰腺炎等,都可能让 CA19-9 像蹦极一样跳起来。还有 5%~10%的胰腺癌患者的 CA19-9 可能跟正常人一样,甚至更低,这其实是因为他们的身体不会制造 CA19-9,

或者说他们的基因就是这个小鬼。当然了，我们的"告密者"不止 CA19-9 一个，还有一些其他的肿瘤标志物比如癌胚抗原（CEA）、CA125、CA72-4 等也可能在您的血液里悄悄地泛起微澜。这些标志物和 CA19-9 就像是好朋友，一块工作才能把握住胰腺癌的动态。一般来说，医生会根据这些"告密者"的密报，再结合您的身体状况，比如您身体的其他症状、体格检查、影像学检查等一系列魔高一尺的手段来抓住胰腺癌的小辫子。比如胰腺癌可能会造成的一些身体不适像黄疸、体重骤降、消化不良、上腹或腰背部疼痛、新发糖尿病等等。

超声、CT、MRI 等影像检查，也是我们探查胰腺癌的重要方式。特别是结合了细针穿刺活检（FNA）的超声内镜（EUS），在血液检查暗示胰腺癌风险时，就能像上帝视角一样精确地知道胰腺癌的存在。

胰腺癌其实并不可怕，只要我们能精准地找到它，我们就有了战胜它的可能。血液检查就像是我们手里的一把利剑，关键看我们怎么去运用。对于那些更容易患上胰腺癌的人群，比如爱吸烟的您、有过胰腺病史的您、家里有人得过胰腺癌的您，记得定期进行胰腺癌相关检查，提早发现，提早治疗，我们还怕这个小偷不成！

（三）胰腺癌的治疗策略和预后

1.胰腺癌手术的类型和效果如何？

最有名的手术方式是胰十二指肠切除术，也叫 Whipple 手术。这个手术就是针对胰腺头部的肿瘤。医生会切除患有病变的胰腺部分、十二指肠、胆管、胆囊，有时候连一部分胃也得切。胰腺癌的手术是普外科领域最难的手术。听起来是不是很震撼？但它是目前对付胰头癌最有效的方法之一。

如果肿瘤位于胰腺的身体和尾巴，医生则会进行胰体尾切除术。

这个手术会把肿瘤区域的胰腺和脾脏切除掉。有时，肿瘤跟胰腺简直就是形影不离，无奈之下，医生只能进行全胰切除术，也就是把整个胰腺都切除了。

有个高大上的手术叫根治性顺行模块化胰脾切除术（简称RAMPS），它主要是针对胰体和尾部的癌症。该手术因难度大、对医疗团队要求高，被称为腹部外科手术的"金字塔尖"。根据手术细节的不同，又分为前后两种RAMPS。关键点就是要确保切除掉所有肿瘤细胞，同时清理掉血管周围的淋巴结。

如果患者的情况更复杂一些，比如肿瘤还绕着门静脉系统跳舞，那么就得需要一个既能切除胰腺又能保留脾脏的"高难度动作"——进行全胰切除术联合门静脉置换术。

胰腺癌手术效果怎么样呢？这牵涉到很多元素，比如肿瘤的级别（分期）、患者的身体状态还有手术医生的金手指水平等。如果是早期胰腺癌，做手术后的生存率是比较乐观的。但麻烦的是，因为胰腺癌初期不爱露面，等到多数患者发现时，癌细胞可能已经四处旅游了，这就限制了手术的效果和生存期。

术后可能遇到的并发症，比如胃口不好、容易出血、身体抵抗力下降等，都是需要格外注意的。术后管理同样重要，包括补充营养、稳定身体内环境、及时处理腹部水肿等。手术之后，还得配合化疗、靶向治疗或免疫治疗，以维持身体状态，提高生活品质和存活时间。

值得一提的是，手术的根治性和保证手术安全是患者能否成功渡过危机的关键。现在越来越多的专家还提倡术前新辅助治疗，也就是说，在手术前先来一段治疗，可以有效提升手术效果。

综合来看，胰腺癌手术的类型和效果是由很多复杂因素决定的。随着医疗技术的不断前进，我们对胰腺癌的认识越来越深入，手术和术后处理也在不断地得到改善，这为患者带来了生存的希望和更好的未来。

2.化疗和放疗对胰腺癌患者的生存质量有何影响?

化疗其实就是给癌细胞"下毒",让它们不能乱长乱分裂。一般做完了手术,医生会建议做化疗来巩固效果。这招还是有一定用处的,能让胰腺癌的患者活得更久。不过用药得精心挑选,还要看患者自己是否受得了。

放疗能缩小肿瘤,减轻痛苦,提高生活质量。但是放疗呢,目前还没成为标准流程。

南京有个早期研究发现,如果用 PD-1 单抗这种药物,再加化疗和特殊的放疗一起来,能让胰腺癌患者的存活率提高,肿瘤缩水更快。这对那些可能能被切除的胰腺癌患者来说,是个好消息。

可问题是,化疗和放疗还是有副反应的。化疗可能让人吐得天昏地暗,头发掉光,还可能让血液里的小兵兵更少。放疗也不含糊,皮肤可能会不舒服,累得慌,跟放疗部位相关的问题也不少。

研究还比较过,如果化疗和放疗搭档,和只打化疗这一招,看哪个更靠谱。结果发现,搭档的话,患者能多活一阵,而且严重的副作用并不比单打独斗多,说明这种组合拳对打不死的胰腺癌还是有效果的,也比我们想象的安全。

那么,这两个治疗手段能让胰腺癌患者有更好的生活,可能还能多活几年,但付出的代价是一些副作用,可能会让人有些不舒服。这个需要医生和患者一起权衡利弊,在制定医治方案时,因人而异,量体裁衣。毕竟每个人的情况都不一样,治疗还得个性定制才行。

这事不仅仅需要医生亲力亲为,患者和家人的支持也特别重要。得配合医生,掌握治疗的知识,根据个人情况作出明智的选择。虽然胰腺癌确实挺可怕的,但也不是完全没有办法。希望这个分享能给大家带来帮助,让大家面对胰腺癌时更加从容不迫。

※ 前列腺癌

（一）前列腺癌的常见症状

1.前列腺癌早期通常有哪些症状？

这病早期很会藏着掖着，您可能察觉不出来。要是长大后，您就可能会觉得自己上厕所越来越费劲，尿急、尿频、尿得疼、尿不尽，还有尿不出来。瞧瞧，这些症状跟前列腺增生似的，容易让人家医生也弄不清楚。

还有，到了中年后，每个男人都得多留个心眼，因为年龄越大，这病得的概率也越大。特别是到了 50 岁以后，真的不是吓唬人，得认真起来了。得给自己的健康加个保险，每年去医院测一下 PSA（前列腺特异性抗原）。

提个醒，如果见到自己的尿里有血，那得立刻提高警惕了，这可能是前列腺癌在使坏。要是我们还出现便秘、大腿肿起来、瘦得不正常、骨头疼得厉害，这些可能都是病情往别的地方走了的征兆。

至于怎么才能确认是不是前列腺癌，医生会给您做个直肠指检，就是用手指去摸摸前列腺的情况，觉得硬不硬、有没有痛感。其他的还有像 PSA 检查、超声波检查、活组织检查、CT、MRI 等，有时还得做骨头扫描。这些都是帮我们找出真相的好帮手。

虽然前列腺癌一开始不爱露面，但如果有排尿的问题、尿血、上厕所难，我们就得提高警惕了。特别是过了知天命的年纪的大叔们，还有家里有人得过这病的，得定期去医院检查，提前发现，趁早治疗。当然了，日常生活中也得注意，动动身子，吃的健康，也能帮我们降低患病风险。

2.前列腺癌进展后会出现哪些并发症?

前列腺癌及其可能带来的一系列麻烦事。前列腺癌不仅是男人们的一大威胁,而且如果它"升级"了,可能会带给患者诸多痛苦,严重影响到大家的日常生活和寿命。

如果这个病情进展了,它可不"客气",会搞出一大堆并发症——让人头大的骨头问题、淋巴系统的状况、肝脏、胃肠道甚至是肺部的转移,各种体内系统可能都会有麻烦。听起来是不是觉得有点吓人?

骨头问题来敲门了。前列腺癌最容易转移的部位就是骨头。前列腺癌往骨头里转移时,可能会让患者感受到腰背部、髋部的剧烈疼痛,严重的话还可能骨折,或者体内钙浓度飙升。这些都需要及时处理。

再来说说淋巴结。如果癌细胞"光顾"了淋巴结,可能会导致下肢和阴囊水肿,这不仅会让人感觉不舒服,有时候还真挺影响形象的,更严重的是可能导致肾功能出问题。

提到肝脏,如果前列腺癌转移到肝脏,那可能会导致黄疸,严重影响肝功能。胃肠道转移则可能让人感到恶心、呕吐、出血或者腹痛;至于肺部转移,可能会有咳嗽、咯血、呼吸困难等症状。

排尿问题也是常见的一大麻烦。前列腺癌可能会导致尿频、排尿费力、排尿不尽感等,更严重的情况,甚至可能小便解不出来,或是小便、精液里带血。

前列腺癌的进展还可能把人折腾得极度消瘦、出现严重贫血。对于那些已经发生转移的患者,还可能遇到神经方面的问题,比如感觉异常、肌肉无力等。

前列腺癌一旦升级,各种系统都可能受到影响,生活质量和寿命都会大打折扣。因此,对于前列腺癌,我们绝不能掉以轻心,一定要及时进行诊断和治疗,以防病情加重。如果已经出现了并发症,也需要积极配合医生，进行综合治疗，尽量缓解症状，提高生活质量。

虽然讲的可怕，但是前列腺癌的治疗效果非常好，早期手术治疗以及内分泌治疗效果非常好。

还是提醒大家，保持一个健康的生活习惯，定期进行体检，特别是对于男性朋友们，年过 50 岁，别忘了检查一下自己的前列腺健康。希望大家都能身体健康，远离前列腺癌的困扰。

（二）前列腺癌的筛查和早期诊断方法

1.PSA 检测在前列腺癌筛查中的重要性是什么？

PSA 全名叫前列腺特异性抗原，是由我们身体里的前列腺上皮细胞产生的生物标志物，当它的水平升高，就可能意味着我们身体里的前列腺癌在作怪。

多亏了 PSA 检测，我们可以提前发现这个"小鬼"，提高治疗的成功率。不过，这个检测也不是万能的，它也有局限性，即使 PSA 增高了，也不一定就是癌症在作怪，也可能仅仅是前列腺炎或者前列腺增生等疾病在搞鬼。因此，偶尔可能会做出假阳性的结论，让患者吓出一身冷汗。

事实上，对于 PSA 检测，各大权威机构也没有统一的看法。比如，美国的泌尿外科学会建议男性在 40 岁的时候就该开始接受基线 PSA 和 DRE 检查（直肠指诊），而美国癌症学会却表示这并不是必需的，而且要在患者都知道检查可能引起的各种问题后，自愿接受这个检查。

而在我国，由于前列腺癌的发病率目前看来是在走上坡路，所以还是强烈建议进行 PSA 检查，尤其是对于 50 岁以上，或者 45 岁以上有家族史的男性，这是必须要做的。但是，前提是大家都要清楚这个检查可能带来的风险和问题。

为了减少出现误诊的风险，现在医学界也研发出了多种检测指标，比如 FPSA、PHI、4Kscore 等等。这些指标可以帮助我们区别不一样的前列腺癌，减少了过度诊断和治疗的问题。

虽然 PSA 检测是很重要的一个前列腺癌筛查的手段，但是这个检查并不是简简单单就能完成的，需要在医生的指导下进行，结合患者的实际情况和其他检查结果，才能确保筛查的结果是准确和有效的。同时，也希望大家都能了解到 PSA 检查的优点和局限性，在充分了解的情况下决定是否进行筛查。

2.前列腺穿刺活检是如何进行的?

前列腺穿刺活检，其实并不复杂，无非就是在医生的引导下，通过特殊的器械取一些前列腺的组织，然后用这些组织来确认是否有癌症。

要做这个检查，第一步当然是先让医生评估一下您是否适合。您得做个血常规和凝血功能检查，看看您的体质能不能承受这个操作。如果您还有高血压或心脏病，那就要特别注意，必须确保血压稳定，心脏状态良好才行。糖尿病朋友们，你们要确保血糖在正常范围内，而且要持续至少 3 天。

在检查前的 1～2 天，如果您正在吃抗凝血的药，那就要提前一周停掉。当然，停药这种事还是要在医生指导下进行。

取样的时候，医生会给您打麻药，然后通过您的肛门或者会阴部分取样。取样的时候，是多点取样，意思就是不只在一个地方取，这样可以提高准确性。

取完样之后，您要多喝水，注意观察有没有尿血和便血的现象，同时继续吃 3～5 天的抗生素防止感染。如果发现血尿和便血现象比较重，就要尽快寻求医生的帮助了。

这个前列腺穿刺活检虽说是前列腺癌的"金标准"，毕竟是个侵入性的检查，所以存在一定的风险，包括可能造成出血、感染，甚至可能伤到直肠或膀胱等。所以，在做之前一定要和医生沟通好，认识到这个检查的风险。

为什么说前列腺穿刺活检是"金标准"呢？因为现在的科研数据告诉我们，利用 10～12 针系统穿刺法，是目前最有可能准确诊断出前列腺癌的方法。这个方法考虑到了前列腺的大小，肿瘤的位置等各种因素，能够最大限度地提高诊断的准确性。

前列腺穿刺活检是个相当有效的诊断前列腺癌的方法。在决定是否要做这个检查时，应该充分了解其可能带来的风险，与医生进行充分的沟通，合理的准备，这样才能更有效，也更安全的进行检查。

（三）前列腺癌的治疗方法和选择

1.前列腺癌手术的种类和适应证是什么？

治疗前列腺癌的手术方式有好几种。我们最常听到的就是根治性前列腺切除术，主要用于那些前列腺癌还没扩散很远的患者。简单说，就是把前列腺和它周围的组织都切除掉，力求把癌细胞一网打尽。

现在科技日新月异，机器人辅助手术也越来越受欢迎了。利用它的精准和灵活性，不仅可以提升手术质量，还能减少不必要的并发症。

谁适合做这些手术呢？一般来说，如果您的预期寿命超过 10 年，身体状态还不错，而且前列腺癌还没有扩散得太厉害，这时候手术治疗可能会是个不错的选择。当然，对于一些前列腺癌已经有点拓展，甚至是有少量转移的情况，手术也是可以考虑的。重要的是要结合自己的具体情况，跟医生好好沟通。

要提醒大家的是，这种手术需要由经验丰富的医生在专业医疗机构完成。而且，术前评估跟术后护理也相当重要，包括做心电图、胸片、前列腺核磁等检查，还有术后的护理康复、预防复发等等。

当然，治疗前列腺癌可不只靠手术，还有主动监测、内分泌治疗、放疗和化疗等多种方式，可以根据个人情况综合考虑。近年来，像奥拉帕利、帕博利珠单抗这些新药也为前列腺癌患者提供了更多选择。

前列腺癌的治疗效果和未来走向，受到很多因素的影响，像肿瘤的类型、分阶段，患者的年龄和整体状态等等，所以找到适合自己的治疗方案是非常关键的。

2.放疗和激素治疗在前列腺癌治疗中的作用是什么?

说到前列腺癌治疗，别忘了我们有两个大招——放疗和激素治疗。这两个不仅听起来高大上，真正效果也是非常给力的。

先说说放疗。您可以把它想象成是一种高科技的"微波炉"，能把那些坏蛋癌细胞精确炸掉，尤其是那些还没有出去闹腾的前列腺癌。放疗就像是精确的瞄准射击，只攻击肿瘤，尽量不伤害好汉——我们正常的细胞。

接下来是激素治疗。听这名可能有点玄乎，其实就是通过降低或者堵截雄激素，特别是男性的睾酮来治疗。为什么呢？因为前列腺癌有睾酮这物质撑腰呢。激素治疗就像一种断粮行动，将癌细胞饿瘪，不攻自破。

还有个招数就是把这两大秘方搭配起来，放疗加激素治疗。研究显示，这样组合起打，就像搭伙打怪兽，威力大增，尤其是对那些危险等级比较高的患者效果特别好。

不过，激素治疗也有可能会带来一些小问题，比如对心脏、骨头甚至我们的神经系统可能都有点影响。

幸好科学家们没闲着，新的治疗方法层出不穷，像靶向治疗、免疫治疗，还有放射性核素治疗都在不断进步，他们就像游戏里的新装备，让我们打起癌症来更有把握。当然，现在这些手段还不是太成熟。

科学在进步，治疗手段也在更新，给予患者更多的希望和可能。所以，万一自己或者亲朋好友碰上了这种事，别慌，我们手里的牌越来越多，治好的机会也越来越大了。

※ 淋巴瘤

（一）淋巴瘤的症状和体征

1.淋巴瘤的典型症状是什么?

淋巴瘤有个很明显的标志，那就是淋巴结会肿起来，而且是那种不痛的肿。淋巴结在哪呢?它们通常藏身在我们的颈部、腋下或腹股沟。如果您发现这些地方有肿块，特别是不疼的肿块，这可能就是淋巴瘤的先兆。

不仅如此，淋巴瘤还可能伴随一些其他的症状，比如发烧、夜间出汗（这种出汗不是因为热或者盖多了被子），还可能体重不明原因地下降。在一些情况下，淋巴瘤可能还会让皮肤感到瘙痒，让人感到乏力，甚至是脾脏或肝脏肿大。

淋巴瘤不是总在淋巴结出现，它有时候也会去光顾其他的器官。比如，淋巴瘤敢冒泡到胃肠道，就可能会带来上腹痛、呕吐、慢性腹泻、消化道出血或者肠梗阻这样的麻烦。

淋巴瘤的种类和表现多种多样，也就是说，它可能发生在我们身体的任何年龄和任何部位。它的症状也因人而异，所以淋巴瘤真的是一个"万花筒"。

诊断淋巴瘤通常需要通过一系列的检查，包括身体检查、实验室检查、影像学检查和病理学检查等等，这就像是搜集线索，最终拼凑出完整的"疾病地图"。

治疗淋巴瘤，主要靠的是化疗和放疗。要根据淋巴瘤的种类、分期和预后因素等来制定治疗方案。比如霍奇金淋巴瘤在早期，化疗加上放疗治疗效果通常不错，有很高的治愈率。而非霍奇金淋巴瘤就需要根据具体情况来安排化疗了。

在治疗过程中，因为化疗药物和放疗，可能会出现一些不太舒服的反应。比如可能会导致消化不良、骨髓被抑制、影响皮肤和黏膜、脏器功能损害，还可能造成免疫系统抑制等等。这些反应听起来可能有点吓人，但为了让身体里的病情好转，有时确实需要经历这样的过程。

淋巴瘤虽然听起来有点复杂和可怕，但只要我们及时发现并采取正确的治疗手段，就有很大的机会恢复健康。重要的是，遇到不舒服的时候别硬撑，及时去医院检查，毕竟早发现早治疗才是王道。

2.淋巴瘤的症状与其他免疫系统疾病如何区分？

淋巴瘤的症状可能和许多其他的疾病相似，这就有点像是人群中穿着相同衣服的几个人，让我们一时间分不清谁是谁。其中最经典的一个症状，就是淋巴结会肿大，但这肿大是不疼的。淋巴结主要藏身于颈部、腋下和腹股沟。而淋巴瘤的这种肿大也会引发一些其他的伙伴们——比如发烧、体重无缘无故下降、夜间盗汗、偶尔感到冷、持续感到累（B 症状）——一起前来做客。

这么多症状聚在一起，确实可能让人一时难以辨别，是淋巴瘤还是其他什么免疫系统的疾病。为了搞清楚究竟，医生通常会需要做一些检查。开始可能会是一次体检，看看淋巴结、脾脏或肝脏有没有肿大。紧接着，可能需要做一个叫"活检"的小手术，取一点淋巴结组织来检查，看看里面到底是不是有淋巴瘤的细胞，并且还能顺便确定淋巴瘤的类型。

有时候，医生可能还会取一些骨髓样本来看看，因为我们的骨髓是身体制造血细胞的工厂，通过这样的检查可以知道淋巴瘤的细胞有没有跑到骨髓里去。

　　为了进一步了解情况，可能还需要做一些像是 PET 扫描、CT 扫描或 MRI 扫描这样的影像学检查。这些检查帮助医生观察淋巴瘤在身体中的分布情况，同时也可以帮助和其他导致淋巴结肿大的疾病区分开来。

　　除此之外，一些血液检查和生化检查也有助于诊断淋巴瘤。比如，有两个分别叫作乳酸脱氢酶（LDH）和β2 微球蛋白的成分，如果它们的水平比较高的话，可能就是淋巴瘤的一个提示信号。

　　诊断淋巴瘤，还需要考虑很多因素，例如患者的病史、临床表现，甚至是历史上有没有接触过某些化学品，是否有些特定的病毒感染，或者是遗传因素。这就像是一个复杂的拼图，需要慢慢拼凑起来。

　　总之，对淋巴瘤的诊断是一个全面考虑的过程，需要综合症状、体征、检测结果等多方面的信息。如果医生确定了是淋巴瘤，那么接下来的治疗方式将会根据淋巴瘤的类型、分布阶段、是否具有侵袭性以及患者整体的健康状况来定。

　　重要的一点是，如果您或您周围的人出现了可疑的症状，切记要及时就医，全面检查，只有这样，才能尽早发现问题，尽早治疗。

（二）淋巴瘤的诊断方法

1.淋巴结活检在淋巴瘤诊断中的作用是什么？

　　诊断淋巴瘤，简单说就是找到方法确认一个人是否得了淋巴瘤。这个过程中，淋巴结活检就扮演了重要的角色，就像是一个关键的选手，经常在紧要关头上场解决问题。其实，这个淋巴结活检就像是技术部门的一个工具，我们可以使用它来切出一小部分淋巴结，把它们放在显微镜下仔细观察，看看淋巴瘤是不是真的在那里。

　　事实上，确诊淋巴瘤的方法有很多，包括临床观察、实验室检查、影像学检查，还有组织病理学和分子病理学检查，这两项是能

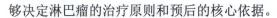

够决定淋巴瘤的治疗原则和预后的核心依据。

在活检的过程中，医生会选择那些肿大迅速、看上去饱满且质地有点硬的淋巴结，并尽量完整地取出它们。这个过程中，医生会小心避免挤压淋巴结，以确保取出的组织尽可能新鲜。这次取得的组织，就是我们接下来要进行检查的样本。

通过这个样本，医生能够了解到淋巴瘤细胞的大小、形状以及它们在淋巴结内部的生长情况，甚至还可以了解这些细胞有没有蔓延到其他部位。在淋巴结活检的过程中，医生还会利用超声技术，更准确地挑选出应该进行活检的淋巴结，从而提高了活检的准确性。淋巴结活检不仅能帮助我们诊断出淋巴瘤，还能帮我们排除其他可能导致淋巴结肿大的病症，比如感染、自身免疫性疾病或者是转移性癌症。

淋巴结活检就像是诊断淋巴瘤的灯塔，它给医生提供了最直接、最关键的信息。有了这些信息，医生就能够更全面、更准确地评估病患的状况，并且能为他们制定出更适合的个性化治疗方案。

2.如何检查发现淋巴瘤？

如果医生怀疑您可能有淋巴瘤的话，他们通常会先让您做个血液检查，它能告诉医生很多信息。比如，通过完整的血细胞计数（我们通常叫它 CBC 测试），医生可以检查您的红细胞、白细胞还有血小板数量是不是正常。对于淋巴瘤来说，这里面尤其是白细胞和血小板的数量可能会有异常，所以这个测试非常重要。

除了数量，还有一些叫作生化指标的东西，比如乳酸脱氢酶（LDH）和尿酸，它们可以告诉医生您体内的状态，比如代谢情况。这些检查就像是给您的身体做一个全面的体检，看看有没有哪里出了问题。

接下来，如果血液检查有异常的话，医生可能会建议您做一些影像学检查。这里面包括了 CT 扫描、MRI 和 PET/CT。CT 扫描可以看到淋巴结和其他可能受淋巴瘤影响的部位。MRI 更擅长检查中枢神经系统、骨髓和肌肉。而 PET/CT 能提供更详细的图像，帮助医生确定淋巴瘤的确切位置、大小以及是否扩散。

除了这些"重装备"，超声检查也是一个重要的手段，尤其是对于浅表淋巴结和那些靠近皮肤的器官。超声检查的好处是，它能帮助医生在进行淋巴结切除活检时选择最有问题的淋巴结，提高诊断的准确性。

还有一个最主要的检查，那就是骨髓检查，可以看一下淋巴瘤有没有转移到骨髓。

综合所有这些血液检查、骨髓和影像学检查的结果，医生能够更全面、更准确地了解您的身体情况，从而判断出是不是淋巴瘤，从而为您提供合适的治疗方案。

想要打败淋巴瘤，就得知己知彼，这些检查就是帮助我们了解"敌人"的重要工具。

（三）淋巴瘤的治疗策略和预后

1.化疗和放疗在淋巴瘤治疗中如何应用？

化疗，是淋巴瘤治疗里的大招，尤其是对于那种叫作弥漫性大 B 细胞淋巴瘤的病类型，化疗就像是主力军，是最主要的治疗手段，通常还会配上免疫治疗，一起上阵。而放疗，就像是化疗的好搭档，它在这里扮演着重要的辅助角色。

然而，并不是所有的淋巴瘤都对化疗那么敏感。像结外鼻型 NK/T 细胞淋巴瘤这类，放疗就显得格外重要了，它可以给早期的患者带来希望，甚至有可能治愈。对于一些发展较慢的淋巴瘤类型，如 MALT 淋巴瘤和滤泡淋巴瘤，放疗也能起到很好的作用。

说到放疗，可能有人会担心，会不会伤害到身体的正常组织？好消息是，随着技术的进步，现在的放疗已经能做到更精准，减少对正常组织的伤害，相应地，副作用也大大减少了。比如治疗原发纵隔的淋巴大 B 细胞淋巴瘤时，医生会尽量减少对心脏的照射，以保护我们的"心脏健康"。

当然，每个人的情况都不同，医生会根据病情的不同，调整放疗的剂量，确保既有效又安全。虽然过去大家可能对放疗的副作用有所顾忌，但如今的放疗不仅效果好，而且通常比化疗更容易被患者接受。

谈到化疗，我们也不能忽略，它虽然能攻击体内的肿瘤细胞，但有时也可能带来一些全身的副作用，甚至增加第二原发肿瘤的风险。因此，治疗淋巴瘤，我们不仅要"打得赢"，还要"打得好"。

现在，治疗淋巴瘤的方法不断进步，除了化疗和放疗，还有一些新的治疗策略，比如免疫细胞治疗和 BTK 抑制剂等新兴疗法，给淋巴瘤的治疗带来了新的希望。

随着医学的发展，治疗淋巴瘤的方法变得越来越个性化，目标就是在尽可能保护患者的同时，提供最有效的治疗。每一次进步都带给患者和家属们更多的希望。

2.靶向治疗和免疫治疗对淋巴瘤患者的生存质量有何影响？

我们来看看靶向治疗，这其实是一种高科技的治疗手段。它就像是一个精准的"狙击手"，通过精确地锁定肿瘤细胞的病变点，抑制肿瘤细胞的生长和复制，而对正常的细胞损害最小，因此，它往往能帮助患者改善生活质量。淋巴瘤的靶向药物越来越多，包括了最早的针对 CD20 的药物，以及后续的以 BTK 抑制剂、BCL-2 抑制剂以及 PI3K 抑制剂为主的淋巴瘤靶向药物。这些药物能够阻止相关的信号通路，可以有效地遏制肿瘤细胞生长，推动肿瘤细胞自我消亡。

另外，具体怎么理解免疫治疗呢？简单说，就是通过提升或者激活我们自身的免疫系统，使其能够有效地识别并攻击肿瘤细胞。

您或许听说过 CAR-T 细胞治疗，或者免疫检查点抑制剂，它们其实都属于免疫治疗的一部分。比如 CAR-T 细胞治疗让一些原本难以治愈的淋巴瘤型患者见到了希望。而免疫检查点抑制剂，则是通过解除肿瘤细胞对免疫系统的"干扰"，让我们的免疫细胞重新活跃起来，全力对抗肿瘤。

话虽如此，我们不能只看到新治疗手段的优点，同时也需要关注一些可能出现的副作用。为了全面评估治疗的效果，我们有一些专业的问卷调查工具，它们可以帮助我们了解患者日常功能、心理状态、社交交往能力以及和治疗相关的问题。

免疫联合治疗增加了副作用的风险，但大部分的临床研究显示，和传统化疗相比，这种治疗并没有明显降低患者的生活质量，反而在某些情况下，可以改善患者的整体健康状况和症状控制。

可能您会问，我们现有的生活质量评估工具完美吗？答案是，尽管我们有许多评估工具，但它们可能无法导入所有免疫治疗相关的不良反应，所以有时候可能无法全面反映患者的实际生活质量。因此，我们需要开发出更全面，更敏感的评估工具。

靶向治疗和免疫治疗已经证明了自己，在提高疗效和减少不良反应方面，它们为淋巴瘤患者带来了积极的影响，提高了患者的生活质量。但同时，我们也需要大力关注和管理与治疗相关的副作用，并不断改进生活质量评估工具，以全面评估治疗效果。

※ 肾 癌

（一）肾癌的常见症状

1.肾癌早期通常有哪些症状？

肾癌刚开始的时候，可能什么感觉都没有。但是，随着肿瘤的长大，可能会有几个征兆提醒我们：首当其冲的就是尿血。有些人忽然尿里带血，而且不疼不痒的，一会儿又好了，就这么忽隐忽现的，这很可能是肾癌给我们的暗号。再来说说腰疼。差不多一半的肾癌病人都会有腰疼，有的时候痛得像背上扎了针一样，局部还有那种闷闷的钝痛。有的时候，摸摸自己的腰或腹部，如果能摸到一块硬硬的、不平的东西，那有可能是肾癌长出来的肿块。还有全身的毒性症状。我们得肾癌的朋友可能会感觉身体不大对劲，瘦了、没什么食欲，容易发低烧，甚至有的人会患贫血，尤其是经常尿血的那种。肾癌比较狡猾，有可能还会爬到肺里或者骨头里去。

有一种病情叫副瘤综合征，大约三分之一的肾癌病人会遇到，可能会有高血压，或者血液沉降得快，或者红细胞异常增多，有的会肝功异常，血钙高、血糖上升，各种症状都有可能。

要知道，肾癌一开始可真是悄无声息。很多人因为没有什么感觉而错过早期治疗的最好时机。但现在，大多数肾癌还是能通过影像检查给查出来的，一般得用 B 超、CT，要是对碘剂敏感的话，那就换成 MRI。

如果肿瘤还不算大，一般是能通过手术直接给切掉的。手术之后，病理检查能告诉我们是不是肾癌。只要手术及时，那肾癌的生存率还挺乐观，五年、十年生存率资料显示都在 90% 以上。

所以，懂得肾癌的这些早期信号，及时治疗，生存率就上去了。建议大家还是每年定期检查，比如做个 B 超，既省钱又不伤身体，还能抓到肾癌的小尾巴。

2.肾癌进展后会出现哪些并发症?

手术后出血和休克：得了肾癌，有时候需要动手术。但手术之后，可能会出现出血，严重的话甚至会休克。这时候，您可能会觉得自己脸色惨白，血压低得吓人，心跳飞快，还尿不出来或者尿很少。伤口感染：动了刀子，那个切口就可能会染上细菌。尤其对于年纪大的朋友或者有糖尿病的朋友，感染的风险更高。肾功能不全：手术摘掉部分肾脏后，可能会影响肾脏的功能，甚至导致肾功能衰竭。肺栓塞：躺床上不动，血液容易凝结成血块。如果这血块一旦跑到肺里，那就是肺栓塞了，非常危险。肺炎：尤其是年纪大的朋友，或者有慢性支气管炎的，手术后抵抗力下降，容易得肺炎。心脏问题：心脏本来就有病的朋友，因为手术或者失血，可能会遇到心肌梗死的问题。肾癌转移：肾癌不老实，有时候会跑到别的地方去，比如肺部、骨头，导致那里也开始出问题。副瘤综合征：这是个专业名词，简单说就是肾癌引起的一系列全身症状，比如高血压、贫血、体重减轻、感到特别虚弱，还可能会发热。肾功能衰竭：肾脏的功能基本上没法正常工作了，需要密切监测尿量和血压，有时候可能需要透析。心理问题：得病的痛苦，加上治疗的压力，让很多朋友心里特别难受，有的可能会出现焦虑或抑郁的情绪。

随着医学的发展，治疗肾癌的手段越来越多，比如手术、靶向治疗、免疫治疗等等，尤其是免疫治疗有非常好的疗效，都在不断提升患者的生存质量和生存率。复旦大学附属肿瘤医院的数据显示，肾癌患者总体 5 年生存率达到了 77.1%——这个数字给了我们不少安慰。

知道肾癌的高危因素比如吸烟、肥胖、高血压也很重要，这意味着通过改变生活方式，我们其实是有能力降低患病风险的。

治好之后，定期回医院复查是必不可少的。这样可以及时发现一些术后并发症、肾功能的变化或者是否有复发和转移的迹象。

不得不说的是，对于肾癌这个敌人，尽管我们有越来越多的武器和策略，但对于晚期病例的挑战仍然存在。对于一些特殊类型的肾癌，如转移性非透明细胞肾癌（nccRCC），医学界还在探寻更有效的治疗方案。但请相信，无论路有多难，医学界和广大患者都在共同面对挑战，为了更美好的明天而努力。

（二）肾癌的筛查和早期诊断方法

1.影像学检查在肾癌筛查中的重要性是什么？

对于平常人来说，肾癌这个词可能有点吓人。但其实我们的现代医学已经有非常精确的方式来检查和诊断肾癌了，这就是影像学检查。

影像学检查在肾癌方面的重要性。提前发现：借助现代医学影像学技术，例如超声波、CT 扫描和核磁共振等，可以在肾癌还没引发任何症状的早期阶段就发现它。像超声检查这样无创、安全且性价比高的检查方式，变成了我们发现肾癌的首选方法。了解肿瘤特性：CT 和核磁共振这样的高科技能为医生提供肾脏的详细结构图像，帮助医生发现肾脏里的任何小小异常，并可以进一步分析这些异常的大小、形状、密度以及边界等特征，解开肿瘤的秘密。识别肿瘤类型：增强扫描能揭示肿瘤的强化模式，从而和肾癌的组织类型关联起来。比如透明细胞癌往往在增强扫描中呈现"快速升高再快速下降"的强化模式，而乳头状和嫌色细胞癌则显示"缓慢上升"的模式。评估病情：影像学检查有助于我们评估肾癌的发展程度，也就是我们常说的"分期"。这对选择治疗方案和预测疾病可能的走向是至关重要的。指导治疗：影像学检查的结果对于决定如何治疗肾癌，比如选择手术切除、保守治疗、消融疗法还是靶向疗法等，都有重要的指导作用。持续监测：治疗后需要定期进行影像学检查，以便及时发现肿瘤是否复发或有新的肿瘤出现，这样就能评估治疗的效果，进一步决定后续的治疗方案。偶然之"收获"：目前，许多肾癌都是在检查腹部其他疾病时偶然发现的，再次说明影像学检查在对肾癌的认知过程中占据了重要地位。

影像学检查在了解、诊断、选择治疗手段和后期监测肾癌的过程中，起着至关重要的作用。随着科技的发展，我们期待未来出现更多创新的影像学检查方式，以更高的效率和准确性帮助我们和肾癌对抗。

2.血液检查能发现肾癌吗?

有时候，我们的身体会出现一些特别的现象，或者我们平时做健康检查时，医生通过血液检查发现了一些我们感觉不到的信号，这可能就是我们身体在试图告诉我们可能有肾癌的风险。当然，只通过血液检查并不能直接确定是不是肾癌，但它确实能提供很多有用的信息。目前肾癌的血液学检查并没有明确的肿瘤标志物应用于肾癌，科学家正在努力寻找这些标志物。

肾癌的诊断更多的是依靠影像学检查，就像用照相机拍照片一样，这些检查都可以提供肾脏的图像，从而发现是否有肾癌的存在。这其中，最常用的就是肾脏超声检查，特别适合 40 岁以上的人进行筛查。而增强 CT 检查则是在诊断肾癌时最有用的，就像在拍照时开启 HDR 模式可以看到更多细节。除此之外，核磁共振平面（MRI）也是肾癌诊断的常用方法，适合对 CT 扫描反应过敏，或者是孕妇、肾功能不全的人进行检查。

如果想获取更准确的诊断，那就需要进行肾肿瘤穿刺活检，通过这种方法可以得到肾肿瘤的病理学诊断，提供更具体的证据。只是这个方法可能会出现一些风险，可能会引发一些并发症，例如局部出血、感染以及肿瘤破裂引致局部扩散等。

当医生在诊断肾癌时，会像拼图一样，结合我们的临床症状、血液检查结果、影像学检查结果以及肾肿瘤穿刺活检结果，最后得出是否患有肾癌的结论。血液检查虽然不能直接诊断出肾癌，但是它却是指引医生找到肾癌的重要路标，是医生们在诊断过程中必不可少的"队友"。

（三）肾癌的治疗方法和选择

1.肾癌手术的种类和适应证是什么？

全切手术，就是叫根治性肾切除术。简单来说，就像园丁整理花园，连根拔起肾上的恶性肿瘤，并且把周围的脂肪组织、淋巴结还有一小截输尿管都带走。这样的手术比较适合早期肾癌，就是肿瘤还没到处跑的情况，可以一次性全部解决干净。

部分切手术，则是给肾脏上的肿瘤精准定位，动手术就是只把病变的部分切除掉，尽量不损害其他健康的肾组织。这种方法适用于肿瘤比较小的病人，或那些因为某种情况只有一个能工作的肾脏，以及两边肾脏都长瘤的病人。

但是，对于一些身体条件不允许开刀，或者其他原因不能手术的患者，还有非手术的方式，比如动脉栓塞和消融疗法。动脉栓塞相当于在动脉里设个路障，让肿瘤得不到营养，自己就会衰竭。消融疗法则是通过射频或者冷冻技术，直接把肿瘤烧死或者冻住。

在选择手术方法时，医生们会像做菜一样根据病人的实际情况来搭配，考虑肿瘤的大小、位置、病人的肾功能，还有其他的并发症。

对于早期的肾癌，一般推荐用腹腔镜做手术，这种方法伤口小，恢复快，像轻微的足迹一样，在身体内快速地来去无痕。不过如果肾癌已经发生了转移，手术就变得复杂了。但是即便如此，手术还是能帮助延长病人的生命和改善生活质量，医生们会施展不同的手术方法来对付这些转移瘤。

随着医疗技术的前进，微创手术和精准治疗越来越多的应用于肾癌患者的治疗中，使得生存率和生活质量都有了显著的提高。简而言之，面对肾癌，我们有的是办法，重要的是找到最合适的那一款。

2.靶向治疗和免疫治疗在肾癌治疗中的作用是什么?

像射箭一样,靶向治疗正是瞄准了肿瘤的生长和血液供应来进行的治疗。常见的靶向药物有舒尼替尼、培唑帕尼、索拉非尼、阿昔替尼等等,主要目标是切断肿瘤的血液供应,就像斩断了敌军的粮草路,肿瘤就会被逼得无法生长和转移。另外,还有一些叫作mTOR 抑制剂的队员,它们主要任务是阻止肿瘤细胞的繁殖,让肿瘤无法扩大。

至于免疫治疗,就是利用我们自己身体内的防御系统,来对抗肿瘤细胞。这个阵营有一批强力的战士,主要战术是解开肿瘤细胞对免疫系统的束缚,激发身体内的免疫细胞对抗肿瘤。免疫治疗对肾癌的治疗效果非常好,很多患者可以长时间生存。

这两大队员的联合作战,已经在一些肾癌患者中打出了显著的效果。近年来,医生们在深入了解肾癌的生物学机制后,能够更加精确地判断哪种病人更适合哪种治疗,从而找到最有效的对策。

不过,好的医疗技术也可能会带来副作用,靶向和免疫治疗也不例外,可能会出现血压升高、肝功能损害等问题。所以,接受治疗的朋友们,记得随时监测身体状况,及时管理副作用。

靶向治疗和免疫治疗在肾癌的治疗中起着重要作用,为患者提供了更多的选择,大大提高了他们的生活质量和生存期。生活总是充满希望的,随着医疗研究的不断进步,相信未来会有更多的创新治疗方案,帮助肾癌患者赢得与病魔的战斗。

七、患者感悟

（一）面对癌症，应该如何调整心态？

1.心理调适对癌症患者的重要性是什么？

打赢跟癌症的硬仗，心情真的很重要。北京的某家医院统计说，那些能够理智看待病情、心态调整得好的患者，活过 5 年的概率更高。这就像是心情好，抵抗力自然跟着好。

可患了癌症，一开始谁都难免手足无措，有的甚至生气、悲伤，应该渐渐地需要学会接受这个现实。这时候，专业的心理辅导，像是一块定心石，能帮您坦然面对这场战斗。

家里人的一个拥抱、一句话，就好像是给您注满了战斗的动力。有这样的温暖，在背后支持您。就连医生和护士的一个微笑、一声问候，都可能让您感觉到温暖，让您觉得这场治疗，不再是冷冰冰的。

心理护理并不只是给您开导，它还包括了让您感到生活还有希望、病也不是那么可怕。有时候，组织一些抗癌的活动、拉您加入一个抗癌的小团体，这样的互相支持，让大家都不再觉得孤单，心里就更有底了。

您心里怎么想，直接就能影响您身体的反应，包括疗效。要是平时总是悲观，或者遇到压力大的事情，这都可能让病情更严重。所以说，心理护理，在治癌的整个过程里，它的重要性，可不是一般的大。

记住了，无论癌症多嚣张，都别忘了给自己打打气，心里坚定地相信自己能过关斩将，这可是战胜病魔最重要的一步。调整好心态，活得有质量，心情舒畅，这不仅能帮您抗癌，还能让您过得更痛快。

2.面对癌症，如何保持积极的生活态度？

癌症这词我们都不陌生，每个人都可能会遇到。但是，动力满满的心态可以助您一臂之力，有助于您身体健康，治疗效果也更好。接下来，给大家分享一些积极面对癌症的小贴士。

拥抱现实：刚检查出癌症的时候，可能都会感到震惊，可是首要的是接受这个现实。认识到癌症并不是无法治疗的，而是可以医治的病，患者心里就会减少很多恐惧和不安。知道一二：跟医生好好聊聊，上网查查，对癌症的情况、治疗方案等等了解清楚，能够帮助患者减少未知和使人恐惧的感觉。找人帮忙：在治疗癌症的路上，可能会有很多痛苦和压力，这个时候找医生谈谈，可以让患者感觉轻松一些。内心强大：确信自己一定能打赢这场仗，接受并配合治疗，保持乐观积极的心态，对治疗效果都有帮助。多交朋友：多找朋友聊聊天，参与一些户外活动，可以让患者感觉不孤单，减轻心理压力。运动运动：做些力所能及的运动，可以缓解压力，还能提起精神。家人的力量：亲人的理解和坚定的支持对患者的心态是极其重要的。他们可以给您无尽的精神安慰和实质的帮助。找专家帮忙：有时候患者可能需要寻求专业心理咨询师来帮助缓解心情，改善生活质量。积极参与社会活动：参加社区的活动，和其他有类似经历的朋友分享和交流，这有助于您舒缓内心的压力，更积极地面对生活。自我调整：学习怎么调整自己的心态，摆脱心理的困扰。提高生活质量，增加生存期，这个过程中，患者可以给自己更大的动力去争取更好的结果。

希望患者能用以上的方法，更好的管理自己的情绪，保持积极的生活态度，这样，不仅对于治疗有帮助，而且可以让您的生活质量提高。

（二）癌症治疗过程中的宝贵生活经验

1.癌症治疗过程中的哪些经历是值得珍惜的?

在这漫长的抗癌旅程里，虽然患者得面对好多难关，可这一路上也满满的都是让人珍惜的事。

医患情深：医生和护士就像守护天使一样，他们的关心和支持，就像冬日里的一把火，给患者以温暖和力量。对抗病魔的日子里，他们就是患者最坚实的盟友。

家人的守护：亲人的守候，比什么都重要。他们的鼓励和照顾，就像一盏指路的明灯，照亮患者前行的道路，是患者坚持下去的动力。坚强的自己：面对病痛的挑战，自己那份坚持和勇敢，不仅让人生历练更足，也是患者可以自豪的宝贵经历。社会的爱心：社会上的大爱，比如慈善机构、志愿者们的帮忙，会给患者加油鼓劲，让患者感受到这个社会就是个大家庭，暖暖的。与病友的深情：在医院中，和其他病友结下的友谊，有时候比金子还珍贵。在难关中找到理解的人，是件多么幸运的事。治疗的每一个进步：治疗过程中的每一点小进展，比如体检指标变好、疼痛减轻，都值得开开心心地庆祝一番，这决定着希望和勇气。重新看待生活：面对疾病，患者可能会重新思考生活的意义。得到的新看法和新想法，对心灵来说是无价之宝。心灵的宁静：在与病魔的抗争中，慢慢学会了接受和释然，找到了内心的宁静。这样的心灵成熟是疗程中难能可贵的一课。康复的喜悦：治疗成功、重获新生的患者，心里的喜悦和感激是难以言表的。此后，生活变得更加可贵，追逐梦想、实现目标就成了每天的动力。

虽然这些经历来自辛苦的治疗过程，但都是情感中最宝贵的财富，丰富了患者自己的生命经历，也成为了他们和家人心中难忘的

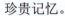

珍贵记忆。

2.这些经历如何影响我对未来生活的看法？

在我们这漫长的治愈癌症的战斗过程中，有很多事情会让我们对人生有了全新的理解。生命的重要性：经历过癌症治疗的我们，更能明白生命的珍贵和脆弱，也更懂得珍爱健康和时间。看得开的生活方式：战胜癌症就像挺过了生命的大考，我们学会了用更积极乐观的眼光看待生活，这样会使我们在未来的日子里过得更好。对未来的希望：了解了癌症治疗的种种技术，我们对未来的医疗技术更有信心，期待科技的进步能带来更有效的治疗方法。家庭与社会的力量：疾病的阴影让我们更加感受到家人和社会的关爱和力量，懂得了人际关系对我们生活的重要性。自我成长：面对挑战，我们挖掘出了自己的潜能，更深了解了自我，也许我们甚至找到了全新的生活目标。健康养生知识：抗癌之旅让我们更懂得关注健康，了解到保持健康的生活方式能降低疾病复发的概率。期待最新治疗：最新的科研发现，比如肿瘤干细胞研究、基因组学技术、液体活检和纳米技术等，使我们对未来的治疗方法充满期待。公共卫生议题：COVID-19 的疫情拉响了警钟，让我们更加关注公共卫生体系的健全和公平医疗资源的分配。

综合治疗理解：我们明白，抗击癌症需要多种手段配合，比如手术、化疗、靶向治疗、免疫疗法等，这些综合治疗才能让我们取得更好的治疗效果。个性化治疗需求：如今，每个人的癌症治疗方案逐渐个性化，我们认识到，因人而异的治疗方案更能针对性地打击癌细胞。

以上这些都是我们在抗癌过程中学到的宝贵经验。这些经验使我们对生活有了全新的看法，并在社会上发挥了积极的影响，比如提升公众健康意识、倡导医疗改革等。通过这些转变，我们能更健康、更积极、更感恩地去面对未来的生活。

（三）患者康复后，生活有哪些改变？

1.康复后的生活方式调整有哪些？

我们打败恶病魔癌症后，怎么调整生活方式来保持健康、快乐，这个问题可重要了。这整理了一套实用的生活小窍门，我们一起看看。

吃得均衡：饭桌上要多添点蔬菜、水果，少吃点红肉和那些加工过的肉，比如咸肉、香肠之类的。全麦面包、杂粮米总比白面包、精米这些要好，这样吃不仅能帮助身体恢复，还能增强抵抗力。动起来：量力而行，但也要记得活动活动。在医生同意的情况下，我们可以慢慢开始散散步、拉拉伸，或者游游泳。这不仅能强身健体，也能让我们心情舒畅。保持体重：不要太胖也不要太瘦，健康的体重对恢复很重要，也有助于以后保持健康。烟酒限度：我们都知道，抽烟喝酒不利健康。对我们打过一场大仗的人来说，更得戒烟控制喝酒了。心情要好：癌症康复后，心理上可能会有点波动，有时候会焦虑、郁闷。找专家聊聊、参加支持小组或者学几招放松技巧，这些都是不错的应对方法。定期检查：按时去医院做体检，按医生的指导来，及时捕捉任何新的身体变化。交朋友：和家里人、朋友保持联络，不要把自己关起来，这样对心情和身体都有好处。睡个好觉：充足的睡眠不仅能让我们精力充沛，还能帮助恢复身体机能。别累着：康复期间，别太操劳，给身体足够的时间慢慢恢复。学习新知：了解更多关于癌症和康复的知识，这对自我护理大有帮助。找乐子：别忘了自己的兴趣爱好，无论是园艺、画画或者是弹弹琴，这些都能给我们带来快乐和满足感。规划工作：根据自己身体的实际情况，适时回到工作岗位，或者为自己的职业生涯做个计划。

这就是我们的小生活攻略。按这个办，我们不仅能恢复得更快、活得更舒心，也能减少病痛反复找上门的麻烦。小伙伴们，我们一起加油吧！让生活每一天都过得精彩、健康！

2.癌症经历如何影响我的人际关系和价值观？

癌症经历对患者的人际关系和价值观可能产生深远的影响，以下是一些具体的影响。

人际关系的加强与挑战：癌症患者可能会感受到家人和朋友的深厚情感和支持，这种经历可能加强他们之间的联系，使人际关系更加紧密。然而，癌症的治疗和康复过程也可能带来沟通上的挑战，患者可能需要与伴侣、家人和朋友就疾病、治疗和未来进行坦诚的对话。

价值观和生活优先级的重塑：面对生命的脆弱性，患者可能会重新考虑自己的生活目标和价值观，更加重视健康、家庭和个人成就，可能会对生活中真正重要的事情有新的认识。

心理成长与自我认识：癌症的挑战可能促使患者发展出更强的心理韧性，学会更好地管理压力和逆境，这可能导致患者在个人成长和自我认识方面取得进步。

对健康的重视：经历癌症治疗后，患者对健康的重视程度通常会提高，可能会改变生活方式，如采取更健康的饮食和锻炼习惯，以及更积极的疾病预防措施。

社会支持网络的重要性：患者可能会意识到社会支持网络的重要性，包括医疗团队、支持小组和社区资源，这些网络可以提供情感支持和实用帮助。

对他人的同情与理解：经历癌症可能使患者对他人的痛苦有更深的同情和理解，可能会更加关心和帮助那些也在与疾病斗争的人。

心理压力与应对：癌症患者可能会经历心理压力，如对未来的担忧、日常生活的变化和财务问题等。成功的应对策略，如放松、冥想或压力管理，可以帮助提高患者的生存质量。

人格特征与疾病的关系：有研究提出，某些人格特征，如 C 型人格，可能与癌症的发生有关联。这些人格特征可能影响个体如何应对压力和维持健康的生活方式。

对医疗信息的需求：癌症幸存者可能对治疗、预后、康复以及个人健康监测等方面的信息有较高的需求，这要求医疗团队提供全面、准确的信息支持。

夫妻关系的影响：癌症对婚姻和其他长期伙伴关系有重大影响，夫妻之间如何沟通癌症相关问题可能会对双方的调整产生重要影响。

癌症经历是一个复杂的心理和社会过程，它不仅影响患者本人，也影响其周围的人。通过有效的沟通、社会支持和心理干预，患者可以更好地应对癌症带来的挑战，调整人际关系，并重塑其价值观和生活目标。

（四）癌症患者的心理支持与生活质量

1.哪些渠道可以为患者提供心理支持？

癌症患者在治疗和康复过程中，心理支持的需求是多方面的，以下是一些可以提供心理支持的渠道。

医生的角色：您的医生和护士不仅仅是治疗您的病症的人，他们也是您心灵的导航员。他们了解您的病情和治疗情况，可以给您提供专业的指导和鼓励。

找心理咨询师谈话：如果您在治疗过程中感到心情烦躁、孤独无助，找专业的心理咨询师也许是个好方法。他们可以提供个性化的心理治疗，帮助您管理好自己的情绪。

寻找同伴：您不是一个人在战斗，加入癌症患者的社区和团队，跟那些经历相似的人交流，会让您感觉到不再孤独，大家可以共同分享抗癌经验、相互鼓励。

家人和朋友的力量：您的家人和朋友们是您护航的舰队，他们的陪伴和鼓励是无可替代的力量，往往可以提供最温暖的关怀和实在的帮助。

寻求社会帮助：我们的社工、慈善团体、教会等社会组织，都为癌症患者提供各种形式的心理咨询服务，包括热线电话、活动交流等，您可以联系他们寻求帮助。

网络平台：互联网也是一个很好的交流和获取信息的平台，您可以在网上找到很多专门为癌症患者提供支持的网站和论坛。在网络上，您可以分享自己的感受和经历，寻找共鸣。

学些健康知识：了解一些癌症的基本知识和治疗方法，可以提升您的自信，以及对治疗过程的掌握，减少"畏惧未知"的恐惧感。

放松和减压：前行的路上需要适当放松和减压，您可以学一些简单易学的方法，如冥想、瑜伽和深呼吸等，这些都可以帮助您缓解压力，调整心态。

运动：适当的运动有助于身体复原，同样也是一个提升情绪和心理状态的有效办法。

宗教和精神寄托：如果您有宗教信仰，或者您有某种精神信念，它们都可能在抗病过程中提供精神支持和安慰。

癌症的挑战有很多，比如病症本身带来的身体痛苦，还有治疗过程中的各种心理问题。不过记住，您并不孤独，我们一直在您身边，为您提供您可能需要的各种帮助。通过共同的努力，我们一定可以共同战胜癌症一起走向康复之路！

2.心理治疗在癌症康复过程中的作用是什么？

一个人被告知患有癌症，这消息不啻为晴天霹雳。治疗的艰难、未来的不确定，这些都可能让人陷入深深的无助和恐惧。所以，不仅仅是身体上的治疗，心灵上的疗愈也是重中之重。下面，我会告诉您心理治疗可帮助癌症康复的几个方面。

情绪的小棉袄：有时候，患者在强悍的外表下，内心也许正风雨飘摇。担心病情、害怕治疗，这些声音可能时刻盘旋心头。心理治疗像是暖暖的阳光，照进患者内心的阴霾之中。通过心理治疗，患者可以学习到如何调动自己应对焦虑、郁闷的方法，比如通过压力管理、放松训练和正念冥想等技巧。

沟通的桥梁：没错，一个需要支持和理解的患者，也需要有人倾听他的心声，了解他的想法。心理治疗不只是帮助患者自己调节情绪，它还扮演沟通的桥梁，帮助病人更好地跟家人、朋友沟通，甚至是和治疗他的医生做沟通的桥梁。

补充疾病知识小铺：在"癌"这条未知的路上，知识可以是一盏灯。心理治疗师能提供这盏灯，帮助患者更全面地理解自己的病症和治疗方案。有了这样的知识，患者可以更有信心地做出决策和面对治疗。

身体的小调理师：有时候，心灵的痛苦转化为身体的不适，像是疼痛、疲劳或恶心。心理治疗能教患者如何利用放松技巧、正念冥想等途径来减轻这些不适，从而让身体感觉更舒适。

治疗副作用的小帮手：有时候，癌症治疗的副作用影响比癌症本身还要来得猛烈。心理治疗就像一位贴心小帮手，帮您面对脱发、体重改变等副作用所带来的心理挑战。

免疫力的小守护者：愉悦的心情和健康的心理状态，能够让您的免疫系统更加强大！有研究显示，心理干预有可能提高免疫功能，这对康复来说可是个好消息。

家庭的港湾：家庭是患者抗病途中不可或缺的力量源泉。家人不仅可以帮忙照料生活，他们的鼓励与支持也是战胜疾病的重要力量。心理治疗能够加强这层连接，帮助大家一起建立起积极、乐观的生活态度。

整合治疗的伙计：癌症的治疗是一个整体战役。心理社会肿瘤学就是结合医学治疗与心理支持，为患者提供全方位的康复服务。这样，不仅身体上要打胜仗，心灵上也能得到滋养。

看到这里，您是不是已经感受到了心理治疗在癌症康复中的重要性！它就像康复路上的一盏灯，照亮前行的道路，也温暖着每一颗需要安慰的心。通过多种方法，心理治疗能有效提高患者的心理健康和整体生活质量，让康复之路不再孤单。

3.家人的支持对癌症患者的重要性是什么？

家人很重要，尤其是在我们面临困难、需要安慰的时候。对于癌症患者更是如此。他们对家人的依赖和期待更大。

家人是心灵的温暖：当患者情绪低落、恐惧病情的时候，家人的一句关心和鼓励，就像春天的暖阳，融化患者冷冷的心。对，家人就是患者抗癌路上最大的情感支持。

家人是治疗的部队：家人的参与能一直刺激患者对治疗的积极性。只有患者全身心地参与到治疗计划中，才能真正地实现治疗计划，这样治疗效果才能更好。

家人是生活的小天使：生活质量对于患者的康复有着重大影响。家人可以给予患者照料，带给他们愉快的生活环境，甚至陪伴他们参与社交活动，让患者感受到生活的美好。

家人是心理的疏通渠：在家人的陪伴下，患者可以随时将心中的郁闷和困惑说出来，这样有助于消除他们在病情面前的废墟感和孤独感。

家人是副作用的克星：癌症治疗的一些副作用可能给患者带来不小压力，比如恶心、脱发和疼痛等问题。在家人的身心关怀下，患者可以更好地面对这些副作用并逐渐克服它。

家人也是"财务部"：癌症的治疗耗费不菲。家人可以提供财物帮助，让患者没有后顾之忧。

家人是活力的源泉：家人能鼓励患者继续参与社会活动，和旁人交流，给心情增添一些新鲜的气息，让患者每天的生活都充满活力。

在别人眼中，家属是患者的贴身侍从，但其实，家人也需要照顾自己：在照顾患者的同时，家人自身的身心健康也需要得到关照。家人保持健康心态，才能更好地陪伴患者走过康复之路。

家人对癌症患者康复过程中的重要性不言而喻。他们不仅能缓解患者的情绪，提高生活质量，还能通过积极参与治疗进程以提高治疗的依从性和效果。所以，请记住，家人们的陪伴，就是患者战胜疾病，走向新生的最大动力。

4.朋友如何通过日常互动帮助癌症患者？

我们有时候可能会遇到身边的朋友遭受疾病的打击，比如说癌症。在这个时候，他们可能会感到迷茫和害怕，不知道该怎么办。别担心，我们可以有许多办法来给他们帮助和支持。

我们可以做他们的聆听者。当他们的心情低落的时候，我们可以陪在他们身边，听他们倾诉内心的恐惧和困惑，让他们感到有人可以理解他们的感受。

我们可以鼓励他们继续享受正常的生活。记住，在他们眼里，他们仍然是正常的人，不仅仅是一名患者。我们可以邀请他们一起参加娱乐活动，比如看电影、做运动，这样能帮助他们保持积极阳光的生活态度。

我们可以和他们一起学习有关疾病的知识。有时候，恐惧和压力都来自于对未知的恐惧。只有当我们了解了什么是癌症，为什么会得癌症，我们才能真正去战胜它。

我们也可以提供生活上的帮助。比如说，我们可以陪患者去医院，或者帮他们购买日常用品，甚至帮他们做日常家务，这些都是具体实际的帮助。

我们可以支持他们参加体育活动。如果他们的身体状况允许的

正道抗癌　抗癌百问

话，适度的锻炼不仅能减少肌肉萎缩，而且还能让他们的身心更加健康。

我们可以鼓励他们恢复或发展新的兴趣爱好。这不仅能让他们有感兴趣的事情去做，而且也能让他们的生活变得更加多彩。

我们需要表现出尊重和耐心。癌症患者可能会有情绪起伏，我们要理解他们，而不是责怪他们。同时，我们也要避免过分的保护，他们需要的是一个普通、正常的生活。

我们可以帮助他们搜索和收集用于治疗癌症的各种信息和资源。比如我们可以帮他们寻找哪里有治疗癌症的专家，哪些网站和论坛有癌症患者的交流和分享。

朋友的陪伴和帮助在癌症患者的生活中占据了重要地位。这不仅能让他们感到不孤单，而且也能让他们感到生活的希望。所以，我们要找到适合的方法，尽可能地帮助他们，让他们的生活更美好。

5.兴趣爱好对癌症患者心理健康的影响是什么？

什么是兴趣爱好呢？无非是我们每个人喜欢做的事，比如唱歌啊、画画啊、钓鱼甚至养花种草。别小看了这些事，它们可是能给我们抗癌的兄弟姐妹们带来不少好处的。

要知道，当癌症患者们心里闷得慌，无从下手的时候，崭新的乐子或是旧爱好，都能轻轻松松帮他们转移注意力。这就像是给心灵来个小假期，让那些不安和郁闷统统靠边站。

再比如，对于面临着种种身体上的疼痛和治疗的不适，还有家庭和工作上的压力的勇士们，投入到自己爱好中去就能提灯分路，让他们找到乐趣，挖出一丝光明。

还有心理干预这个助手，得好好谈谈。专业的心理老师能帮助癌症斗士们正视疾病，减少不必要的惊吓。当他们理解了怎么和疾病抗争，内心的不安和紧张也就慢慢淡了，配合医生的治疗效果自然就好得多。

284

心理干预有好几招，包括支持性心理治疗、行为治疗、认知治疗、创伤心理治疗，还有家庭治疗和团体心理治疗等等。这些能帮癌症斗士们挑起生活的重担，让他们不再孤军奋战。

家人的搀扶和支持可比什么都重要。家的温暖能给身在暴风雨中的他们撑起一把大伞。所以，我们在家里得团结一心，齐心协力地帮助他们一起闯过难关。

兴趣爱好就是给心灵来个大扫除，让斗士们的日子灿烂些，心里暖和些。心理干预就是那个默默无闻的英雄，一直在背后给予力量。有了它们，癌症斗士们的心境会更健康，对抗癌症的路上也不再是那么艰难。所以，让我们策马扬鞭，尽我们所能为癌症患者的心灵加油打气！

6.如何发掘和培养兴趣爱好？

如果遇到了像癌症这样的大挑战，我们该怎么让自己的心情更舒畅一些呢？如何在面临健康困难时，找到并培育那些能让我们心情愉悦的小爱好。

先谈谈基础动作。保持规律的作息和合理的饮食，就像给自己心灵的小花浇水，为开出新的兴趣花朵提供了肥沃的土壤。家常话说得好，身体是革命的本钱，有了好身体，才能有心思去寻找乐趣。

应该学会合理发泄自己的情绪。别把心里的不痛快闷在心里，找家人朋友聊聊天，或者找个能听您诉说的肩膀，让心情不好的小云朵散去。这样，我们心里的天空就能放晴，新的兴趣爱好就更容易被发现。

动起来。做点家务，散散步，扭扭腰，随便做点什么都行。重要的是要让自己活跃起来，把自己从软沙发上揪起来，参与到生活中去。这样，您会发现原来生活中还有这么多有趣的事情等着我们去探索。

保持积极心态也很重要。总是往好的一面看，相信每天都是全新的开始，这样的态度能让我们即使在不好的日子里，也能找到快乐的源泉。

自我觉察，这个听起来有点书生气的词汇，其实就是要时刻留意自己的内心。觉得不爽的时候，停下来问问自己，为什么会这样，需要什么？通过这种方式，我们就能更好地认识自己，发现自己的兴趣所在。

如果自己实在是调整不过来，心情低落得很，那就得求助专业的人士了。不要害羞，也不要觉得有什么丢脸的，他们是帮助我们走出困境的好帮手。

通过以上这些小建议，我们不难发现，找到并培养自己的兴趣爱好，其实就是要认识自己、调整情绪、与人交流和保持积极的生活态度。对于癌症患者来说，这一过程不仅能激发他们找到生活的乐趣，还能帮助他们更好地康复。

所以，不论遇到什么困难，我们都要学会给自己找点乐子。这既是对自己的疗愈，也能让我们的生活更加丰富多彩。在与疾病斗争的同时，也不忘享受生活，这才是真正的生活艺术家。

7.适当运动：练习太极拳和八段锦

太极拳，这一源于中国的传统武术，不仅是一种自卫技能，更是一种深奥的身心锻炼方式。它以其独特的缓慢、流畅、连贯的动作而闻名，这些动作在公园、广场甚至世界各地的许多地方都能看到人们在练习。太极拳的练习者通常给人一种宁静、平和的感觉，他们在练习中展现出的不仅是身体上的柔软和力量，更是心灵上的宁静和深邃。太极拳的动作虽然看起来轻柔，但实际上每一个动作都要求极高的精确度和控制力。这些动作是经过精心设计的，旨在通过一系列连贯的流程来引导练习者进行全身的运动。太极拳强调的是动作与呼吸的协调，每一个动作的起伏都与呼吸的节奏紧密相连。这种呼吸与动作的同步不仅能够帮助练习者放松身心，还能够提高呼吸的效率，进而改善心肺功能。通过太极拳的练习，我们不仅能够强化身体，还能够提高自身的协调性和平衡能力。太极拳的动作要求身体的各个部分协同工作，这就需要练习者具有很好的身体协调性。同时，太极拳中的许多动作都需要单脚站立或缓慢转移重心，这对提高平衡能力非常有帮助。随着练习的深入，练习者的肌肉力量会逐渐增强，关节的灵活性也会得到改善。除了身体上的好处，太极拳还能够帮助练习者达到心灵上的平静和放松。在太极拳的练习过程中，练习者需要集中注意力，排除杂念，这有助于减轻压力和焦虑。太极拳的哲学思想也强调与自然和谐共处，通过练习，人们可以更好地与自己和周围的环境相融合，达到身心合一的境界。太极拳的另一个重要方面是它的社交性。在公园里，你经常可以看到一群人一起练习太极拳，这种集体活动不仅有助于提高练习的乐趣，还能够增强社区的凝聚力。太极拳的练习者不分年龄、性别或背景，任何人都可以通过练习太极拳来改善自己的身心健康。

八段锦，这是一种历史悠久的气功练习，由八个动作组成，每个动作都针对我们身体的不同部位进行锻炼。八段锦的动作简单易学，无论男女老少都可以轻松掌握。长期坚持练习八段锦，可以帮助促进气血流通，疏通经络，强化脏腑功能，从而增强我们的体质。

无论是太极拳还是八段锦，它们都特别强调身心的和谐统一。在这个快节奏、高压力的现代社会里，通过练习这些悠然自得的运动，我们不仅可以锻炼身体，更能够培养一颗平和的心态，提高生活的质量。想象一下，在早晨的公园里，随着鸟儿的啼鸣，你在亲朋好友的陪伴下，一起练习着太极拳或八段锦，是多么惬意的一件事情。这样的运动不仅能让我们的身体得到放松，还能使我们的精神得到舒缓，对于促进身心健康有非常好的效果。

太极拳和八段锦，作为中国传统文化的一部分，已经吸引了全世界的关注和喜爱。通过这些简单的动作和呼吸的配合，我们可以有效地锻炼身体，调节身心。长期坚持练习，不仅可以提高身体素质，增强我们的免疫力，还能帮助我们预防疾病，改善生活质量。最重要的是，无论你是职场人士，还是退休老人，都可以从这些传统健身方式中获益。

强烈推荐大家，无论年龄大小，都应该尝试练习太极拳或八段锦。这不仅是对身体的投资，更是对心灵的照顾。让我们一起拥抱中国的传统健身文化，享受健康而充满活力的生活。

8.适当运动：郭林气功

郭林气功系一套结合了中医精髓和传统气功的现代康复健身方法。在快速的现代生活节奏中，郭林气功为我们提供了一种既古老又前卫的养生之道。

这个方法是在 20 世纪 70 年代由郭林老师创立的，它不止持续了气功千年的历史，更加入了现代医学康复的理念，因此很多人也称它为"新气功"。由五项核心导引法构成了郭林气功的框架：意念导引、呼吸导引、势子导引、吐音导引和按摩导引。人们可以简单理解为这是通过不同的动作和呼吸技巧，来调理我们身体内的脏腑功能，增强体内气血的循环和能量转化，进而平衡身体的阴阳，让气血畅通无阻，养护我们的生命之气。

练习郭林气功有一些重点，包括要放松身心、让意识跟着呼吸走、动作和静态的结合、平衡锻炼与养生、适度练习、逐渐进步并坚持不懈。这些练习原则告诉我们，在修炼过程中，身体和心灵的放松至关重要，动静的结合可以加强练习效果，而稳步持续的实践，则是健康之路上的保障。

值得一提的是，郭林气功在帮助癌症患者康复方面展现出了不凡的功效。经过大量实践证明，这套气功能够协助癌症患者调整他们的心态，增强身体的防御系统，激活新陈代谢，摆脱不健康的生活习惯并挖掘身体的底层潜能。更重要的是，它能让患者从消极等待变为积极对抗，重拾打败病魔的信心。

通过练习郭林气功，我们每个人都能够提高自身体质，它能够从整体上优化我们的健康状况，借此来预防和治疗局部的疾病，特别是癌症。郭林气功的独特之处在于它注重增加吸氧量，通过特殊的呼吸法，让身体获取更多的氧气，这本身就是一种抑制甚至消灭癌细胞的自然疗法。

郭林气功不仅仅是一项身体锻炼，它涉及的是一种全身心的治疗和保养方式。这不仅能帮助健康人群预防各种疾病，对于慢性病患者，尤其是癌症患者的康复也有着非常积极的作用。所以，无论你是身体健康的年轻人，还是处于康复期的患者，或者仅仅是想寻找一条提高生命质量的路，郭林气功都是一个值得考虑的选择。让我们开启自我愈合的力量，迈向更健康、更和谐的生活。

八、癌症防治的未来展望

（一）未来癌症治疗有哪些值得期待的新进展？

1.哪些新兴技术可能改变癌症治疗的面貌？

现在的医学界正处于一个激动人心的时代，新兴的科技正在不断地推进癌症治疗的领域，给我们带来了一丝光明。尤其是个体化医疗、精准医疗，人类距离治愈肿瘤的目标越来越近。让我们来了解一下那些可能帮我们打败癌症的黑科技。

有一种叫作免疫疗法的，它就像是给我们的身体调上了一个"超级卫士"，通过增强或激活我们自己的免疫系统，让它们去找到并攻击癌细胞。您的身体里有一队特种兵，随时准备去消灭敌人。

基因编辑技术，大家可能听说过"CRISPR"，这就像是一个生物版的"剪切粘贴"工具，可以去修正那些导致癌症的基因错误。就像是在一本书中找错别字，然后把它改正。

分子靶向疗法，这个听起来有点绕，其实就像是精确打击。它会找到癌细胞的"软肋"，然后精准地发起攻击，这样对身体的其他部分影响就小多了，也减少了很多副作用。

放射性药物，这其实是一种特别的放射疗法，它用放射性的方法直接锁定癌细胞，而不会伤害到周围的健康组织。

人工智能和机器学习在这场战斗中扮演了智囊团的角色。利用这些技术，医生可以更深刻地理解癌症的奥秘，为患者提供更加个性化的治疗方案。

干细胞移植，这其实就是给我们的身体重新装上了一个"造血工厂"，特别是在经过高强度的化疗或放疗之后。

激酶抑制剂的药物，它会去阻止那些让癌细胞成长的"坏分子"，从而抑制癌症的发展。

动态可转换核磁共振成像（MRI）的技术，结合了纳米科技，为早期发现癌症和治疗提供了新的手段，就像是给医生提供了一副能看到癌症隐蔽部位的"超级眼镜"。

这些看似高大上的技术，其实都在为同一个目标努力——让我们能够更好地对抗癌症，让患者的生活质量得到改善，在未来拯救更多的生命，甚至治愈癌症。当然，这些科技的应用还需要经过更多的临床验证，以保证它们真正安全有效。但无疑的是，我们正处于一个医学革命的前沿，未来充满了希望。

2.个体化治疗在未来癌症治疗中的作用是什么？

个体化治疗就是治疗方案专门为您量身打造，就像做一件衣服那样，完全依据您的身体特征来。在癌症治疗中，这种个体化的治疗方式正在发挥着重要的作用。

如果您生病了，医生会考虑您的基因状况，您生活的环境，您的饮食习惯等因素，然后再为您定制一个治疗方案。这个方案就是专为您设计的，就像一把专门找到癌细胞软肋的钥匙。个体化治疗可以帮助我们提升治疗效果。它根据我们的基因长什么样，选出最适合我们的药，让我们能够用最小的力气达到最好的治疗效果。个体化治疗可以帮助我们减少副作用。如果我们把身体看作是一个家，那癌细胞就是入侵者。个体化治疗就像是一个精准地对准入侵者的武器，尽可能地降低对周围的正常细胞的伤害。个体化治疗也可以帮助我们节省资源。如果说前面我们将身体比作家，那么现在我们可以将癌症治疗看作是一场战争。一个精准的预案能帮我们避免无谓的消耗，也就是说，我们可以少走很多弯路，既节约医疗资源，又提升治疗效率。个体化治疗可以让我们的生活质量得到提升。我们可能无法完全避免病痛的困扰，但是少一些副作用，少一些不必要的治疗，这都会给我们的生活带来更多的阳光。其实，癌症现在被越来越多地看作是一种慢性病，像糖尿病、高血压一样需要长期管理。个体化治疗在这场慢阵仗里起到了重要的作用。个体化治疗也能够指导我们开发新的药物。癌症的预防和治疗有时就像一场赛跑，人们需要不断领先于癌细胞。这就需要我们不断创新，开发出更精准、更有效的药物。个体化治疗还可以对癌症做出更准确的预防。通过识别出有癌症风险的人群，我们就可以进行有针对性的干预，让癌症连魔爪都没有机会伸向我们。

个体化治疗的出现，让我们对癌症有了新的理解和新的应对策略。可见，它在癌症治疗中发挥了无法忽视的作用，而且，随着科技的发展，个体化治疗的可能性将会越来越大。对于我们大家来说，这无疑是一个振奋人心的消息。

（二）社会应如何提高公众对癌症预防的认识？

1.公共卫生教育在癌症预防中的重要性是什么？

放眼望去，似乎处处都是被细菌和疾病潜伏着的陷阱，那么怎样才能安然无恙呢？告诉您吧，最简单、最实惠的秘诀就是——学一点公共卫生知识。

从最基本的做起，提高我们对于健康的认识。就如同知己知彼百战百胜，了解癌症是怎么一回事，我们日常里应该怎样做，才能降低得病的风险。这个道理，不过就跟我们平时躲避坏天气那样，多阅读一些科普文章，多听听专家解读，心里就有了数。

重视疾病预防和筛查。很多肿瘤都是从癌前病变开始的，如果能做到早期预防筛查，就可以防患于未然，也就不会发生相应的肿瘤。例如胸部 CT 筛查肺癌，胃肠镜筛查胃癌肠癌，乳腺的自我触诊及模板检查等。

　　健康生活才是王道。吸烟伤身体？对，我们得戒掉。老吃油腻腻的东西？改！变着法子做做健康菜，心情都会好。走两步路就上气不接下气？锻炼锻炼吧。这些都不是什么大道理，但能带来大健康。

　　再说治病这事，还不是得早发现早治疗！我们在这一点上可不能落后，得时常关注有些癌症的早筛项目，尤其是我们这些到了一定年纪的，就得重视起来。早点筛查出问题，有病赶紧治，这病就不会成为大难题。

　　现在还有疫苗呢，那是预防疾病的利器。像宫颈癌，就有 HPV 疫苗可以预防；肝癌，我们接种乙肝疫苗就能减少风险。当然了，这些都得找医生好好咨询，看看自己是否适合，一个电话，一次咨询，就能避免未来的大麻烦。

　　别忘了我们生活的环境也很重要。水好、空气好就意味着身体好。所以，我们得时时刻刻注意保护环境，别让污染成为伤害我们健康的隐形杀手。

　　出去工作也不能大意。什么化学品、辐射，稍不留神就可能伤害身体。因此，单位里的防癌措施可别当成耳旁风，该戴口罩的时候就得戴，那是为了我们自己的身体好。

　　中医药，那可是我们老祖宗留下的宝贵财富。好好的利用起来，预防一下，说不定于无声处能收到意想不到的效果。

　　别看我们现在说得轻松，万一真的遭遇了不测，还得有医疗保障来垫背。国家也好，社区也罢，都有很多政策和帮助，千万别不了解、不使用。科学技术是第一生产力，对付癌症这个难题，也少不了。我们得支持这些科研工作者，让他们能尽快把好的成果拿出来，造福于民。何为组织领导和协调？就是得有个当家的，有序地推动这些防癌抗癌的事业，不能乱了套。

　　讲了这么多，归根结底我们的目标都是一样的，就是让癌症远离我们，让大家都能过上安康的日子。这个道理，谁能不心领神会呢？我们一起努力，朝着这个目标前进，总有一天，我们一定能实现！

2.如何通过媒体和社区活动提高癌症预防意识？

想要避免"癌"这个小怪兽闯入我们的生活，关键在于我们得先搞清楚怎么防守。现在，就来跟大家聊聊，通过媒体和我们周围的社区活动，我们怎么能把预防癌症的意识根植在每个人心里。

先来点实际行动，比如和社区服务中心合作，搞一些肿瘤防治的宣传活动。这不仅是说说而已，还包括义诊服务，给居民们提供专业的咨询和指导。这样一来，大家不仅知道了预防癌症的重要性，还学会了一些实际的防范措施。再升级一下，组织一些大型的义诊科普活动。由卫生健康委员会领头，牵头医疗机构和专业协会一起参与，总的目的就是让预防癌症的知识走进每个家庭，让每个人都能从中受益。医疗技术和科普工作的结合。公立医院要努力提升医疗水平，同时还要加强向公众的科普宣传。让大家有机会和专家面对面交流，了解到最权威、最新的预防和治疗信息。

最好的防守就是早发现、早诊断、早治疗。所以，我们得积极响应"健康中国行动"，从个人做起，大家一起来提高对癌症的警觉性，争取做到早一步发现问题，早一步解决问题。通过早筛查、早诊断、早治疗这三级预防措施，可以有效提高生存率，比如肺癌患者的五年生存率就有望得到提高，既能减轻疾病的负担，也能节省不少医疗费用。社区还能组织一些基于传统功法的康复锻炼活动，比如成立"癌友生命活力加油站"，帮助患者恢复体力，增强生命力。医院和社区卫生服务中心要联手举办各种肿瘤科普宣教活动，使得优质的医疗资源能够更多地惠及普通民众，提高大家的防癌意识。

通过媒体的力量，可以营造出一种全民参与防癌抗癌的氛围，把防癌的知识送到社区、企业、学校、农村、每一个家庭。还可以举办全国性的肿瘤防治宣传周活动，动员社会各方面的力量参与进来，共同推广防癌知识。

通过这些活动，能够有效地提高大家的癌症预防意识，并促使大家形成健康的生活习惯。这样一来，我们就能实现癌症的早发现、早诊断和早治疗，进而降低癌症的发病率和死亡率。总之，让我们携手并肩，为了一个健康无"癌"的明天而努力！

（三）癌症患者和家属如何更好地适应未来癌症防治的新趋势？

1.患者教育在适应新趋势中的作用是什么？

知识就是力量。当我们了解癌症的全貌，包括它从哪来，会带来什么样的症状，怎么治疗，可能会有哪些并发症，我们就能够淡化它带来的恐惧和不确定感。

学习怎么自己管控疾病也很重要。有了这些知识，我们就能知道怎么合理用药，怎么吃饭营养，应该做什么运动。这样，我们就能更好地执行医生的治疗方案了。

我们还要学会自我检测。时刻注意身体的变化、定期健康检查和做癌症筛查，这些都有助于我们早发现癌症、早治疗，提高治愈的可能。

学习可以帮我们分辨是非。比如，癌症是不是真的不可防、是不是只有某些人会得？事实上，科学的方式，例如接种 HPV 疫苗、乙肝疫苗，可以预防与病毒感染有关的癌症。

随着科技不断进步，针对癌症的疗法越来越多，比如靶向治疗、免疫治疗等。知道这些新的治疗方法，可以帮助我们更明智地选择治疗方案。

癌症患者一定要学会心理调养，帮助自己调整情绪，降低疾病带来的心理压力，这样才能更好地生活。

我们还需要学习怎么管理癌症的症状，比如疼痛、疲劳等，以及治疗中可能出现的副作用。这样我们就可以更好地应对治疗带来的各种挑战了。

生活中，我们鼓励患者积极参与社会活动，融入家庭和工作，这样能分散注意力，减少孤独感，增强对生活的信心。

不要忘记了解我们可以享受哪些医疗保障政策和慈善组织的帮助，这有助于我们缓解因病带来的经济压力。

了解一些关于癌症的科研成果，鼓励患者参与临床试验，也能帮助癌症研究并最终惠及更多的患者。

让癌症患者了解这些知识，能帮助他们更好地管理自己的疾病，也能帮助医生提供更个性化的治疗方案，提高整体的医疗服务水平。随着医学的发展，我们需要的知识也在不断更新。让我们共同学习，共同力抗癌症，与病魔赛跑，追求健康、快乐的生活。

2.家属如何为患者提供更有效的支持和陪伴？

对于每一个家庭来说，癌症这位不速之客的降临总是让人措手不及。面对这样的挑战，家庭成员如何为战斗中的亲人提供更有力的支持和陪伴呢？下面这几个方法，或许能让我们的心靠得更近，共同面对这段艰难的旅程。

给予情感上的支持至关重要。一个拥抱、一个温暖的眼神，甚至是安静的陪伴，都能让患者少一些孤独和无助。当我们愿意耐心倾听，他们的心灵得到安慰，生活的希望也就悄然燃起。

将病情当作一座需要共同渡过的桥。信任和坦诚沟通是桥梁的基石。一起了解疾病的相关知识，不仅能帮助我们在紧急情况下更有准备，也能减轻因未知而产生的心理负担。

照顾好患者的生活质量也非常重要。尝试提供他们喜欢吃的食物，或是营造一个温馨舒适的环境。这些都有助于提升患者的身心

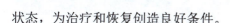

状态，为治疗和恢复创造良好条件。

鼓励患者保持积极向上的心态同样不可忽视。我们可以一起做些简单的户外活动，或者参与一些公益事业，让他们感受到生活的美好和社会的价值，从而激发生命的活力和斗志。

在照顾患者的同时，家属自己的状态也要照顾好。确保充分的休息，保持良好的饮食习惯，适时和亲友交流情感，有时候一番轻松的聊天就能大大释放压力，帮助我们以更饱满的状态回到患者身边。

建立积极的心态是长期抗病过程中的一大支柱。医生和家属都应该多给予积极正面的鼓励，帮助患者树立和保持这种心态，抵御疾病带来的消极影响。

预防和应对压力也十分重要。家属在护理的过程中，难免会出现压力大、感到疲惫的情况。此时，找到可信赖的人交流心声、设定可达到的目标、学习自我放松，甚至是宠爱自己，都是缓解压力的好办法。

专业服务和支持不可忽视。社会上有很多的组织和服务可以为癌症患者及家属提供帮助和指导。这些专业的援助能有效减轻家属的精神和物质压力。

掌握一些居家照顾患者的专业知识和技巧也是必要的。现如今，很多医院和组织都提供了相关的指导和建议，学习这些内容能让我们更专业、更有效地照顾患者。

通过上述这些方法，我们每一个人都能在癌症患者的治疗和康复之路上提供更有力的支持和陪伴。每一点进步和改善，都能为患者带来更大的希望和勇气。让我们携手同行，在这段旅程中彼此支持，共同前行。